Gine Elsner

Impfen für das Dritte Reich

Über Vakzine, Versuche, Verbrechen

Dr. med. Gine Elsner, Professorin i.R., Fachärztin für Arbeitsmedizin, Diplomsoziologin, bis 2009 Direktorin des Instituts für Arbeitsmedizin des Fachbereichs Humanmedizin der Goethe-Universität in Frankfurt a.M.; seit 2018 Inhaberin der Salomon-Neumann-Medaille.

Bei VSA: erschienen von ihr zuletzt: » Vom Abseits in die Mitte: die Gesundheitsämter« (2022), »Augustes Töchter. Auf den Spuren engagierter Frauen« (2021) und »Die ›aufrechte‹ Haltung. Orthopädie im Nationalsozialismus« (2019). Außerdem hat sie den von Lisa Strauß aufgeschriebenen Bericht »Von Krakau nach Kapstadt. Deportiert nach Auschwitz: Bericht einer Überlebenden des Holocaust« (2021) von deren Großmutter Peggy Berolsky herausgegeben.

Gine Elsner

Impfen für das Dritte Reich

Über Vakzine, Versuche, Verbrechen

VSA: Verlag Hamburg

www.vsa-verlag.de

Bildnachweis
S. 35, 59, 135, 172–174, 195 Anne Elsner
S. 12, 78, 93–96, 99, 153 Privatbesitz Gine Elsner
S. 31 Ilona Meurer-Wurzer
S. 91, 164 Picture Alliance
S. 136 Gerhard Stuby
S. 77 Hartmut Reiners
S. 165 Wikipedia Commons

Umschlagfoto: Impfung deutscher Soldaten gegen Flecktyphus, Krakau 1942. (Foto: VSA-Archiv).
Druck und Buchbindearbeiten: CPI books GmbH, Leck
ISBN 978-3-96488-164-9

Inhalt

1. Einleitung

Die Menschen sind skeptischer geworden. Früher hat niemals jemand danach gefragt, wie ein Pharmakonzern einen Impfstoff herstellt. Wer nach Afrika reisen wollte, zögerte nie, sich die vorgeschriebene Gelbfieberimpfung geben zu lassen. Noch vor 50 Jahren verlangten manche Länder vor der Einreise eine frische Pockenschutzimpfung. Gab es Impfgegner, die nicht reisten? Nie gehört, dass ein Mensch sagte, er sei gegen das Impfen und fliege deshalb nicht nach Afrika oder nach Südamerika oder nach Asien.

Die Erfolgsgeschichte des Impfens begann 1796. Nachdem der englische Landarzt Edward Jenner (1749–1823) von einer Magd gehört hatte, sie bekäme die Menschenpocken nicht, da sie bereits die Kuhpocken gehabt habe, wurde er neugierig. Denn die Kuhpocken verursachen beim Menschen nur lokale Erscheinungen. Der entscheidende Versuch fand am 14. Mai 1796 statt.[1] Jenner impfte einen Jungen mit Kuhpocken. Nach sechs Wochen infizierte er den Jungen mit Menschenpocken. Der Junge erkrankte nicht.

Allerdings war das Impfen seit Langem im Orient bekannt. Als Lady Mary Montagu (1689–1762) 1721 von Konstantinopel nach England zurückkehrte, brachte sie die Methode auf die Insel. Sie war die Ehefrau des englischen Gesandten in der Türkei, und sie ließ 1718 ihren Sohn impfen. Es dauerte dann aber noch mehr als 75 Jahre bis zu Jenners Versuch.[2]

Es gab aber sofort auch Impfgegner.[3] Als die Pockenschutzimpfung eingeführt wurde, fürchteten sie, ihnen wüchsen Kuhhörner, da der Impfstoff aus Kuhpocken hergestellt wurde. Weil im Lateinischen die Kuh »vacca« heißt, nennt man einen Impfstoff eine Vakzine.

Johann Wolfgang von Goethe (1749–1832) erkrankte 1758 als Kind an Pocken. Er beschrieb die Krankheit in »Dichtung und Wahrheit«, dem Bericht über sein Leben. Der Text wurde 1811 veröffentlicht. Goethe äußerte sich kritisch über die Impfgegner: »Die Einimpfung [der Pocken] ward bei uns

---

1 Jütte, R.: Eine kurze Geschichte des Impfens, in: Frankfurter Allgemeine Zeitung (FAZ) vom 29.6.2020.

2 Herzlich, Ch./Pierret, J.: Kranke gestern, Kranke heute, C.H. Beck'sche Verlagsbuchhandlung, München 1991, S. 38 u. 288; Brockhaus Enzyklopädie, Zwölfter Band, F.A. Brockhaus, Wiesbaden 1971, S. 758.

3 Scherfig, L.: Wer zählt die Gräber auf dem Impf-Friedhof? In: FAZ vom 22.11.2021; Otto, M.: Kampagne in Sachsen, in: FAZ vom 23.2.2022.

noch immer für sehr problematisch angesehen, und ob sie gleich populare Schriftsteller […] eindringlich empfohlen, so zauderten doch die deutschen Ärzte mit einer Operation, welche der Natur vorzugreifen schien. Spekulierende Engländer kamen daher aufs feste Land und impften gegen ein ansehnliches Honorar die Kinder solcher Personen, die sie wohlhabend und frei von Vorurteil fanden.« Aber nur wenige Eltern – so Goethe weiter – »wagten es, nach einem Mittel zu greifen, dessen wahrscheinliche Hülfe doch schon durch den Erfolg mannigfaltig bestätigt war.«[4]

Malte Thießen hat die Geschichte der Impfgegner aufgeschrieben. Er sagt: »Der Höhenflug der Impfgegner endete jäh. Im Dezember 1933 erklärte der Innenminister Wilhelm Frick (1877–1946) sämtliche Impfgegner- und Impfzwanggegner-Vereinigungen für aufgelöst und verbot jede impfgegnerische Betätigung […] Das Verbot wurde nach der Revision des Impfgesetzes 1934 noch einmal kurzzeitig aufgehoben, bevor sich die Organisationen Mitte der 1930er Jahre endgültig auflösten.«[5]

Manchmal kann man nämlich lesen, dass die Nationalsozialisten Impfungen ablehnten. Solche Annahmen werden beflügelt vom Okkultismus Heinrich Himmlers (1900–1945), der die Homöopathie und Heilkräuter favorisierte und sich von seinem Leibarzt, einem »Masseur« und »Heiler«, behandeln ließ.[6] Es gab auch Ärzte, die meinten, dass der Mensch sich in seiner Entwicklungsgeschichte mit Infektionskrankheiten arrangiert habe, sodass eine Durchseuchung ohne Impfungen eine Immunisierung der Bevölkerung bewirke. Sozialdarwinistisch wurde formuliert, dass ein Mensch, der nicht genügend Lebenskraft habe, sich einer Seuche zu widersetzen, auch nicht das Recht habe zu überleben. Eine dritte Idee war die Erb- und Rassenlehre, die mit Beginn der NS-Zeit die gesamte Medizin durchdrang. Infektionskrankheiten wurden nun oft als erblich bedingt oder als »rassentypisch« deklariert. So galt das Fleckfieber als »rassentypische« Erkrankung der Juden. Die Tuberkulose wurde von vielen Ärzten als Erbkrankheit angesehen. Es wurde dann nicht die Tuberkulose bekämpft, sondern die Tuberkulösen sollten eli-

---

[4] Goethe, J. W. von: Aus meinem Leben. Dichtung und Wahrheit. Erster Teil, Goethes Werke. Fünfter Band, Albrecht Seemann Verlag, Leipzig o. J., S. 38; Krumme, H.: Wohldosierter Zwang, in: FAZ vom 30.3.2022.

[5] Thießen, M.: Immunisierte Gesellschaft, Impfen in Deutschland im 19. und 20. Jahrhundert, Vandenhoek & Ruprecht, Göttingen 2017, S. 145–147.

[6] Gerst, Th.: Himmlers Heiler. Fingierter Lebenslauf, in: Deutsches Ärzteblatt 109: 2012, S. C 372.

miniert werden. Bezüglich der Juden galt dabei allerdings, dass die Juden resistent gegen die Tuberkulose sein sollten.

Die Mehrheit der vor allem wissenschaftlich denkenden Ärzte war auch in der Nazizeit Anhänger einer prophylaktischen Medizin, die sich mühte, Impfstoffe zu produzieren, um den Ausbruch von Infektionskrankheiten zu verhindern. Die Methode des Impfens wurde besonders nach Beginn des Zweiten Weltkriegs wichtig, um die Wehrmacht zu schützen, die im Osten auf viele unbekannte Seuchen traf.

Wenn die Nationalsozialisten von einer Impfpflicht – jenseits der Pockenschutzimpfung – absahen, so deshalb, weil der erfolgreiche Impfstoff zum Beispiel gegen die Diphtherie nicht in den Mengen vorhanden war, wie sie nötig gewesen wären bei mehr als 60 Mio. Deutschen.[7] Denn im Dritten Reich stand die Gesundheit des Volkskörpers im Vordergrund, und das Individuum hatte hinter dem Vorrang des Ganzen zurückzustehen.

Vor allem stand die Gesundheit der Wehrmachtssoldaten im Blick der Ärzte. Denn mit dem Vorrücken der Wehrmacht nach Osten ab Kriegsbeginn im September 1939 trafen die Armeen auf Krankheiten, die in Westeuropa nicht mehr bekannt waren. Ganze Bataillone wurden dahin gerafft von osteuropäischen Seuchen. Therapeutische Mittel wie Antibiotika standen noch nicht zur Verfügung – so sahen die Wehrmachtsärzte die einzige Möglichkeit der Seuchenbeherrschung darin, Impfstoffe herzustellen und die Soldaten zu impfen. Von Naturheilkunde war keine Rede mehr. Mit Heilkräutern kann man keine Kriege gewinnen.[8] Die »Neue Deutsche Heilkunde« verschwand.[9] Am 17. Februar 1939 wurde das Heilpraktikergesetz erlassen, das die berufsmäßige Ausübung der Heilkunde an die staatliche Erlaubnis band und somit die Flut der etwa 14.000 »Laienheiler« eindämmte. »Laienheiler« wurden damit allerdings nicht abgeschafft.[10]

Zu dieser Zeit waren fast alle krankmachenden Bakterien bekannt. Das Zeitalter der Bakteriologie begann Mitte des 19. Jahrhunderts. Der Milzbrandbazillus konnte wegen seiner Größe nicht verborgen bleiben. Er ist denn auch als erster von allen pathogenen Bakterien gesehen worden. Zuerst

---

[7] Hinz-Wessels, A.: Das Robert-Koch-Institut im Nationalsozialismus, Kulturverlag Kadmos, Berlin 2021,3. Aufl., S. 95.

[8] Jütte, R.: Homöopathie und Nationalsozialismus. Letztendlich keine Aufwertung der Homöopathie, in: Deutsches Ärzteblatt 111:2014, S. 89–91.

[9] Elsner, G.: Heilkräuter, »Volksernährung«, Menschenversuche. Ernst Günther Schenck (1904–1998): Eine deutsche Arztkarriere, VSA: Verlag, Hamburg 2010.

[10] Bendikowski, T.: Hitlerwetter, C. Bertelsmann Verlag, München 2022, S. 96–99.

Die Impfanstalt in Hamburg　　　　Impfbezirk Hamburg

Impfschein

über eine der gesetzlichen Pflicht genügende Pockenschutz-Wiederimpfung.

Impfliste Nr. 5975 IV　　HAMBURG, den 30. OKT. 1955 195

(Vor- und Zuname des Impflings)

geboren 18.04. 1942, wurde am 13. 10. 1955

zum ersten Male mit Erfolg gegen Pocken wiedergeimpft.

Durch diese Impfung ist der gesetzlichen Pflicht (gemäß Impfgesetz vom 8. April 1874) genügt.

Freie und Hansestadt Hamburg · Impfanstalt

(Doz. Dr. Seelemann)

EVO. 4 Pockenimpfschein 30000 5. 54 E0708

Faksimile meines Impfscheins von 1955, ausgestellt von der Impfanstalt in Hamburg.

von Aloys Pollender (1799–1879) im Jahr 1849,[11] der den Milzbranderreger in Wipperfürth im Bergischen Land als pflanzliches Lebewesen entdeckte. Louis Pasteur (1822–1895) konnte nachweisen, dass die Milzbrandstäbchen lebende Organismen waren. Der letzte und wichtigste Schritt war Robert Koch (1843–1910) vorbehalten. Er gewann durch die Erfindung eines festen Nährbodens das Mittel zur Isolierung des Bakteriums. So entdeckte er 1876 den Milzbrandbazillus.[12]

Da aber keine Heilmittel gegen die bakteriell entstandenen Krankheiten zur Verfügung standen – Antibiotika gab es erst nach dem Zweiten Weltkrieg –, setzten die Ärzte auf Desinfektion, Quarantäne, Abstand, Hygienemaßnahmen wie Kanalisation, Abriegelung der Städte und Zugangsstraßen – Maßnahmen, die auch angewandt wurden, bevor das Vorhandensein von

[11] Hiddemann, H.: Aloys Pollender – ein Wegbereiter Robert Kochs, in: Deutsches Ärzteblatt 80: 1983, S. 66f. (Ausgabe B).

[12] Friedberger, E./Ungermann, E.: Milzbrand, in: Rubner, M./Gruber, M.v./Ficker, M. (Hrsg.), Handbuch der Hygiene, III. Band, 2. Teil, Verlag von S. Hirzel, Leipzig 1913, S. 137–155.

Bakterien bekannt war.[13] Doch im Heer waren solche Maßnahmen nicht anwendbar. So forcierten die Ärzte das Impfen.

Das Deutsche Reich führte 1874 die gesetzliche Pockenschutzimpfung ein. Der Staat stellte die Vakzine selbst her. In vielen Regionen gab es Impfanstalten, für die die staatlichen Kreisärzte zuständig waren. In Hamburg bestand eine Impfanstalt bis 1967.

Da war die Produktion der Impfstoffe aber bereits auf die Pharmaindustrie übergegangen. Malte Thießen hat auf mehreren hundert Seiten eindrucksvoll dargelegt, wie der Staat, der ursprünglich der Hersteller der Vakzine war, mehr und mehr in die Rolle des Kontrolleurs überging und die Produktion der Pharmaindustrie überließ.[14] Diese Arbeitsteilung ist uns seit der Coronapandemie allzu vertraut. Die pharmazeutischen Firmen produzieren den Impfstoff, und der Staat (das Paul-Ehrlich-Institut) bewertet und kontrolliert.

Diese Entwicklung begann mit Emil Behrings (1854–1917) Kontakten zur Farbenfabrik Hoechst am Main am Ende des 19. Jahrhunderts. Behring war der Erste, der den Anfang des Joint Venture bei Impfstoffen machte, indem er bei der Herstellung mit der Industrie kooperierte.

Erst allmählich übernahmen die Industriefirmen die gesamte Produktion. Seit etwa den 1930er-Jahren läuft dieser Prozess verstärkt, als die private Pharmaindustrie ins lukrative Impfstoffgeschäft einstieg. Dieser Prozess der Verlagerung der Produktion auf die Industrie ging während des Dritten Reichs weiter. Der autoritäre Staat setzte auf die privatwirtschaftlich organisierte Industrie.

Nur bei einer Sache blieb der NS-Staat führend: Bei der Auswahl der Versuchspersonen. Der Staat war bei der Beschaffung von Personen, die für die Experimente mit den Vakzinen notwendig waren, behilflich. Leonardo Conti (1900–1945), Staatssekretär des Innern, und Siegfried Handloser (1885–1954), Sanitätsinspekteur der Wehrmacht, traten an die SS heran, um KZ-Häftlinge als Versuchspersonen für die Experimente zu bekommen. Heinrich Himmler als Verantwortlicher für die Konzentrationslager genehmigte die Experimente. Seinem Diensttagebuch ist zu entnehmen, dass er persön-

[13] Tutzke, D.: Entwicklungstrends in der Geschichte des vorbeugenden Gesundheitsschutzes, in: Zeitschrift für die gesamte Hygiene (DDR) 17: 1971, S. 400–415; Ritte, J.: Und vergiss nicht die Vater-Sohn-Beziehung, in: Die Zeit vom 8.7.2021; Truscheit, K.: Das Wasser muss raus aus der Stadt, in: FAZ vom 3.3.12.2018; Greffrath, M.: Wanze, Schabe, Floh und Laus, in: Die Zeit vom 10.7.1987; Aschmann, B.: Als die Cholera nach Europa kam, in: FAZ vom 14.9.2020.

[14] Thießen 2017.

lich den Humanexperimenten, sowohl den Fleckfieber- als auch den Gelbfieberversuchen, zustimmte.[15]

Andere Versuchspersonen für die Impfexperimente waren sowjetische Kriegsgefangene. Es waren Wehrmachtsärzte, Beratende Hygieniker und Beratende Internisten der Wehrmacht oder Lazarettärzte vor Ort, die zuständig waren. Die »Beratenden« waren meist Universitätsprofessoren, die einer wissenschaftlichen Medizin verpflichtet waren. Es waren also normale »Schulmediziner«, die sich auf unmenschliche Versuche an Unfreiwilligen einließen. Im Jahr 1937 wurde die Institution der »Beratenden Ärzte« für jede militärisch wichtige medizinische Fachsparte geschaffen. Die Beratenden Ärzte hatten in der Regel keine Befehlsbefugnis, sondern eine vorwiegend beratende und unterstützende Funktion. Zumeist waren sie Ordinarien des jeweiligen Fachgebiets an einer Universität des Wehrkreises – »fast ausschließlich hochqualifizierte und bekannte Fachleute«.[16]

Eine dritte Gruppe von Unfreiwilligen, an der Impfstoffe ausprobiert wurde, waren Behinderte. Es waren psychiatrische Patienten oder behinderte Kinder, die zur Euthanasie gemeldet wurden.

Richtlinien für die Beratenden Hygieniker wiesen darauf hin, dass ihr Gebiet die Wehrhygiene sei:

»1. Die Wehrhygiene stellt mehr als die allgemeine Hygiene nicht so sehr die Gesundheit an sich, sondern die aus der Gesundheit entspringenden Leistungsfähigkeiten in den Mittelpunkt ihrer Betrachtungen. Es soll ein Leistungshöchstmaß im Sinne des Totalen Kriegs […] erreicht werden […]. 2. Sinngemäß interessiert sich die Wehrhygiene nur für jene Bevölkerungsgruppen, die wehrtauglich sind […]. 3. Die Sondergebiete der Militär- und Feldhygiene sind gegenüber der allgemeinen Hygiene gekennzeichnet durch die Art des zu betreuenden Personenkreises bzw. der außergewöhnlichen Umweltverhältnisse.«[17]

Die Alliierten verurteilten einige dieser Ärzte wegen der Experimente mit Impfstoffen in Militärgerichtsprozessen in Nürnberg, Dachau oder Metz.

---

[15] Süss, D.: Führungspersonal wurde persönlich geprüft. Eine Edition des Dienstkalenders Heinrich Himmlers aus den letzten Kriegsjahren, in: FAZ vom 7.8.2020.

[16] Riedesser, P./Verderber, A.: »Maschinengewehre hinter der Front«, Mabuse-Verlag, Frankfurt am Main 2011, S. 103 u. 197; siehe auch Bundesarchiv-Militärarchiv (BA-MA), RH 12-23, Nr. 2066, Dienstanweisung für Beratende.

[17] BA-MA, RH 12-23, Nr. 2061, Richtlinien für die Beratenden Hygieniker, Vorentwurf vom 29.9.1944.

Vor keinem deutschen Gericht kam es wegen dieser Impfstoffversuche zu einer Bestrafung.

Wer neue Medikamente oder neue Impfstoffe entwickelt, muss sie anschließend testen. Zunächst im Tierversuch, dann an einer kleineren Gruppe von Menschen und dann an einer größeren. Erst dann erfolgt die staatliche Kontrolle und schließlich die Markteinführung. Seit 1931 galt, dass Testungen von Arzneien oder auch von Impfstoffen nur an Freiwilligen geschehen dürften. Die Regelung war Folge eines Impfskandals in Lübeck im Jahr 1930.

Die »Richtlinien für neuartige Heilbehandlungen und die Vornahme wissenschaftlicher Versuche am Menschen erlangten am 28. Februar 1931 Rechtskraft nach Abstimmung mit den Ministerien des Innern und der Justiz. Die Richtlinien wurden vom Reichsministerium des Innern auf Grund von Vorschlägen des Reichsgesundheitsrats aufgestellt«:

> »1. Die ärztliche Wissenschaft kann [...] wissenschaftliche Versuche am Menschen [nicht] entbehren, da sonst Fortschritte in der Erkennung, der Heilung und der Verhütung von Erkrankungen gehemmt oder sogar ausgeschlossen werden [...]
> 2. Unter neuartiger Heilbehandlung im Sinne dieser Richtlinien sind [...] Heilung oder Verhütung einer Krankheit [zu verstehen] [...]
> 3. Eine neuartige Heilbehandlung darf nur vorgenommen werden, nachdem sich die betreffende Person oder ihr gesetzlicher Vertreter [...] in unzweideutiger Weise mit der Vornahme einverstanden erklärt hat [...]«.[18]

Die Nazis haben diese Richtlinien nicht aufgehoben, sie galten weiter während des Dritten Reichs. Doch die Ärzte scherten sich nicht darum.

Wenn also anlässlich der Coronaepidemie beklagt wird, dass keine Deutschen unter den Probanden der klinischen Studien über die neuen Impfstoffe waren[19] – so zeigt das, dass wohl kein Deutscher bereit war, sich freiwillig

---

[18] Hommel, A./Thom, A.: Verbrecherische Experimente in den Konzentrationslagern – Ausdruck des antihumanen Charakters einer der faschistischen Machtpolitik untergeordneten medizinischen Forschung, in: Thom, A./Caregorodcev, G. I. (Hrsg.), Medizin unterm Hakenkreuz, Berlin (DDR) 1989, S. 383–400; Wienau, R.: Der Menschenversuch in der Medizin, in: Ebbinghaus, A./Dörner, K. (Hrsg.), Vernichten und Heilen. Der Nürnberger Prozess und seine Folgen, Aufbau-Verlag, Berlin 2001, S. 93–109.

[19] Reinhart, K./Welte, T.: Abgehängtes Deutschland, in: Deutsches Ärzteblatt 119: 2022, S. B 582 f.

mit einem Impfstoff zur Probe impfen zu lassen. Worte wie Autonomie, Selbstbestimmung, Körperverletzung hörte man nun oft. Skepsis bestand gegen die neuen mRNA-Impfstoffe. Es wurde von etlichen Impfgegnern befürchtet, dass vielleicht doch fremde Substanzen in das genetische Material hinein transportiert würden. Denn der Buchstabe »m« bedeutet schließlich Messenger, also Bote. Niemals fragte die Bevölkerung aber, an welchen Personen der Impfstoff eigentlich getestet wurde. Das interessierte niemanden. »Umfragen legen nahe, dass die meisten Menschen sich nicht in hohem Detailgrad über komplexe Zusammenhänge wie ein Zulassungsverfahren informieren.« [20]

Und doch sollten uns die unsäglichen Machenschaften der NS-Ärzte an Unfreiwilligen zu ständiger Wachsamkeit aufrufen.

Vieles ist über die Impfversuche in der NS-Zeit bekannt. Sie waren ja Gegenstand des dokumentierten Nürnberger Ärzteprozesses. Zusätzliche Archivalien konnten jetzt aus Hessen, sowohl aus Frankfurter Archiven als auch aus dem Wiesbadener Hauptstaatsarchiv, zur Kenntnis genommen werden. Insofern wird im Folgenden nicht nur Bekanntes zusammengetragen, sondern es werden einige neue Sachverhalte über Impfversuche in der Nazizeit dargestellt. Im Mittelpunkt steht die Beantwortung der Frage: Was trieb die Ärzte an, sich vermehrt ums Impfen zu kümmern? Bei wem lag die Initiative für das Programm?

Eine erste Untersuchung aus 1986 von Dietrich Schneider und Harry Stein verortete den Motor für die verstärkten Impfanstrengungen während der NS-Zeit bei der pharmazeutischen Industrie, die an dem lukrativen Geschäft interessiert war.[21] Thomas Werther ließ »die Frage nach den treibenden Kräften und Faktoren bzw. den entscheidenden Akteuren« unbeantwortet. Er näherte sich in seiner 2004 entstandenen Dissertation aber der Antwort, indem er die Sonderrolle der IG Farben besprach.[22] Auch Malte Thießen stellt in seiner historischen Arbeit übers »Impfen in Deutschland« die Pharma-

[20] Gross, G.: Sorge vor neuen Varianten, in: Cuxhavener Nachrichten vom 2.8.2022.

[21] Schneider, U./Stein, H.: I.G.-Farben, Abt. Behringwerke Marburg-KZ Buchenwald-Menschenversuche, Brüder-Grimm-Verlag, Kassel 1986; Feuck, J.: Die Rolle der Behring-Werke bei Versuchen mit KZ-Häftlingen, in: Frankfurter Rundschau (FR) vom 17.2.1987; Anonymus: Tödliche Experimente, in: dvz/die tat vom 20.2.1987.

[22] Werther, Th.: Fleckfieberforschung im Deutschen Reich 1914–1945. Untersuchungen zur Beziehung zwischen Wissenschaft, Industrie und Politik unter besonderer Berücksichtigung der IG Farben, Philosophische Dissertation, Philipps-Universität, Marburg 2004, S. 5.

unternehmen in den Mittelpunkt.[23] Er sieht in seiner 2017 erschienenen Studie einen kontinuierlichen Prozess der »Vermarktlichung« von Impfstoffen; seine Abhandlung beginnt 1870, und er macht in seinem Text keine Zäsur 1933 – obwohl doch eine deutliche Zäsur zu vermerken ist mit dem Niedergang der ärztlichen Ethik im Nationalsozialismus. Und Impfen ohne Ärzte geht nicht. Was trieb also die Ärzte in der NS-Zeit an?

[23] Thießen 2017.

2. Fleckfieber in der Wehrmacht: auf dem Weg nach Osten

Die Seuche, vor der die Ärzte in der Nazizeit die größte Angst hatten, war das Fleckfieber.[1] Es war in Deutschland ausgerottet. Die Ärzte kannten die Infektionskrankheit nur aus dem Ersten Weltkrieg. Seit 1909 war bekannt, dass die Krankheit durch Läuse übertragen wird.[2] Der Erreger der Seuche wurde allerdings erst 1916 von dem Brasilianer Henrique da Rocha Lima (1879–1956) endgültig aufgedeckt. Er nannte ihn Rickettsia prowazeki zur Ehrung von Taylor Ricketts (1871–1910), einem US-amerikanischen Pathologen aus Chicago, der die »stäbchenartigen Gebilde« erstmalig 1910 beschrieb, sich dabei infizierte und starb.[3] Und zur Ehrung von Stanislaus Prowazek Edler von Lanow (1875–1915), der aus Böhmen stammte und Zoologe war und ebenfalls der Seuche erlag, als er wie da Rocha Lima im Hamburger Tropeninstitut nach dem Erreger suchte.[4] Da Rocha Lima leitete bis 1928 die pathologisch-anatomische Abteilung des Hamburger Instituts.

Nach Beginn des Zweiten Weltkriegs am 1. September 1939 kamen die Beratenden Ärzte der Wehrmacht sofort im Herbst zum ersten Mal zusammen. Auf der Tagesordnung stand ein Referat über »Fleckfieber und generell über Impfungen«.[5] Der Vortragende war Richard Otto (1872–1952), Leiter des Staatsinstituts für experimentelle Therapie in Frankfurt am Main, des späteren Paul-Ehrlich-Instituts. Er hatte sich bereits während des Ersten Weltkriegs mit dem Fleckfieber befasst.

---

[1] Leven, K.H.: Fleckfieber beim deutschen Heer während des Krieges gegen die Sowjetunion (1941-1945), in: Guth, E. (Hrsg.), Sanitätswesen im Zweiten Weltkrieg, Verlag E.S. Mittler & Sohn, Herford/Bonn 1990, S. 127–165.

[2] Schloßberger, H.: Kriegsseuchen, Verlag von Gustav Fischer, Jena 1945, S. 11f.

[3] Gottschlich, E.: Flecktyphus (Fleckfieber), in: Rubner u. a. 1913, S. 498–510; Dennig, H.: Lehrbuch der Inneren Medizin, Erster Band, Georg Thieme Verlag, Stuttgart 1964, S. 142; Zetkin, M./Schaldach, H.: Wörterbuch der Medizin, Deutscher Taschenbuch Verlag, München 1974, S. 1221.

[4] Ebenda, S. 1142; Kolle, W./Hetsch, H: Experimentelle Bakteriologie, Urban & Schwarzenberg, Berlin/Wien 1942, 9. Aufl. (Bearbeiter H. Hetsch/H. Schloßberger), S. 793; Forsbach, R./Hofer, H.-G.: Die Deutsche Gesellschaft für Innere Medizin, Katalog, o. O. 2015, S. 38.

[5] BA-MA, RH 12-23, Nr. 2063, Beratenden-Kurs Herbst 1939, kalendarische Übersicht Internisten, o. J.

Schon während des Polenfeldzugs 1939 wurden die Deutschen mit dem Fleckfieber konfrontiert. Am 6. Oktober 1939 war Polen besiegt, am 26. Oktober wurde das zentralpolnische Gebiet als Generalgouvernement vom Deutschen Reich getrennt. Die Deutschen waren in Tschenstochau, als im April 1940 hier das Fleckfieber ausbrach.[6] Betroffen war nicht nur die jüdische Bevölkerung; knapp ein Fünftel der Einwohner war jüdischer Herkunft. Das neu eröffnete Ghetto wurde am 9. April 1941 geschlossen. Denn von Seiten der Deutschen hieß es, dass besonders die Juden das Fleckfieber verbreiteten: »Ein Jud und eine Laus ist wie die Pest im Haus.«[7]

Leonardo Conti, Reichsgesundheitsführer und Staatssekretär, meinte, dass das Fleckfieber bei den Juden im besetzten Polen viermal häufiger sei als bei den »Volksdeutschen«, die dort lebten. Conti hielt die Gefahr einer Ansteckung nach Entfernen der jüdischen Infektionsträger für praktisch gebannt.[8] Das SS-Mitglied Joseph Ruppert,[9] Allgemeinmediziner bei der Abteilung Gesundheitswesen der Regierung des Generalgouvernements in Krakau, Burgstr. 64, forderte die sofortige Isolation der Juden. Er sah, dass unter den Juden, die 1940/41 »im Schmutz der Ghettos leben mussten, exotische Epidemien grassierten, Krankheiten, mit denen man im Reich kaum mehr vertraut war«.[10]

Die deutschen Ärzte wurden nicht Herr des Fleckfiebers. Es gab keine Therapie. Die einzige Prophylaxe bestand darin, die Läuse, die Überträger der Rickettsien, zu vernichten. Mit den osteuropäischen Zwangsarbeitern, die ins Altreich verschleppt wurden, gefährdete das Fleckfieber auch die deutsche Bevölkerung.

Mit dem Überfall auf die Sowjetunion im Juni 1941 wurde auch die Truppe infiziert. Die Berichte der Beratenden Ärzte zeugen von dem Problem. Die Seuche war therapeutisch nicht zu beherrschen. Also halfen nur Impfungen – sowohl aktive Schutzimpfungen als auch passive mit Rekonvaleszentenserum.

---

6 Rosoliński-Liebe, G.: Polnische Bürgermeister und der Holocaust im Generalgouvernement, in: Einsicht 2021. Bulletin des Fritz Bauer Instituts, 13. Jg., Ausgabe 22, November 2021, S. 26–35.

7 Der Spruch stand auf einem Transparent, das über eine Straße gespannt wurde. Niemand fiel der grammatikalische Fehler auf: Bei zwei »Subjekten« ist ein Plural (»sind«) erforderlich.

8 Kater, M. H.: Ärzte als Hitlers Helfer, Europa Verlag, Hamburg/Wien 2000, S. 294 u. 297.

9 Verzeichnis der Ärzte und Krankenanstalten (…) im Generalgouvernement (…), Nachtrag 8 zum Ärzteverzeichnis 1937, Georg Thieme Verlag, Leipzig 1942, S. 57.

10 Kater 2000, S. 294 u. 297.

Kurt Gutzeit (1893–1957), Ordinarius für Innere Medizin in Breslau und Beratender Internist beim Heeressanitätsinspekteur und somit Koordinator aller Beratenden Internisten, schrieb im Juli 1942, dass zwar im Sommer das Fleckfieber »zahlenmäßig abgenommen« habe.[11] »Ob die Impfung die Morbidität gesenkt hat, ist bisher nicht erwiesen, die Letalitätssenkung durch sie wird aber eigentlich durchweg anerkannt.« – »Dass die Impfung die Prognose günstiger gestaltet«, ergebe ein statistischer Beweis, der allerdings nicht von allen anerkannt werde. »Deshalb weist der Weg zur Impfstoffverbesserung.« Gutzeit trat 1934 in die SS ein und 1937 in die NSDAP.

Professor Dr. Gerhard Denecke, Beratender Internist der 18. Armee, die zur Heeresgruppe Nord gehörte und für die Blockade Leningrads verantwortlich war, fasste im April 1942 seine Erfahrungen mit dem Fleckfieber zusammen.[12] Dieses habe gegen Ende des letzten Vierteljahrs 1941 begonnen. Als Infektionsquellen sah er die sowjetischen Kriegsgefangenenlager. Er fand, dass die Russen in den Lagern seltener und weniger schwer erkrankten als die deutschen Landser, und er führte das auf eine immune Lage der einheimischen Bevölkerung zurück, die das Fleckfieber häufig schon im Kindesalter durchmachte.

»Bei den Geimpften verlief die Erkrankung im Allgemeinen wesentlich leichter«, schrieb Denecke, »wenn die Impfung mindestens drei Monate vorher abgeschlossen war«. Trotzdem erlagen ein Oberst und drei weitere Geimpfte ihren Fleckfiebererkrankungen. Diese drei zuletzt Genannten hätten ihre Impfung allerdings erst wenige Tage oder Wochen vor der Erkrankung gehabt.

Hans Killian (1892–1982) war Beratender Chirurg der 16. Armee der Heeresgruppe Nord, die Litauen einnahm und dann auf dem Weg nach Staraja Russa nahe dem Ilmensee war. Im Winter 1941 traten bei Staraja Russa unter den Zivilisten die ersten Fleckfieberfälle auf.[13] »Ein Gespenst geht um«, schrieb Hans Killian, der ab 1943 Ordinarius für Chirurgie in Breslau wurde: »Keiner von uns hat diese Krankheit je gesehen.« Dann: »Das Gespenst ist da!«

Im März 1942 notierte Killian, dass der Flecktyphus im Armeebereich zunehme. Die Kranken wurden in einem Sonderlazarett zusammengelegt. »Ich muss das Krankheitsbild unbedingt näher kennen lernen«, meinte er.

---

[11] BA-MA, RH 12-23, Nr. 118, Gutzeit Zusammenfassender Bericht vom 29.7.1942.

[12] Ebenda, Nr. 45. Denecke Erfahrungsbericht vom 4.4.1942.

[13] Killian, H.: Im Schatten der Siege. Chirurg am Ilmensee 1941-1942-1943, Ehrenwirth Verlag, München 1964, S. 150, 219f. u. 225–230.

Der Impfstoff reichte vorläufig nur für die Sanitäter, die die Frischverwundeten entlausen mussten. Der Beratende Hygieniker, »einer unserer bekanntesten Bakteriologen«, erkrankte; er sei ungeimpft zwischen den Fleckfieberkranken herum gelaufen und habe Läuse gesammelt. Ein Chirurg, ein Oberfeldarzt, starb.

Die Heeresgruppe Mitte war auf dem Weg nach Moskau. In Minsk traten die ersten Fleckfieberfälle auf. »Die Bekämpfung des Fleckfiebers wurde dabei zum Hauptproblem«, schrieb der Beratende Internist Ferdinand Hoff (1899–1988).[14] In der medizinischen Klinik in Minsk lagen über 100 Fleckfieberfälle. »Als im Oktober 1941 der erste Schnee fiel, nahmen die Fleckfieberfälle zu.« Die deutschen Besatzer der Zivilverwaltung mussten regelmäßig zur Entlausung.[15]

In der Bibliothek der Minsker Klinik fanden die Sanitätsoffiziere eine »Medizinische Geschichte des Russischen Feldzugs 1812« und lasen, dass der katastrophale Rückzug Napoleons aus Russland dem Fleckfieber geschuldet war und weder der Kälte noch dem Brand Moskaus. Die Deutschen raubten aus den Minsker Bibliotheken 300.000 Bände.[16]

Ferdinand Hoff und sein Kollege, der Beratende Psychiater, der Wiener Oberstabsarzt Franz Günther Ritter von Stockert (1899–1967), nutzten die Gelegenheit und gingen in die Minsker Oper. Man gab Eugen Onegin von Tschaikowsky. Sie waren die einzigen Deutschen im mit russischen Zivilisten voll besetzten Haus. »Man machte uns bereitwillig Platz, wir konnten Sitze in der ersten Reihe des Rangs einnehmen.« Die beiden Ärzte bemerkten die ärmliche und abgerissene Kleidung der Zuschauer. Beide werden sich nach dem Krieg in Frankfurt am Main an der Universität wieder treffen. Die deutschen Besatzer raubten auch die Minsker Oper aus. Sie montierten aus den Theatern die Kronleuchter ab, plünderten die Museen und schafften alles nach Deutschland.

Minsk wurde am 28. Juni 1941 von der deutschen Wehrmacht besetzt. In sechs Tagen war sie bis Minsk vorgestoßen. An den Straßen und an den Litfaßsäulen plakatierte die Wehrmacht:

---

14 Hoff, F.: Erlebnis und Besinnung, Verlag Ullstein, Berlin (West) u.a. 1971, S. 371.

15 Kohl, P.: Schöne Grüße aus Minsk, Droemer Verlagsanstalt, München 2001, S. 145.

16 Kohl, P.: »Ich wundere mich, dass ich noch lebe«, Gütersloher Verlagshaus, Gütersloh 1990, S. 71.

»Bekanntmachung des Oberbefehlshabers der deutschen Truppen
Nach dem Einmarsch deutscher Truppen ist die vollziehende Gewalt in die Hände der deutschen Wehrmacht übergegangen.
[...] Personen, die am Tage nach Erscheinen dieser Bekanntmachung noch im Besitz von Waffen angetroffen werden, werden erschossen. [...]
Alle Angehörigen der Roten Armee haben sich sofort zu melden [...].
Als Zahlungsmittel gilt neben der bisherigen Währung die deutsche Reichsmark. Als Kurs wird festgesetzt: 1 Reichsmark = 10 Rubel.«[17]

Am 19. Juli 1941 wurde ein Ghetto in Minsk errichtet. Darin lebten bis zu 100.000 Juden. Auf einem großen weißen Steinhaus stand »Hospital«. Am Eingang war ein Schild angebracht: »Achtung Seuchengefahr! Fleckfieber! Betreten und Verlassen des Gebäudes strengstens verboten.«[18] Von den Bewohnern des Ghettos überlebten 3.000 bis 4.000 Personen, also drei bis vier Prozent. Die meisten Juden starben im Oktober 1943 bei der Liquidierung des Ghettos in Gaswagen.[19]

Verantwortlich für die Zivilverwaltung war der Chef des Minsker Stabs von Reichsminister Alfred Rosenberg (1893–1946)[20], der Hamburger Langkopf. Der »immer sehr gepflegt aussehende« Langkopf wohnte nach dem Krieg unbehelligt in Hamburg und wurde über 80 Jahre alt.[21] Als die Deutschen Minsk einnahmen, lebten in der Stadt 245.000 Einwohner. Als die Rote Armee drei Jahre später die Stadt am 3. Juli 1944 befreite, betrug die Anzahl der Bewohner nurmehr 40.000. Das waren nur gut 20%.

Wie kam es, dass die Stadtbevölkerung dermaßen dezimiert wurde? Die Belarussin Swetlana Alexijewitsch (geb. 1948), Nobelpreisträgerin des Jahres 2015, die in Minsk geboren wurde und heute dort lebt, erklärt es uns:[22]

---

17 Ebenda, S. 66, 69 u. 75.

18 Kohl 2001, S. 117.

19 Kogon, E./Langbein, H./Rückert, A., u. a. (Hrsg.): Nationalsozialistische Massentötungen durch Giftgas, Fischer Taschenbuch Verlag, Frankfurt am Main 1986, S. 91.

20 Alfred Rosenberg, geboren in Estland, Architekt, mit Hitlererlass vom 17.7.1941 Chef der Zivilverwaltung des Reichskommissariats Ostland; Titel: Reichsminister für die besetzten Ostgebiete. Im Nürnberger Hauptkriegsverbrecherprozess hingerichtet (Klee 2003, S. 507f.).

21 Ranaité-Carnienė, Z.: Eine unglaubliche Geschichte, VSA:Verlag, Hamburg 2022, S. 71 u. 150.

22 Alexijewitsch, S.: Der Krieg hat kein weibliches Gesicht, Verlag am Galgenberg, Hamburg 1989, S. 41, 44, 134, 206 u. 235–239.

Es habe Luftangriffe auf Minsk gegeben, und die Bewohner, Frauen und Kinder und Greise (es gab keine »kräftigen« Männer, die waren eingezogen), flüchteten. Die Verwundeten wurden aus Minsk weggebracht. Minsk sei völlig zerstört worden. »Alles ging weg aus Minsk. Die Straßen lagen unter Beschuss, wir trotteten durch den Wald«, sagte die Ärztin Jefrossinja. Als die Untergrundkämpferin Nadeshda mit ihrem kleinen Sohn die Straße entlang ging, hätten da die Toten gelegen, »auf der einen Seite und auf der anderen«. »Ein Faschist hat den kleinen Sohn mit dem Stiefel getreten.« Ringsumher »Blut und Schreie«, aber die »faschistischen Soldaten, jung und fröhlich«, machten an jedem Brunnen Halt und wuschen sich und lachten. Die Minsker Untergrundkämpferin Jelisaweta erzählte, wie »zwei junge Faschisten« durch die Straße gingen, am Fenster eines Holzhauses saß ein dreijähriger Junge, einer zog seine Pistole und erschoss das Kind. Sie sah auch, wie eine hochschwangere Frau von den Deutschen umgebracht wurde.

Der russische Frontkorrespondent Konstantin Simonow, ein gelernter Dreher, schrieb:

»Die Menschen flüchteten vor den Bombenangriffen in den Wald, suchten in den Straßengräben Schutz. Unter ihnen gab es viele jüdische Flüchtlinge. Jetzt, am achten Kriegstag, waren sie hinter Borissow [nordöstlich von Minsk] […] Auf unvorstellbaren Fahrzeugen fuhren Tausende von Menschen, sie fuhren mit Droschken und anderen Gefährten, es fuhren Greise mit Schläfenlocken und Bärten, auf den Köpfen runde Hüte aus dem vorigen Jahrhundert, es fuhren erschöpfte, frühzeitig gealterte jüdische Frauen, es fuhren Kinder – auf jedem Fahrzeug sechs, acht, ja zehn kleine schwarzhaarige, dunkelhäutige, staubbedeckte Kinder mit wachen, erschreckten Augen. Noch mehr Menschen schleppten sich neben den Fahrzeugen her.«[23]

Im nördlichen Teil der Heeresgruppe Mitte waren die 9. Armee und die 3. Panzerarmee eingesetzt. Der Beratende Internist für beide Armeen war Hans Wilhelm Bansi (1899–1982), Chefarzt des Berliner Erwin-Liek-Krankenhauses, nach dem Krieg Professor in Hamburg. 1939 hatte Bansi »den ungeheuren Aufschwung« begrüßt, den »Deutschland seit dem Umbruch 1933 erlebt« habe. Dem Arzt seien seitdem über die rein ärztliche Tätigkeit »in der Zielsetzung des völkischen Staats Pflichten dem Volksganzen gegenüber erwachsen«, schrieb er. Er sei froh, die »Musterung zum Wehrdienst mit stol-

[23] Simonow, K.: Die Lebenden und die Toten, Band 1, Verlag Volk und Welt, Berlin (DDR) 1981, S. 27.

zem Herzen wieder leisten zu dürfen«, was wir den »Taten unseres Führers verdanken«.[24]

Beide genannten Armeen kämpften westlich von Moskau im Gebiet von Welikije luki und Duchowtschina. Bansi schrieb 1943 in einem Erfahrungsbericht, das besonders die »Berührung mit fleckfieberkranken russischen Zivilisten in deren schlecht gelüfteten, schmutzigen, menschenüberfüllten Behausungen« zur Infektion führte.[25]

Auch bei den weiter südlich agierenden Wehrmachtsteilen der Heeresgruppe Süd traten Ende 1941 die ersten Fleckfieberfälle auf, so in Charkow bei den Angehörigen der 6. Armee, die auf dem Weg nach Stalingrad war. Im Februar notierte der Chef des Generalstabs des Heers, Franz Halder (1884–1972), in sein Tagebuch, dass zu diesem Zeitpunkt im Osten bereits über 1.000 Soldaten an dieser Krankheit gestorben seien.[26]

Mit den Verwundetentransporten gelangte das Fleckfieber ins »Reich«. Die infizierten Läuse überdauerten unter den Gipsverbänden der Verletzten.

Als Vorbeugung stand vor allem Rekonvaleszentenserum zur Verfügung, also eine Form der passiven Immunisierung. Bei der Transfusion von 400 ml (fast ½ Liter) ergebe sich ein »milderer Verlauf‹« und das »Ausbleiben von Komplikationen«. Allerdings müsse dabei die »Schwächung des Spenders« in Kauf genommen werden. Das Rekonvaleszentenserum wurde an der Ostfront großenteils von sowjetischen Kriegsgefangenen gewonnen.[27]

Fritz Kuhlmann (geb. 1902), Internist der Sondergruppe des OKH für Seuchenbekämpfung, berichtete von der Herstellung von Fleckfieber-Rekonvaleszentenserum im Kriegsgefangenenlager (Dulag 126) in Smolensk. Dazu wurden dem Spender 250 Kubikzentimeter Blut abgenommen, das war ein Viertelliter. Die Entnahme der vorgesehenen Menge sei dabei nicht immer möglich gewesen, da der Zustand der Patienten es nicht zugelassen habe. Es wurde auch probiert, ob das Reko-Serum überhaupt helfe, indem infizierten Kriegsgefangenen das Serum verabreicht wurde. Als »vorläufiges Resultat« fand sich dabei allerdings, dass das Reko-Serum »keinen wesentlichen Einfluss auf den Verlauf der Fleckfiebererkrankung« hatte.[28]

---

[24] Bansi, H.W.: Programmgestaltung, in: Adam, C. (Hrsg.), Beurteilung der Leistungsfähigkeit des Gesunden und Kranken, Johann Ambrosius Barth Verlag, Leipzig 1939, S. 1–3.

[25] BA-MA, RH 12-23, Nr. 25, Erfahrungsbericht Bansi vom 10.8.1943.

[26] Steger, B. / Wald, P.: Hinter der grünen Pappe, VSA: Verlag, Hamburg 2008, S. 120.

[27] BA-MA, RH 12-23, Nr. 45, Denecke Erfahrungsbericht vom 4.4.1942.

[28] Ebenda, Nr. 229, Kuhlmann Tätigkeitsbericht vom 11.5.1943.

Fritz Kuhlmann war Mitglied von NSDAP und SS, 1938 Dozent und Oberarzt in Halle, 1944 apl. Professor in Breslau, nach 1945 Chefarzt des Evangelischen Krankenhauses Essen-Werden und Professor in Münster.[29]

Karl-Heinz Leven berichtete von einem »kruden« Fall von Menschenversuchen.[30] Der Beratende Hygieniker der 9. Armee (Heeresgruppe Mitte), Prof. Felix v. Bormann, sammelte Rekonvaleszentenserum von Fleckfieberkranken. Im Februar/März 1943 infizierte er zum Tode verurteilte Russen mit Fleckfieber; er teilte die Infizierten in drei Gruppen ein: die erste Gruppe erhielt Serum von Rekonvaleszenten, die zweite Gruppe Blut von Rekonvaleszenten, und die dritte Gruppe diente als unbehandelte Kontrolle. Das »Resultat der Behandlung war gleich Null.«

Felix v. Bormann stammte aus dem Hygiene-Institut der Universität Heidelberg; er wurde 1935 approbiert und war 1937 dort Dozent und Oberarzt.[31]

Die Wirkung verschiedener Impfstoffe, die inzwischen vorlagen, konnte an Kriegsgefangenen überprüft und bewertet werden. So wurde der Fleckfieberimpfstoff der Behringwerke 1943 an Angehörigen von »Turk-Völkern«, die wahrscheinlich bei den Verbänden der russischen »Hilfswilligen« dienten, getestet.[32] Diese Tests verliefen erfolgreich.

Der Leitende Sanitätsoffizier Südost, Oberstabsarzt Dr. Wilhelm Hammer (1887–1964), der bereits 1913 approbiert wurde und aus Neumünster stammte, berichtete am 18. Juli 1944 an den Beratenden Hygieniker beim Heeresgruppenarzt Belgrad von einer Fleckfieberepidemie in einem Kriegsgefangenenlager. Die Mortalität bei dieser Epidemie von 1.117 Erkrankten war über 30%, es gab 381 Todesfälle. Dr. Hammer führte diese hohe Sterblichkeitsrate auf den »schwachen Ernährungs- und Kräftestand« zurück, mit dem die Gefangenen bereits eingeliefert wurden. Er meinte aber: »Im Lager wurde die Verpflegung nach dem vorgeschriebenen Häftlingssatz ausgegeben.« Die Häftlingsärzte und das Häftlingspersonal, das die Entlausungsapparate bediente – insgesamt elf Personen –, wurden »schutzgeimpft« mit dem Behring-Fleckfieberimpfstoff. Im Laufe der Epidemie erkrankten von diesen sieben Personen. »Der Verlauf dieser Erkrankungen war [bei ihnen]

[29] Klee, E.: Das Personenlexikon zum Dritten Reich. Wer war was vor und nach 1945? S. Fischer Verlag, Frankfurt am Main 2003, S. 350.

[30] Leven 1990 (Fleckfieber), S. 138.

[31] Verzeichnis der Deutschen Ärzte und Heilanstalten – Reichs-Medizinal-Kalender 1937, Georg Thieme Verlag, Leipzig 1937, S. 544 (im Folgenden: Verz. 1937).

[32] Neumann, A.: »Arztum ist immer Kämpfertum«, Droste Verlag, Düsseldorf 2005, S. 232.

so schwer, dass dies nur mit einer relativ geringen Schutzwirkung des verwendeten Impfstoffs erklärlich war«. Es sei allerdings keiner gestorben. Der Rest – vier Ärzte bzw. Apotheker –, die die Gefahr des Fleckfiebers gekannt und sich dementsprechend verhalten hätten, seien nicht erkrankt. Der Berichterstatter resümierte, dass der Behring'sche Impfstoff zwar einen geringen Schutz vorweise, der aber »wesentlich geringer« zu sein scheine als der des bisher verwendeten Läusedarm-Impfstoffs des Instituts für Fleckfieberforschung des OKH Krakau.[33]

***

Mit Kriegsbeginn im September 1939 erreichte die Wehrmacht sehr schnell Krakau. Die Universitätsstadt wurde Sitz der Regierung des Generalgouvernements Polen. Die Wehrmacht okkupierte das Bakteriologische Institut der Universität und wandelte es in ein Institut des Oberkommandos des Heeres (OKH) um. Leiter dieses Instituts für Fleckfieber- und Virusforschung war von 1939 bis 1944 Hermann Eyer (1906–1997).[34]

Eyer hatte zwei Doktortitel: Dr. phil. nat. und Dr. med. Er trat 1933 in die SA und 1935 in die NSDAP ein. Über ihn hat Matthias Schütz detailreich berichtet.[35] 1936 Habilitation Eyers, danach Dozent in Berlin und 1943 apl. Professor. Eyer ging 1937 an die Militärärztliche Akademie, die ihn ans Robert-Koch-Institut abordnete. Er schrieb 1941, dass »die Fleckfieberfrage mit der restlosen Entfernung der jüdischen Bevölkerung aus Polen am einfachsten und schnellstens gelöst wäre«.[36]

Ende September 1946 wurde Eyer Ordinarius in Bonn. 1955 wurde sein Name genannt bei der neuen Besetzung der Hygieneprofessur in Frankfurt am Main. Der Göttinger Ordinarius für Hygiene wurde zur Personalie Eyer um seine Meinung gebeten.[37] Eyer sei, so sein Statement, »von allen Hygienikern in den kommenden Jahren der bedeutendste. Er war im Krieg Leiter des

---

[33] BA-MA, RH 12-23, Nr. 304, Hammer an Heeresgruppenarzt vom 18.7.1944.

[34] Leven 1990 (Fleckfieber), S. 129–131.

[35] Schütz, M.: Vier Ermittlungen und ein Verdienstkreuz. Der Hygieniker Hermann Eyer, der nationalsozialistische Fleckfieberkomplex und die Grenzen der Aufarbeitung, in: Medizin, Gesellschaft und Geschichte Nr. 38, Franz Steiner Verlag, Stuttgart 2020, S. 145–179.

[36] Klee 2003, S. 142.

[37] Senckenbergisches Institut für Geschichte und Ethik der Medizin (IfG), Prof. Dr. Schütz an Dekan Frankfurt vom 24.1.1955.

Krakauer Fleckfieber-Instituts. Er besitzt einen weiten Überblick über unser Gebiet und zeichnet sich durch ein hervorragendes Organisationstalent aus«.

Aber statt nach Frankfurt wurde Hermann Eyer (via Bonn) nach München berufen. Von 1957 bis 1974 war er Ordinarius für Hygiene und Mikrobiologie der Ludwig-Maximilians-Universität (LMU). Er wurde 1965/66 zudem zum Mitglied des Bundesgesundheitsrats ernannt.[38] Dieser sollte den ehemaligen preußischen Landesgesundheitsrat der Weimarer Republik kopieren.

Eyer schrieb 1963 einen heuchlerischen Nachruf auf seinen jüdischen Kollegen Hugo Braun, »der im April 1933 in den Ruhestand versetzt wurde«.[39] Nach über 15-jähriger Hochschullehrertätigkeit von 1934 bis 1949 an der Universität Istanbul in der Türkei, »die mit reicher wissenschaftlicher Forscherarbeit ausgefüllt war«, sei Hugo Braun nach München zurück gekehrt.[40] Nun sei er, »ausgesöhnt mit einem Schicksal, an dessen Ketten er manchmal schwer getragen habe«, in Frieden »heimgegangen«.

Mitarbeiter unter Eyers Leitung im Krakauer Fleckfieberforschungsinstitut war Stabsarzt Heinrich Mückter (1914–1987). Wegen seiner Beteiligung an Experimenten mit Fleckfieberimpfstoff wurde er nach dem Krieg von Polen gesucht.[41] Mückter übernahm 1946 die Forschungsleitung der neu gegründeten Firma Chemie Grünenthal in Stolberg bei Aachen.[42] Er war an der Entwicklung und Herstellung des Schlafmittels Contergan beteiligt, das zu Beginn der 1960er-Jahre in der Bundesrepublik zu mindestens 5.000 verkrüppelten und behinderten und missgestalteten Neugeborenen führte. Die

---

38 Chronik der LMU 1965/1966, S. 215.

39 Eyer, H.: Nachruf Hugo Braun, in: Zentralblatt für Bakteriologie 192: 1964 (Wiederabdruck in Chronik der LMU 1963/1964, S. 14–17). Hugo Braun (1881–1963) war seit 1910 im Hygienischen Institut der Stadt und der Universität Frankfurt a. M. beschäftigt, zuletzt als Abteilungsvorstand. Im März 1933 wurde ihm gekündigt. Sein Chef, Prof. Max Neisser (ebenfalls wie Braun jüdischer Herkunft), versuchte, Braun zu halten: Er habe eine »arische« Ehefrau, sei eine »stille Forschernatur« und »genieße allseits Anerkennung«, ein »Ersatz für ihn sei unmöglich«. Siehe Universitätsarchiv Frankfurt am Main (UAF), Abt. 50, Nr. 2069, Bl. 37–39, Neisser an Magistrat vom 29.3.1933. Einen Monat später wurde Neisser ebenfalls gezwungen zu gehen, und er sollte »Küster sobald wie möglich das Institut übergeben«. Ebenda, Bl. 42, Neisser an Kuratorium der Universität vom 25.4.1933.

40 Nach seiner Rückkehr aus Istanbul war Hugo Braun 1950 Professor für Hygiene der Universität München. Er war Direktor des Hygieneinstituts und des Forschungsinstituts für Tuberkulose (Wikipedia).

41 Topp, S.: Geschichte als Argument in der Nachkriegsmedizin, V & R unipress, Göttingen 2013, S. 134.

42 Forth, W./Gericke, D./Schenck, E. G.: Von Menschen und Pilzen, W. Zuckschwerdt Verlag, München u. a. 1997, S. 65f.

Kinder kamen mit verstümmelten oder fehlenden Extremitäten auf die Welt. Ein Strafprozess in der Sache endete mit der Gründung einer Stiftung, aus der die Opfer entschädigt werden sollten. Der angeklagte Mückter wurde weder freigesprochen noch verurteilt. Das Verfahren wurde wegen »geringer Schuld« des Angeklagten eingestellt.[43]

Das Krakauer Institut produzierte einen Fleckfieberimpfstoff nach der Methode des polnischen Zoologen Rudolf Weigl (1883–1957). »Am bekanntesten und weitgehendsten erprobt ist der Impfstoff nach Weigl, der jetzt auch von Eyer in Krakau hergestellt wird«, hieß es 1942.[44] Weigl stellte in Lemberg einen Impfstoff her, indem er jede einzelne Laus unter dem Mikroskop mit Rickettsien infizierte. Denn Rickettsien, die Erreger des Fleckfiebers, können ähnlich wie Viren nicht auf einem üblichen Nährboden gezüchtet werden, da sie nicht außerhalb eines Organismus existieren können. Weigl präparierte schon im Ersten Weltkrieg den Darm der infizierten Laus frei und produzierte so den Impfstoff.[45]

Die ersten Ampullen des Weigl'schen Impfstoffs hatten bereits im April 1940 das Krakauer Institut verlassen; bis Kriegsende hatte das Institut in Krakau drei Millionen Ampullen Fleckfieberimpfstoff hergestellt. Doch diese reichten bei Weitem nicht aus, um eine völlige Durchimpfung aller deutschen Soldaten in der Sowjetunion zu ermöglichen. Denn eine dreimalige Impfung war nötig. Der Impfstoff von Weigl war zwar wirksam und verträglich, aber die Herstellung war zu mühsam und zu langsam. So wurde nach Alternativen gesucht. Dabei arbeiteten der Staat, die Wehrmacht, die Industrie und die SS zusammen.[46] Die Geschichte der Fleckfieberimpfstoffe und ihre Testung an Unfreiwilligen ist gut aufgearbeitet, sodass dem nicht viel Neues hinzuzufügen ist.[47]

Hermann Eyer überstand vier Ermittlungsverfahren.[48] Zuerst im November 1946 in Bonn. Die britische Besatzungsmacht internierte ihn für ein Jahr

---

[43] Thomann, K.-D.: Die trügerische Sicherheit der »harten« Daten, in: Deutsches Ärzteblatt 104: 2007, S. C 2382–2385.

[44] Kolle/Hetsch 1942, S. 804.

[45] Schneider-Janssen, K.: Arzt im Krieg, Lichtenwys Verlag, Frankfurt a. M. 1993, S. 179–181.

[46] Neumann, A.: Das Robert Koch-Institut und die Militärärztliche Akademie - Eine Skizze, in: Hulverscheidt, M./Laukötter, A. (Hrsg.), Infektion und Institution, Wallstein Verlag, Göttingen 2009, S. 169–187.

[47] Werther, Th.: Menschenversuche in der Fleckfieberforschung, in: Ebbinghaus/Dörner 2001, S. 152–173.

[48] Schütz 2020, S. 147–173.

im Camp Recklinghausen. Ende 1947 kehrte er »unbescholten auf seinen Lehrstuhl zurück«. Er gab zu, am 8. Februar 1943 im KZ Buchenwald gewesen zu sein, meinte aber, keinerlei Verbindungen zu den dortigen Fleckfieberexperimenten gehabt zu haben. Das mag sogar stimmen. Denn es ging offenbar um Gelbfieberimpfstoff. Einen Tag nach seinem Besuch begannen in Buchenwald am 9. Februar die Experimente mit dem Gelbfieberimpfstoff aus dem OKH Krakau.

Eine zweite Ermittlung überstand Eyer in dem Limburger Verfahren 1960 gegen den beschuldigten IG-Farben-Beschäftigten Rudolf Fußgänger[49] u. a. Eine dritte Ermittlung in Hannover 1967 wurde eingestellt, obwohl Eyer dem »antisemitischen Klischee« entsprach und das Fleckfieber »eine jüdische Krankheit« nannte; 1972 war Eyer in München abermals als Hauptverdächtiger verwickelt. Aber die Staatsanwaltschaft stellte auch dieses Verfahren ein, weil nicht zu beweisen war, dass Eyer an tödlichen Experimenten beteiligt war. Danach gab es nur noch Ehrungen und Orden, 1985 das Verdienstkreuz 1. Klasse des Verdienstordens der Bundesrepublik.[50]

[49] Rudolf Fußgänger (1901–1975), promovierter Chemiker und promovierter Arzt, war seit 1930 im pharmakologischen Labor in Hoechst beschäftigt, seit 1938 als Leiter des Labors. Das von ihm entwickelte Fleckfiebermedikament »Acridin« erwies sich bei Versuchen im KZ Auschwitz als wenig verträglich, weshalb es erneut im KZ Buchenwald getestet wurde. Es gab Tote. Auf Weisung des Hessischen Generalstaatsanwalts nahm die Limburger Staatsanwaltschaft Anfang 1960 ein Ermittlungsverfahren gegen Dr. Fußgänger u. a. auf wegen Mordes. Das Verfahren (3 Js 240/60) wurde in Gänze am 17.7.1961 eingestellt. Lindner, St.H.: Hoechst. Ein I.G. Farben Werk im Dritten Reich, Verlag C.H. Beck, München 2005, S. 323, 330–332 u. 343–345. Fußgänger lehrte als Professor an der medizinischen Universität Ulm. Forth u. a. 1997, S. 48.

[50] Schütz 2020, S. 173.

3. Das Paul-Ehrlich-Institut

Das Staatliche Institut für experimentelle Therapie in Frankfurt am Main wurde unter Leitung von Paul Ehrlich (1854–1915) gegründet. Seit 1947 trägt es deshalb seinen Namen.[1]

»Das im Jahr 1899 seiner Bestimmung übergebene Staatliche Institut für experimentelle Therapie in Frankfurt am Main, welches aus dem seit 1896 in Berlin-Steglitz bestehenden Institut für Serum-Forschung und Serum-Prüfung hervorgegangen ist, hat neben der amtlichen Prüfung aller der staatlichen Kontrolle unterstellten Heilseren und Impfstoffe, später auch der Salvarsan-Präparate, vor allem die Aufgabe, die Immunitätslehre nach der theoretischen Seite hin auszubauen [...]«.[2]

Zunächst war eine Prüfstelle des von der Industrie hergestellten Diphtherieserums im Robert-Koch-Institut (RKI) eingerichtet worden, bevor sie 1896 in ein eigenes Institut in Berlin-Steglitz umgewandelt und 1899 als Institut für experimentelle Therapie nach Frankfurt am Main verlegt wurde. Den Neubau im Frankfurter Stadtteil Sachsenhausen stellte die Stadt zur Verfügung.[3] Der Bürgermeister Franz Adickes (1846–1915) plante eine Universität, und die Gründung des Instituts für experimentelle Therapie war der erste Schritt dazu.

Als 1914 die Frankfurter Universität gegründet wurde, war das Paul-Ehrlich-Institut als staatliche Einrichtung eng mit der Universität verbunden. Deshalb gehörte es fortan zum Zuständigkeitsbereich des preußischen Wissenschaftsministers, später – in der NS-Zeit – zum Einflussbereich des Reichserziehungsministers. Paul Ehrlich wollte aber nicht nur Seren kontrollieren. Vor allem wollte er nicht nur das Diphtherie-Serum kontrollieren, das sein Kollege aus Berliner Zeiten, Emil von Behring, in seinen Behringwerken herstellte. Der Name des Instituts (»experimentelle Therapie«) verweist auf Ehrlichs Arbeitsschwerpunkt – die Chemotherapie.[4]

---

[1] Im Folgenden wird der Einfachheit halber und wegen des sperrigen Institutsnamens der Name »Paul-Ehrlich-Institut« verwandt auch für die Zeit vor 1947.

[2] IfG,Schloßberger vom 24.1.1947.

[3] Historisches Museum Frankfurt (HMF), Arsen und Spitzenforschung, Ausstellung 2015/2016, Broschüre, S. 32.

[4] Bäumler, E.: Die Rotfabriker, Piper, München 1988, S. 140–142.

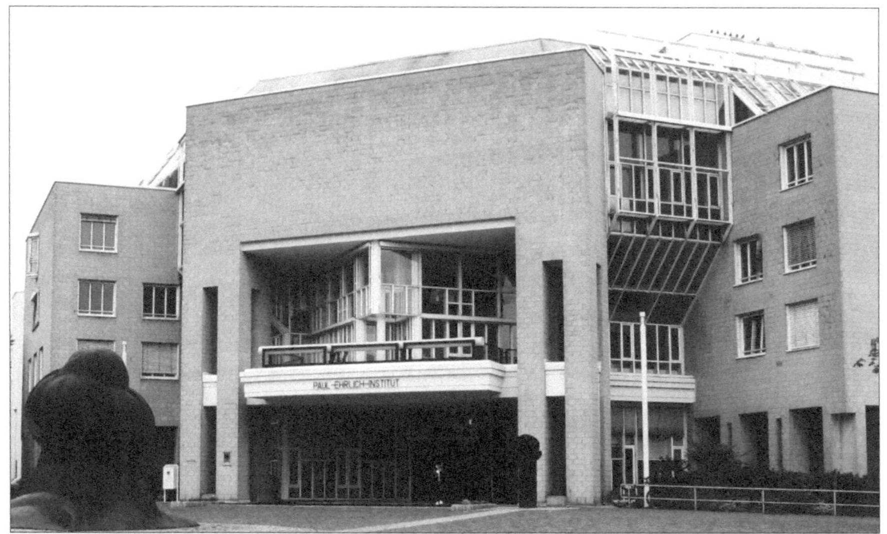

Das Paul-Ehrlich-Institut in Langen/Hessen, seit 1972 selbstständiges »Bundesinstitut für Impfstoffe und biomedizinische Arzneimittel« im Geschäftsbereich des Bundesgesundheitsministeriums. (Aufnahme von 2022)

Seit 1917 war Wilhelm Kolle (1868–1935) als Nachfolger von Paul Ehrlich Präsident des Staatlichen Instituts. Er war wie Paul Ehrlich Robert-Koch-Schüler und hatte sich schon während der Monarchie Meriten erworben bei der Herstellung von Impfstoff gegen Typhus und Cholera, »die sich während des Ersten Weltkriegs für das Heer als überaus segensreich erwiesen hat [...]«[5] Die Wirkung des Typhus-Impfstoffs beschrieb Kolle 1905 nach Großversuchen in Deutsch-Südwestafrika.[6] In Frankfurt war Kolle Honorarprofessor der Universität, die inzwischen gegründet wurde. Er hatte neben seinem medizinischen Doktortitel einen naturwissenschaftlichen ehrenhalber.[7]

Kolles Nachfolger als Direktor sowohl des Paul-Ehrlich-Instituts (PEI) als auch des weiter unten genannten Georg-Speyer-Hauses wurde 1936 Ri-

[5] UAF, Abt.10, Nr.147, Bl.7, Krüss an Reichsminister für Wissenschaft, Kunst und Erziehung (REM) vom 15.11.1933.

[6] Eckart, W. U.: Medizin und kolonialer Krieg: Die Niederschlagung der Herero-Nama-Erhebung im Schutzgebiet Deutsch-Südwest-Afrika, 1904–1907, in: Wienau, R./Müller-Dietz, H. (Hrsg.), »Medizin für den Staat – Medizin für den Krieg«. Aspekte zwischen 1914 und 1945, Matthiesen Verlag, Husum 1994, S. 3–17.

[7] UAF, Abt.10, Nr.147, Bl. 76, Anzeige Tod Kolles am 19.5.1935.

chard Otto. Er stammte als Sohn eines Landwirts aus Pommern[8] und studierte an der Wilhelms-Akademie für das militärärztliche Bildungswesen bzw. an der Universität Berlin; er war dementsprechend von 1896 bis 1913 aktiver Militärarzt. Während dieser Zeit wurde Otto von 1902 bis 1904 an das Robert-Koch-Institut kommandiert und von 1904 bis 1907 zum Institut für experimentelle Therapie nach Frankfurt am Main. 1913 war Otto Abteilungsleiter im Robert-Koch-Institut. Nach seiner Ernennung zum Frankfurter Direktor bekam Otto eine Honorarprofessur der Goethe-Universität.

Vor 1933 gehörte Richard Otto der deutschnationalen Volkspartei (DNVP) an. Er wurde kein Mitglied der NSDAP.[9] Er gehörte keiner Gliederung der Partei an. Er war lediglich seit 1934 Mitglied in der Nationalsozialistischen Volkswohlfahrt (NSV), im Reichsbund der Deutschen Beamten (RDB), im Reichsluftschutzbund (RLB) und seit 1936 im Deutschen Roten Kreuz (DRK). Seit 1938 gehörte Otto ferner dem NS-Deutschen Reichskriegerbund (Kyffhäuser) an und dem Reichskolonialbund.[10] Er war Mitglied im Altherrenbund der Deutschen Studenten, ebenfalls seit 1938. Weil Otto nicht NSDAP-Mitglied war, wurde er 1935 nicht zum Präsidenten des Robert-Koch-Instituts ernannt.[11] Aus demselben Grund galt er 1947 als nicht vom »Befreiungsgesetz« betroffen und brauchte nicht entnazifiziert zu werden.[12]

Richard Otto schrieb nach dem Zweiten Weltkrieg als Anlage zu seinem Lebenslauf über seine Tätigkeiten:

»In den Jahren 1914–1918 hat der Unterzeichner als Beratender Hygieniker und Fleckfieberkommissar am Ersten Weltkrieg teilgenommen: Auf der Serologischen Abteilung des Robert-Koch-Instituts wurden in den Jahren 1913 bis 1915 Studien von [...] Fleckfieber usw. betrieben [...]. In den Frankfurter Instituten betrafen die Forschungen in den Jahren 1935 bis 1948 besonders Fleckfieberstudien (Herstellung von Schutzimpfungen gegen Fleckfieber).

---

8 Ebenda, Abt.14, Nr.233, Bl. 2-4 u. Bl. 19, Personal-Hauptakte Otto.

9 Ebenda, Bl.4, Fragebogen vom 16.11.1939.

10 »Der Reichskolonialbund wurde 1936 an Stelle der Deutschen Kolonialgesellschaft u. a. Verbände gegründet zur Pflege des kolonialen Gedankens im deutschen Volk.« Bundesführer war Franz Ritter von Epp (1868–1947), Reichskommissar in Bayern, während der Münchner Räterepublik Freikorps. Knaurs Lexikon, Th. Knaur Nachf. Verlag, Berlin 1939, S. 1306. Der Kyffhäuserbund wurde 1898 gegründet, 1922 Spitzenverband aller deutschen Kriegervereine (ebenda, S. 818), 1933 Annäherung an SA, ab 1935 an SS. Mitglieder waren meist »schon betagte Herren« und »Altkonservative« (Hein, B.: Elite für Volk und Führer? Oldenbourg Verlag, München 2012, S. 136).

11 UAF, Abt. 4, Nr. 1563, Bl. 1, Lebenslauf Richard Otto.

12 Ebenda, Bl. 6, Min. für politische Befreiung an Otto vom 9.6.1947.

Aus der Fleckfieberforschungs-Abteilung stammt ein Fleckfieber-Impfstoff aus bebrüteten Hühnereiern (Dottersack-Impfstoff), der sich bestens bewährt hat […].«[13]

Richard Otto übernahm dabei die Methode von Herold R. Cox (1907–1986), einem US-amerikanischen Bakteriologen, der in den 1930er-Jahren zum ersten Mal Rickettsien auf bebrütetem Hühnereiweiß angereichert hatte.[14]

Es gibt keine Dokumente, die darauf verweisen, dass Richard Otto seinen Fleckfieberimpfstoff in verbrecherischer Weise an Unfreiwilligen getestet hätte. Otto war aber eng verbunden mit dem Milieu, in dem solches geschah. So berichtet Thomas Werther, dass Richard Otto am 4. Mai 1942 bei einer »Fleckfieberimpfstoff-Besprechung« anwesend war, auf der über die im KZ Buchenwald durchgeführten Experimente geredet wurde.[15]

Drei Monate später, am 25. August 1942, informierten die Leiter des IG-Werks in Höchst Richard Otto (»mit dem man in Frankfurt zusammen arbeitete«) darüber, dass »man plane«, in Versuchen an fleckfieberkranken Menschen Präparate zu erproben, »wozu zurzeit im Osten Gelegenheit ist«.[16]

Der Werksleiter von Hoechst einschließlich der Behringwerke war Carl Ludwig Lautenschläger (1888–1962), ein Pharmazeut, Chemiker und Arzt, der seit 1920 bei den Höchster Farbwerken beschäftigt war. Seit 1938 war er der verantwortliche oberste Manager des IG-Werks Hoechst; er war Antisemit und seit 1938 NSDAP-Mitglied.[17]

Richard Otto bekam am 14. April 1943 Besuch von Erwin Ding-Schuler (1912–1945), der im KZ Buchenwald die Experimente mit Fleckfieberimpfstoffen durchführte. Ding-Schuler nutzte einen Besuch bei der IG-Farben-Fabrik in Frankfurt-Höchst dazu, auch auf der anderen Mainseite im Süden der Stadt im Stadtteil Sachsenhausen bei Richard Otto und seinem Mitarbeiter Richard Prigge (1896–1967) vorbei zu schauen.[18] Was besprachen die Herren? Der Besuch wurde in dem Diensttagebuch von Ding-Schuler festgehalten, das dieser über die Impfversuche im KZ führte, sodass davon auszugehen ist, dass sich das Gespräch wahrscheinlich ums Fleckfieber drehte.

---

[13] Ebenda, Bl.1, Anlage zum Lebenslauf.

[14] Hinz-Wessels 2021, S. 101.

[15] Werther 2001, S. 165.

[16] Lindner 2005, S. 330 u. 434.

[17] Ebenda, S. 104–113; Archiv der Landesärztekammer Hessen (LÄKH), Meldebogen Lautenschläger.

[18] Klee, E.: Auschwitz, die NS-Medizin und ihre Opfer, S. Fischer Verlag, Frankfurt am Main 1997, S. 331.

Die Gespräche nördlich des Mains im Werk Höchst waren nicht zu aller Zufriedenheit abgelaufen. Angeblich hätten die leitenden Angestellten von Hoechst, besonders Carl Lautenschläger, erst jetzt erfahren, dass die Versuche mit den IG-Substanzen nicht an »fleckfieberkranken Soldaten« durchgeführt wurden, sondern an extra dazu infizierten KZ-Häftlingen. Die Hoechst-Leiter hätten zudem den Eindruck gehabt – so ihre Aussagen später im Nürnberger IG-Farben-Prozess –, dass es sich bei Ding-Schuler nicht um einen »ernst zu nehmenden Wissenschaftler« handelte, dass er »konfuse Antworten« gegeben und sich nicht »sonderlich sachverständig« gezeigt habe; Ding-Schuler habe sich als ein »unerfahrener ehrgeiziger Streber« entlarvt, sodass »seine Versuche sehr wahrscheinlich wenig brächten«. Man wollte sich von Ding-Schuler trennen. Die Hoechst-Angestellten waren in Nürnberg so überzeugend, dass das Militärtribunal sie freisprach.[19]

Als Richard Otto 1942 die Goethe-Medaille bekommen sollte, schrieb der Rektor der Universität an den Reichserziehungsminister zur Begründung:

»Ganz besondere Verdienste hat Otto um die Fleckfieberstudien. In den letzten Jahren Verwendung eines neuen aus Eidottersackkulturen des Krankheitserregers gewonnenen Impfstoffs, [er hat damit] ein Schutzimpfungsverfahren geschaffen, das sich in der Praxis bewährt hat [...]. Der Dozentenschaftsleiter hat nicht nur keine politischen Bedenken, sondern im Hinblick auf Ottos Einstellung zum heutigen Staat dem Antrag zugestimmt.«[20]

Die Goethe-Medaille wurde Otto 1942 zu seinem 70. Geburtstag überreicht. Das Frankfurter Volksblatt berichtete darüber:

Anlässlich der Verleihung der Goethe-Medaille an Richard Otto habe im Hörsaal des Instituts eine Feier stattgefunden. Rektor Platzhoff[21] habe die Verdienste gewürdigt und die »vom Führer verliehene Goethe-Medaille« überreicht. »Oberbürgermeister Krebs gratulierte und übermittelte die Plakette der Stadt Frankfurt«.[22]

---

19 Borkin, J.: Die unheilige Allianz der I.G. Farben, Campus Verlag, Frankfurt am Main 1986, 4. Aufl.,S. 210f.: »Obwohl die Anklagebehörde behauptete, dass die Erprobung sowohl des Impfstoffs als auch anderer Mittel unter Umständen stattgefunden hatte, aus denen zu folgern war, dass die Angeklagten genau wussten, dass KZ-Insassen rechtswidrig von SS-Ärzten mit den Bazillen infiziert wurden, um Experimente mit diesen Erzeugnissen der I.G. durchzuführen, erfolgte der Freispruch.«

20 UAF, Abt.14, Nr.233, Bl. 19, Platzhoff an REM vom 23.6.1942.

21 Walter Platzhoff (1881–1969), Rektor der Goethe-Universität, wurde nach Kriegsende aus dem Amt entlassen.

22 Ebenda, Abt.4, Nr.1563,Bl. 30, Frankfurter Volksblatt vom 10.11.1942.

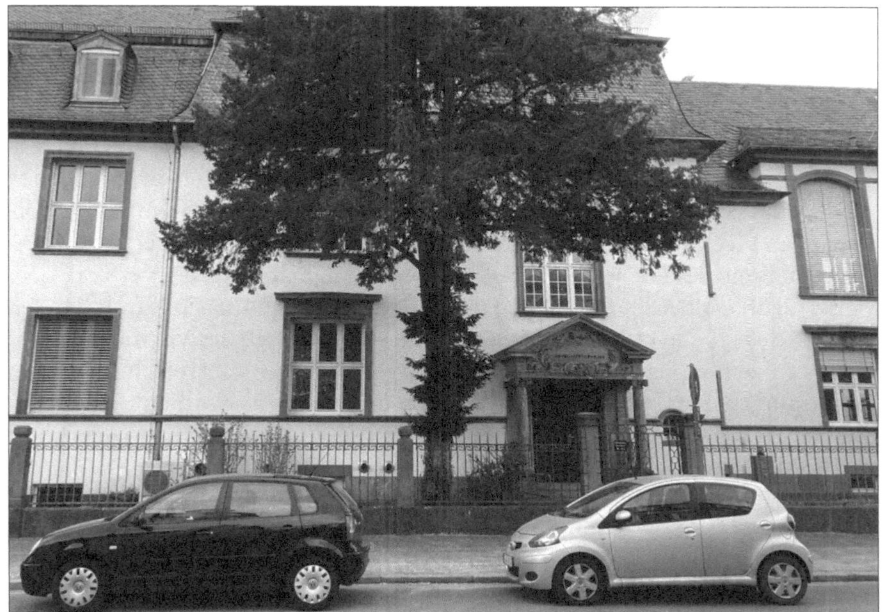

Georg-Speyer-Haus in Frankfurt am Main, Ortsteil Sachsenhausen: heute »Institut für Tumorbiologie und experimentelle Therapie«. (Aufnahme von 2022)

Richard Otto trat erst am 1. August 1948 in den Ruhestand. Er war 76 Jahre alt. Über die Nachfolge entbrannte ein heftiger Streit. Klar war nur, dass der Nachfolger sowohl das staatliche Paul-Ehrlich-Institut als auch das aus einer Stiftung finanzierte Georg-Speyer-Haus leiten sollte.

Das Georg-Speyer-Haus

Rudolf Wohlrab (1909–1995), mit dem zusammen Richard Otto den Fleckfieberimpfstoff entwickelt hatte, war Assistent am Chemotherapeutischen Forschungsinstitut Georg-Speyer-Haus in Frankfurt.[23] Dieses Institut hatte 1906 Franziska Speyer (1844–1909), die reiche Witwe des reichen jüdischen Bankiers Georg Speyer, gestiftet. Es wurde inhaltlich und räumlich mit dem

[23] Verz. 1937, S. 363.

Institut für experimentelle Therapie von Paul Ehrlich verbunden.[24] Die Leitung beider Einrichtungen war in einer Hand. Richard Otto wurde 1936 als Direktor beider Institute vom Reichserziehungsminister ernannt.[25]

Trotzdem wurde das Forschungsinstitut für Chemotherapie weiterhin aus einer selbstständigen Stiftung finanziert. Im Vorstand der Stiftung saßen u. a. der Universitätskurator und der Oberbürgermeister. Zu den hauptsächlichen Arbeiten des Instituts gehörte die Herstellung von neuen Schutzimpfstoffen gegen Fleckfieber.[26] Bereits Ende 1933 gab es »Verhandlungen wegen Indienststellung des Georg-Speyer-Hauses für dringliche Heereszwecke [...].«[27]

Ein Problem bereitete lediglich der Name des Forschungsinstituts, das den Namen des »Juden« Georg Speyer trug. Deshalb schrieb der Vorstand des Instituts an den Regierungspräsidenten in Wiesbaden: »Es entspricht nicht den Forderungen der Gegenwart, den Namen des nichtarischen Bankiers Georg Speyer, zu dessen Andenken dessen Ehefrau seinerzeit die Stiftung errichtet hat, weiterhin mit dem Namen der Stiftung zu verbinden.«[28]

Der Mitarbeiter des Forschungsinstituts, Rudolf Wohlrab, wurde 1942 Leiter der Fleckfieberabteilung am Staatlichen Institut für Hygiene in Warschau (siehe dazu das nächste Kapitel). Er wurde stellvertretender Direktor jener Einrichtung.[29] Er sagte, dass er »eigene frühere tierexperimentelle Erfahrungen mit Chemo- und Serotherapie bei Flecktyphus [...] seit 1940 in Seuchenhospitälern von Warschau an Menschen erproben« konnte.[30] Er testete den von ihm hergestellten Eierimpfstoff an 2.000 Inhaftierten des Warschauer Mokotów-Gefängnisses.[31] Es gab drei Herde von Fleckfieberausbrüchen in Warschau: das waren das Ghetto, das Mokotów-Gefängnis und ein russisches Kriegsgefangenenlager.

---

[24] Klee 1997 (Auschwitz), S. 264; HMF 2015/2016, S. 45. Das Georg-Speyer-Haus ist heute ein Institut für Tumorbiologie und experimentelle Therapie.

[25] UAF, Abt.10, Nr.177, Bl. 111, Zschintzsch an Uni.-Kurator vom 17.4.1936.

[26] Ebenda, Abt. 2, Nr. 61, Bl. 34, Stiftungen an der Universität Frankfurt, Aufzeichnung vom 29.12.1942 (? Jahreszahl unleserlich).

[27] Ebenda, Abt. 10, Nr. 147, Bl. 3, Krüss an REM vom 15.11.1933.

[28] Ebenda, Bl. 133, Krüss an Reg. präs. Wiesbaden vom 29.6.1938.

[29] Verz. der Ärzte (...) im Generalgouvernement u.a., Georg Thieme Verlag, Leipzig 1942, S. 60.

[30] Klee 2003, S. 684; Wikipedia (21.7.2022).

[31] Werther 2001, S. 164. Im Sommer 1943 wurde das »Gestapo-Gefängnis Warschau« umgewandelt in ein KZ, »um die Spuren der dort begangenen Verbrechen zu beseitigen«. Siehe Orth, K.: Geschichte und Struktur des nationalsozialistischen KZ-Systems, in: Brechtken, M. (Hrsg.), Aufarbeitung des Nationalsozialismus, Wallstein Verlag, Göttingen 2021, S. 102–121.

1995 erläuterte Wohlrab als 86-Jähriger in einem Interview, dass sein Impfstoff gegen Fleckfieber den Krankheitsverlauf »stark geschwächt« habe.[32] Wohlrab war von 1945 bis 1950 Seuchenreferent der Niedersächsischen Landesregierung in Hannover, 1950 Leiter des Osnabrücker Medizinaluntersuchungsamts, von 1952 bis zu seiner Pensionierung 1974 Leiter der Hannover'schen Impfanstalt. In dieser Funktion beklagte er die niedrigen Impfraten bei der Pockenschutzimpfung.[33] Er sorgte sich um Pockeneinschleppungen aus den afrikanischen und asiatischen Pockenherden durch den Flugverkehr nach Europa.

Der Nachfolger

Nachfolger von Richard Otto wurde als Direktor des Instituts für experimentelle Therapie und zugleich als Direktor des Chemotherapeutischen Forschungsinstituts Georg-Speyer-Haus Anfang 1949 Richard Prigge. Er war seit 1922 im Paul-Ehrlich-Institut beschäftigt.

Richard Prigge wurde in Frankfurt am Main geboren. 1914 studierte er in Straßburg, von 1916 bis 1918 leistete er Militärdienst, konnte dabei aber sein Studium fortsetzen und legte im Juni 1919 die ärztliche Prüfung ab.[34] Als Medizinalpraktikant war er im Frankfurter Bürgerhospital, und er wurde danach am 6. Mai 1920 zum Arzt approbiert. Ein Jahr später, im November 1921, wurde Prigge summa cum laude promoviert. Am 1. April 1922 begann er als Volontär-Assistent im Staatlichen Institut für experimentelle Therapie, seit April 1923 hatte er eine Assistentenstelle, und seit 1928 war er Oberassistent. Ab Juni 1930 bekam er die Amtsbezeichnung Professor. Im Juli 1943 habilitierte sich Prigge und bekam damit die Lehrbefähigung.

In einem Nachkriegslebenslauf listete er seine Publikationen von 1934 bis 1945 auf.[35] Demnach hatte er sich von 1934 bis 1939 vor allem mit Diphtherie und mit der Impfung dagegen befasst. 1939 publizierte Prigge über experimentelle Untersuchungen für eine Tetanusprophylaxe. Ab 1940 waren die »Schutzimpfungen gegen Kriegsseuchen« sein Forschungsgebiet, vor allem die Impfung gegen die Ruhr.

[32] Werther 2001, S. 535.
[33] Thießen 2017, S. 237, 280 u. 287.
[34] UAF, Abt. 14, Nr. 2815, Lebenslauf Richard Prigge vom 14.12.1953.
[35] UAF, Abt. 4, Nr. 94, Bl. 67-100, Publikationsliste Prigge, Anhang zum Lebenslauf.

Prigge trat am 1. Oktober 1934 der NSV bei. Seit 1. Mai 1937 war er NSDAP-Mitglied. Offenbar wurde die Mitgliedschaft zurück datiert. Denn am 8. Mai 1937 attestierte die Gauleitung Hessens,[36] dass Richard Prigge zwar kein Pg. sei, »er steht aber dem Nationalsozialismus sympathisch gegenüber«, sodass wegen einer Auslandsreise »keine Bedenken« bestünden. Charakterlich sei Prigge »einwandfrei«. Vier Tage später wurde wiederholt: »charakterlich in Ordnung«.[37] Die Beurteilung über Prigges politische Verortung hieß: »Politisch bisher weder Pg. noch sonst einer Gliederung, aber einwandfrei; sympathisierend, hat sich angeblich jetzt zur Aufnahme in die Partei gemeldet.« 1939 genehmigte ihm der Reichserziehungsminister etliche Reisen ins Ausland, weil von keiner Stelle Bedenken geäußert wurden.[38]

Prigge gehörte dem »Opferring« der SA an.[39] Er war Pressemelder des »Gaupresseamts«, habe sich dabei allerdings nur auf wissenschaftlichem Gebiet betätigt, wie es bei der Entnazifizierung hieß.[40] Richard Prigge bestätigte zwar am 24. September 1945, dass der Oberbürgermeister von Frankfurt ihn aus dem Beamtenverhältnis entlassen und ihn in ein »Arbeiterverhältnis« überführen wolle. Er sagte aber auch, dass er »die Ziele und Methoden der NSDAP stets kompromisslos abgelehnt« habe. Es habe keinen äußeren Zwang auf ihn gegeben, der NSDAP beizutreten. »Es war [aber] die einzige Möglichkeit [so Prigge], den intelligenzfeindlichen und destruktiven Tendenzen breiter Parteikreise wirksam entgegen zu treten und die Ehrlich'sche Tradition erhalten zu können. Der Eintritt in die NSDAP war ein Opfer«.[41]

Vor der Spruchkammer hieß es allerdings, dass man Prigge »nach seinem äußeren Gebaren für einen überzeugten Anhänger der NSDAP gehalten« habe. Er reckte beim Gruß immer in besonderer Weise den Arm in die Höhe und sagte ein prononciertes ›Heil Hitler‹«.[42] Als Prigge in die NSDAP eintrat, habe er sich als Paten »den übelsten Nazi des Instituts ausgesucht, den

---

[36] Ebenda, Abt. 10, Nr. 144, Bl. 24, Gauleitung Hessen an Gaudozentenbundführer vom 8.5.1937.

[37] Ebenda, Bl. 217, Karteikarte vom 12.5.1937.

[38] Ebenda, Abt.4, Nr 94, Bl. 197-111, REM vom 11.3.1939, vom 13.10.1939 u. vom 16.5.1939.

[39] Hessisches Hauptstaatsarchiv Wiesbaden (HHStA), Abt. 520/27, Nr. 19039, Theodor Wagner-Jauregg an Berufungskammer vom 23.3.1948. Jener war der Sohn des österreichischen Psychiaters Julius Wagner-Jauregg (1857–1940), dem Begründer der Malariatherapie bei der progressiven Paralyse, wofür er 1927 den Nobelpreis bekam (Wikipedia, 18.6.2022).

[40] HHStA, Abt. 520/27, Nr.19039, Alois Burin vor Spruchkammer am 31.3.1948.

[41] Ebenda, Prigge an Regional Detachment, Abtlg. Public Health, vom 24.9.1945.

[42] Ebenda, Oberbürgermeister Eberlein an Berufungskammer vom 12.11.1947.

Kraftfahrer«. Prigge sagte, ihm sei nahe gelegt worden, einen Akademiker und einen Arbeiter als Paten zu nehmen; als Akademiker wählte er Prof. Dr. Hans Holfelder, den Ordinarius für Röntgenologie, der seit 1933 NSDAP-Mitglied war und seit 1934 Angehöriger der SS.[43]

Aber es gab auch Zeugen, die Prigge exkulpierten. So hieß es, dass das Personal des Instituts »einstimmig« versicherte, dass Prigge »niemals als Nationalsozialist hervorgetreten« sei. »Der von ihm angewandte Hitlergruß wurde mit deutlichem ironischen Unterton abgegeben.«[44] Eine Zeugin meinte sogar, dass Prigge vor der NS-Zeit »demokratisch und sozialistisch eingestellt« war und dass sich diese Einstellung auch nach 1933 nicht geändert habe, »auch 1937 nicht, als er Pg. war«. Prigge habe »niemals eine nazistische Gesinnung zur Schau gestellt«.[45]

Auch Prigges Vorgesetzter, Richard Otto, attestierte ihm, »kein überzeugter Nationalsozialist« gewesen zu sein. »Sein Eintritt dürfte darin begründet sein, dass sein Bestreben, mein Nachfolger zu werden, unter den damaligen Verhältnissen mehr Erfolg versprach, wenn er Mitglied der Partei war. Mir selbst war ja die Ernennung zum Präsidenten des Robert-Koch-Instituts seinerzeit versagt geblieben, weil ich kein Mitglied der Partei war.«[46]

Richard Prigge wurde noch etwas anderes zur Last gelegt: dass er sich nämlich in intriganter Weise um die Nachfolge von Otto bemüht habe. Denn Prigge wollte partout der Nachfolger von Richard Otto als Leiter des Paul-Ehrlich-Instituts werden, als dessen Pensionierung 1937 – Otto war 65 Jahre alt – anstand. Die Sache wurde nach dem Krieg publik und führte zu Ermittlungen gegen Prigge.[47] Es war bekannt geworden, dass Prigge Beziehungen zu Max de Crinis (1889–1945), Ordinarius für Psychiatrie der Charité, vor allem aber Referent für Hochschulfragen im Reichserziehungsministerium,[48] unterhielt. Angeblich versuchte de Crinis in den Jahren 1940–1943 des Öfteren, Richard Otto »von seinem Posten« zu entfernen.[49]

---

[43] Klee 2003, S. 267.

[44] HHStA, Abt.520/27, Nr. 19039, Julius Schmidt, Marburg, an Obersten Kläger vom 14.6.1948.

[45] Ebenda, Tilla Möbius an Berufungskammer vom 23.3.1948.

[46] Ebenda, Otto an Berufungskammer vom 24.3.1948.

[47] UAF, Abt.50, Nr.2014, Bl. 9, Min. für politische Befreiung an Uni.-Kurator vom 15.3.1948.

[48] Klee 2003, S. 97.

[49] UAF, Abt. 50, Nr. 2014, Bl. 11-13, Klingelhöfer an Berufungskammer Marburg vom 25.3.1948. Klingelhöfer war bis August 1943 Ministerialrat im REM, nach dem Krieg Ku-

Richard Otto wurde nicht wie üblich mit 65 pensioniert. In den Jahren 1938/1939 trat ein Mangel an qualifizierten Beamten ein durch die Annexion Österreichs und des Sudetenlands. Deshalb sollten »auf Führerbefehl« alle Beamten ohne »Rücksicht auf das Alter im Amt gehalten werden«. »De Crinis hielt Otto aber für derartig verbraucht und abständig [sic]«, dass er ihn trotz »Führerbefehls« ersetzen wollte. Prigge gab 1947 zu, dass er öfter bei de Crinis in der Charité war; er habe auch mit de Crinis korrespondiert. Demnach habe de Crinis auf die Absetzung Ottos und auf die Nachfolge Prigges gedrängt. Denn offenbar hatte sich Richard Prigge bei de Crinis um die Nachfolge bemüht. Richard Otto hatte von den Machenschaften seines Mitarbeiters erfahren, was ein gedeihliches Verhältnis beider zueinander vermutlich nicht begünstigte.

Andere Einflüsse von außen trafen das Paul-Ehrlich-Institut ebenfalls. Leonardo Conti, der Reichsgesundheitsführer und Staatssekretär des Innern, wollte 1941 das Paul-Ehrlich-Institut vom Reichserziehungsministerium lösen. Er wollte es dem Reichsinnenministerium einverleiben und damit seiner Zuständigkeit unterstellen. Gedacht war an eine Angliederung ans Reichsgesundheitsamt. Die vom Paul-Ehrlich-Institut durchgeführten Prüfungen von Impfstoffen und Heilseren sollten dem Robert-Koch-Institut übertragen werden. Das hatte Richard Otto verhindert. Ihm war es gelungen, die Conti'schen Bemühungen erfolgreich abzuwehren und die Selbstständigkeit des Paul-Ehrlich-Instituts zu bewahren.

Später brüstete sich Richard Prigge damit, das Paul-Ehrlich-Institut gerettet zu haben. »Wenn er [also Prigge] für sich jetzt den Ruhm herleiten will, Herrn Conti widerstanden und Entscheidendes für das Institut getan zu haben«, so sei dies »völlig irrig«, hieß es. Prigge sei schließlich nur Abteilungsleiter gewesen, und er war demnach gar nicht berufen, solche Verhandlungen zu führen.[50]

Obwohl Richard Prigge als politisch belastet galt, stufte ihn die Spruchkammer Marburg am 15. Oktober 1946 als »entlastet« ein.[51] Im Protokoll begründete sie ihre Entscheidung.[52] Prigge sei bloß »formell Parteigenosse« gewesen, eine »aktive Tätigkeit für die NSDAP« habe er nicht entfaltet, »viel-

---

rator der Goethe-Universität. Er war als Jurist nomineller Leiter der Abteilung Medizin im REM, »obwohl de Crinis schon bald alle Arbeit machte« (Kater 2000, S. 471).

50 UAF, Abt. 50, Nr. 2015, Klingelhöfer an Plesch, London, Fürsprecher der Familie Ehrlich, vom 28.1.1949.

51 Ebenda, Abt.4. Nr. 94, Bl. 64, Entscheid der Spruchkammer.

52 Ebenda, Abt. 120, Nr. 52, Bl.80, Spruchkammer Marburg II/Stadt.

mehr habe er deren Ziele planmäßig und mit großer Entschiedenheit bekämpft«. Prigge habe sich »mit seinem Kampf für das geistige Erbe Ehrlichs« eingesetzt. »Hierdurch stellte sich Prigge in einen scharfen unmittelbaren Gegensatz zu den Bestrebungen des Reichsinnenministers, der das Ehrlich'sche Institut mit seinem jüdischen Begründer vernichten wollte. Er sei in die Partei eingetreten, um das Institut vor der Zerstörung durch die nationalsozialistische Gewaltherrschaft zu retten.«

Prigge habe den Nationalsozialismus mit seinen »unsittlichen Prinzipien« abgelehnt. Er schlug ein Angebot der Parteileitung in Sachsen im April 1944 aus, für 70.000 RM Jahresgehalt Betriebsführer beim sächsischen Serumwerk zu werden, und er blieb für ein niedrigeres Gehalt beim Paul-Ehrlich-Institut. Deshalb sei Prigge in die Kategorie V als »Entlasteter« einzustufen. Die Berufungskammer prüfte, ob Prigge stattdessen nicht als »Mitläufer« einzugliedern sei, bestätigte aber die Entscheidung der ersten Instanz.[53]

Ringen um die Nachfolge in der Nachkriegszeit

Als Richard Otto 1948 in den Ruhestand ging, bemühte sich Prigge erneut darum, sein Nachfolger zu werden. Aber das hessische Ministerium lehnte ihn zunächst als Direktor des Paul-Ehrlich-Instituts ab. Denn politische Argumente sprachen gegen ihn.

»Es will dem Herrn Oberbürgermeister nicht in den Kopf, dass ein von einem Juden gegründetes und von ihm zu Weltruhm gefördertes Institut einem Mann als Leiter gegeben werden soll, der sich zum Nationalsozialismus bekannt und das Hakenkreuz getragen hat.« Es sei zwar bekannt, dass »die Vertreter der Familie Ehrlich in Nord-Amerika sich in edlem Verzeihen darüber hinweg setzten, ihre Bedenken gegen Prigge zurückstellen und ihm nicht in den Weg treten wollen – eine großzügige Haltung, die wir aber nicht teilen möchten [...].« Auf der anderen Seite bestehe nämlich der bange Gedanke, »wie eine Ernennung des Herrn Prigge im In- und Ausland aufgefasst werden wird – im Inland zweifellos als ein weiterer Beweis für die immer weiter fortschreitende Restauration des Nationalsozialismus, im Aus-

[53] HHStA, Abt. 520/27, Nr. 19039, Julius Schmidt, Marburg, an Obersten Kläger vom 14.6.1948.

land als eine klare Absage gegenüber dem Judentum und eine Fanfare für den Antisemitismus.«[54]

Dennoch wurde Prigge vom Hessischen Minister für Kultus und Unterricht zum Leiter des Paul-Ehrlich-Instituts und des Georg-Speyer-Hauses berufen.[55] Die Debatte darüber und das Für und Wider füllen etliche Archivalien im Hessischen Hauptstaatsarchiv in Wiesbaden. Zusammenfassend lässt sich formulieren, dass ausschlaggebend für die Ernennung wohl zwei Argumente waren: erstens, dass Freunde und Angehörige der jüdischen Gründerfamilien sich für Prigge aussprachen; zweitens, dass Prigge das finanzielle Überleben des Paul-Ehrlich-Instituts garantierte.

Prigge war, als das Gebäude des Paul-Ehrlich-Instituts im Krieg durch Bomben zerstört wurde, nach Marburg ausgewichen. Er hatte dort eine Zweigstelle des Instituts aufgebaut. Und er konnte in der Nachkriegszeit in dieser Zweigstelle ungewöhnlich hohe Einnahmen erwirtschaften.[56] Mit Ministerialerlass vom 17. Juni 1948 wurde diese von Prigge geleitete Zweigstelle selbstständig und losgelöst vom Frankfurter Institut. Die Mitarbeiter des Frankfurter Rest-Instituts sahen die einzige Möglichkeit, dass sowohl das Paul-Ehrlich-Institut als auch das Georg-Speyer-Haus finanziell überlebten, darin, dass Prigge als Direktor beider Einrichtungen berufen würde.[57]

Das Ministerium hätte wohl lieber Hans Schloßberger (1887–1960) ernannt, der der NSDAP ferngestanden hatte (siehe Kapitel 8), und hatte ihn bereits kommissarisch beauftragt.[58] Denn eine Aktennotiz vom 15. Oktober 1947 vermerkte: »Mittlerweile hat der Herr Minister entschieden, dass Schloßberger als Nachfolger von Otto ans Paul-Ehrlich-Institut kommen soll. Nach Durchführung der Pensionierung von Otto wird Herr Schloßberger als Leiter des Paul-Ehrlich-Instituts berufen.«[59]

Schloßberger war also zunächst ein Kandidat für die Nachfolge von Richard Otto als Direktor des PEI. Er wurde in der Sache von dem geschäftsführenden Vorsitzenden des universitären Kuratoriums, Paul Klingelhöfer, unterstützt. Dieser sprach sich gegen Richard Prigge aus, der allerdings letztlich den Posten bekam. Klingelhöfer war der Ansicht, dass Prigge sich »zum Nationalsozialismus« bekannt habe und insofern nicht für den Direktoren-

---

[54] UAF, Abt. 50, Nr. 2014, Bl. 48, Kuratorium Georg-Speyer-Haus vom 1.11.1948.

[55] Ebenda, Bl. 54, Kuratorium Georg-Speyer-Haus an Minister vom 4.12.1948.

[56] HHStA, Abt.504, Nr 10523,Bd. III,Prigge an Kultusmin. vom 31.8.1948.

[57] Ebenda, Mitarbeiter wegen Prigges Ernennung vom 26.7.1948.

[58] Ebenda, Abt. 520/27, Nr. 19039, Otto an Kultusmin. vom 31.1.1948.

[59] Ebenda, Abt.527, Nr.2207, Hess. Staatsmin. f. Kultus u. Unterricht vom 3.11.1948.

posten geeignet sei, während »doch unbestrittenermaßen ein anderer Kandidat zur Verfügung steht, der einwandfreier Antifaschist gewesen ist«.[60] Er meinte damit Hans Schloßberger. Denn »Schloßberger ist nicht vom Befreiungsgesetz betroffen«.[61] Prigge hingegen sei politisch belastet.

Aber: «Wenn Herr Prof. Schloßberger im Allgemeinen ein umfangreiches Wissen zugesprochen wird, so ist auf der anderen Seite Prof. Prigge auf dem Gebiet der Wertprüfung und Wertbemessung von Impfstoff allgemein als führend anerkannt. In Erkenntnis der wirtschaftlichen Bedeutung für die Wiedergesundung des Instituts haben sich sämtliche wissenschaftliche Mitarbeiter in einem Gesuch für die sofortige Berufung Prigges ausgesprochen.«[62] Deshalb beschloss das Wiesbadener Kabinett in seiner Sitzung am 23. Februar 1949 die Ernennung von Prof. Prigge zum Direktor des Paul-Ehrlich-Instituts.[63]

Richard Prigge hatte erklärt, dass er »unter keinen Umständen mit Schloßberger zusammen arbeiten würde«. Schloßberger nannte Prigge »einen großen Intriganten, er soll außerdem ein großer Nazi gewesen sein«.[64] Das Hessische Ministerium musste einen Rückzieher machen. Statt Schloßberger wurde nun Richard Prigge berufen.

***

Am 7. Januar 1954 stellte der Dekan der medizinischen Fakultät einen Antrag an das Hessische Erziehungsministerium in Wiesbaden, Richard Prigge zum Honorarprofessor zu ernennen.[65] Der Dekan begründete den Antrag damit, dass die »ausgezeichnete Persönlichkeit [von Prigge] auch der Grund dafür [war], dass er vom hessischen Staat nach dem Tod von Herrn Prof. Dr. Otto mit der Leitung des weltberühmten Instituts für experimentelle Therapie betraut wurde«. Darüber gab es aber ein bisschen Ärger. Denn »Prigge verneinte seine Bereitschaft, Vorlesungen abzuhalten«. Damit wurde zunächst das Verfahren im Ministerium eingestellt.[66] Prigge bezeugte, dass der Rektor Boris Rajewsky (1893–1974) ihm zugesichert habe, dass er »wie seine Amts-

[60] UAF, Abt.50, Nr. 2014, Bl. 48, Kuratorium vom 1.11.1948.

[61] Ebenda, Bl. 54, Kuratorium an Minister vom 4.12.1948.

[62] Ebenda., Nr.2207, Kabinett an Kultusministerium vom 23.4.1949

[63] Ebenda, Abt, 504, Nr. 10.523, Bd. I, Aktenvermerk Hoffmann betr. Prigge, Aussprache mit Schloßberger.

[64] Ebenda, Aktennotiz vom 15.10.1947.

[65] UAF, Abt. 14, Nr. 2815, Dekan Wiethold an Hess. Min. f. Erziehung und Volksbildung vom 7.1.1954.

[66] Ebenda, Abt. 4, Nr. 94, Bl. 45, Dekan an Rektor vom 31.1.1956.

vorgänger Ehrlich, Kolle und Otto keine Verpflichtung zur Unterrichtstätigkeit zu übernehmen brauche«.[67] Auch der Honorarprofessor der medizinischen Fakultät Robert Kudicke (1876–1961) halte weder Vorlesungen noch biete er Kurse an.[68] Es dauerte dann noch ein knappes Jahrzehnt, bis Richard Prigge 1963 dennoch zum Honorarprofessor der Goethe-Universität ernannt wurde.[69]

Das im Krieg zerstörte Gebäude des Instituts wurde wieder aufgebaut. Der Hessische Finanzminister genehmigte Mittel, und das Institut, das nach Marburg ausgewichen war, konnte nach Frankfurt zurückkehren. Die Frankfurter Neue Presse berichtete darüber: »Der weltbekannte Forscher kommt uns freudestrahlend entgegen. Die Morgenpost hat soeben einen Brief des Hessischen Finanzministers gebracht [...].«[70] Später wurde das Gebäude zu klein, und das Paul-Ehrlich-Institut zog 1990 nach Langen um. Jetzt sollen die Räumlichkeiten wieder zu eng sein, und es wird nach einem neuen Domizil für das Institut gesucht.

Prigge wurde reichlich geehrt. 1957 bekam er von der Münchner Universität einen tierärztlichen Doktortitel ehrenhalber.[71] Er erhielt die Goethe-Plakette der Stadt Frankfurt. Ihm wurde die Weizmann-Medaille in Gold des Landesverbands der Jüdischen Gemeinde Hessen übergeben.[72] 1959 erging der Vorschlag, Prigge das Bundesverdienstkreuz zu verleihen. Die Vorschlagsliste Nr. 53/59 des Ministerpräsidenten von Hessen, Ernst August Zinn (1901–1976), führte Richard Prigge auf. Er sei »auf dem Gebiet des vorbeugenden Gesundheitsschutzes und der Entwicklung der Impfstoffe einer der führenden Wissenschaftler«.[73] Der Vorschlag kam offenbar aus dem Paul-Ehrlich-Institut und begründete den Orden für Prigge wie folgt:

»Prigge ist es gelungen, Verfahren auszuarbeiten, mit deren Hilfe das Immunisierungsvermögen von Diphtherie-Impfstoffen gemessen werden kann [...], ihm wurde der Name Diphtherie-Prigge gegeben [...]. Wenn also die Grundidee Behrings, die Diphtherie durch eine aktive Schutzimpfung ihrer Schrecken zu berauben, nach fast einem halben Jahrhundert doch noch

---

67 Ebenda, Bl. 47, Prigge an Rektor vom 14.6.1954.

68 Ebenda, Bl. 59, Prigge an Rektor vom 8.3.1954.

69 Ebenda, Bl. 29, Kultusmin. an Rektor vom 26.7.1963.

70 Ebenda, Bl. 89, Frankfurter Neue Presse vom 25.8.1950; Schwarz, E.: Ein Platz für Viren, in: FAZ vom 29.11.2018.

71 UAF, Abt. 4, Nr. 94, Bl. 36, FAZ vom 25.2.1957.

72 Ebenda, Abt. 14, Nr. 2814, Todesanzeige vom 30.1.1967.

73 HHStA, Abt. 502, Nr. 6001, Vorschlagsliste Nr.53/59 des Ministerpräs.

zum Siege verholfen werden konnte, so war dies hauptsächlich das Verdienst Prigges.«[74]

Richard Prigge starb am 30. Januar 1967. Anfang Februar erschien ein Nachruf in der Frankfurter Rundschau: »Für die Stadt Frankfurt war das Wirken von Richard Prigge von besonderer Bedeutung, denn zweimal wurde er zum Retter des Paul-Ehrlich-Instituts und des Georg-Speyer-Hauses«, zweier Einrichtungen »jüdischer Mäzene«. Prigges Forschungen umfassten zwei Schwerpunkte: Tuberkulose und Impfstoffe/Seren. Er war ein Forscher von »internationalem Rang«.[75]

Allerdings war Prigge weder erfolgreich, einen Impfstoff gegen die Tuberkulose herzustellen, noch, eine Vakzine gegen die Ruhr zu entwickeln, obwohl die Ruhr sein Hauptarbeitsgebiet zu Kriegszeiten war.

Appendix: Das Mühen um einen Tuberkuloseimpfstoff

Über Richard Prigges Engagement gegen die Tuberkulose ist Folgendes zu lesen:[76]

Richard Prigge kooperierte mit dem Frankfurter Ordinarius für Augenheilkunde, Rudolf Thiel,[77] bei der Entwicklung eines Impfstoffs gegen die Tuberkelbazillen. Prigges Beteiligung an der Diskussion über eine Schutzimpfung gegen Tuberkulose ist dokumentiert, indem Prigge am 3. August 1943 an einer Besprechung teilnahm, auf der die Herstellung eines Impfstoffs durch die Marburger Behringwerke diskutiert wurde.

Am 19. April 1944 setzte Rudolf Thiel den Präsidenten des Reichs-Tuberkulose-Ausschusses, Otto Walter (1890–1964), ärztlicher Leiter im Hauptamt für Volkswohlfahrt der NSDAP, davon in Kenntnis, dass er zusammen mit Richard Prigge einen Forschungsauftrag des Reichsforschungsrats erhalten habe. »Demnach sollten nach erfolgversprechenden Tierversuchen Prigges […] nunmehr mit einem von den IG-Farbenwerken Hoechst herzustel-

[74] Ebenda, Paul-Ehrlich-Institut, Eißner an Min. für Erz. u. Vo. Hessen vom 17.2.1959.

[75] UAF, Abt. 604, Nr. 5593, Nachruf FR vom 3.2.1967.

[76] Beddies,Th.: Zur Rolle des Robert-Koch-Instituts bei der Einführung einer obligatorischen Tuberkuloseschutzimpfung im Dritten Reich, in: Hulverscheidt/Laukötter 2009, S. 89–105, hier: S. 101f.; ders.: Zur Entstehung einer Tuberkulose-Schutzimpfung im »Dritten Reich«, in: Loddenkemper, R./Konietzko,N./Seehausen,V. (Hrsg.), Die Lungenheilkunde im Nationalsozialismus, Selbstverlag. Berlin 2018, S. 180–194, hier: S. 189.

[77] Verz. 1937, S. 362. Demnach wurde Thiel 1920 approbiert.

lenden Präparat Versuche am Menschen angestellt werden.« Kurz zuvor, am 18. März 1944, war Frankfurt schwer bombardiert worden, und Prigge war nach Marburg ausgewichen. Rudolf Thiel führte weiter aus, dass bei einer Besprechung »kurz vor dem Angriff« eine Beratung bei ihm mit Prigge und mit dem »zuständigen Herrn der IG-Farbenindustrie Abt. Höchst« stattgefunden habe: »Eine der großen Schwierigkeiten, die sich unseren Untersuchungen hinderlich in den Weg stellen, ist die des Patientenmaterials.« Denn die Erprobung der Schutzimpfung dürfe nur an tuberkulin-negativen[78] Personen erfolgen. »Das klinische Material ergibt, ganz abgesehen von den augenblicklichen Verhältnissen in Frankfurt, in annähernd kurzer Zeit nicht die genügende Patientenzahl.« Nur 13–15% der Bevölkerung seien nämlich tuberkulin-negativ, waren also noch nie mit Tuberkelbazillen in Kontakt gekommen. An diesen müssten – so Thiel – die ersten Tuberkulose-Schutzimpfungen durchgeführt werden.

Die Tbc-Experimente von Thiel/Prigge kamen wahrscheinlich nicht mehr zum Zuge. Andererseits war das Problem der Schutzimpfung gegen die Tuberkulose keineswegs gelöst. Der Reichs-Tuberkulose-Ausschuss vermerkte deshalb in seiner Sitzung am 7. August 1944: »Der Reichsminister des Innern [Heinrich Himmler] hat die Behandlung der Lungentuberkulose durch Einimpfen lebender Tuberkelbazillen nachprüfen lassen und beabsichtigt weitere Versuche in verschiedenen Kliniken und von in dieser Behandlungsart bereits erfahrenen Ärzten. Die Letzteren erhalten ihre Erlaubnis nach Anhörung des Reichs-Tuberkulose-Ausschusses.«[79]

Zu weiteren Impfversuchen wegen der Tuberkulose siehe Kapitel 14.

---

[78] »Robert Kochs Tuberkulin bestand aus einem Glyzerinextrakt eingedampfter und filtrierter Tuberkulosebakterienkulturen. Auch wenn es als Heilmittel versagte, erwies es sich gleich zu Beginn – in modifizierter Form bis heute – als hilfreiches Diagnostikum: Die lokale Reaktion der Haut zeigt eine bestehende Tuberkuloseinfektion an.« HMF 2015/2016, S. 29.

[79] Wolters, Chr.: Tuberkulose und Menschenversuche im Nationalsozialismus, Franz Steiner Verlag, Stuttgart 2011, S. 27.

4. Das Staatliche Hygiene-Institut in Warschau

Im Oktober 1939 wurde das zuvor polnische Hygiene-Institut in Warschau umgewandelt in ein deutsches staatliches. Es hatte seinen Sitz in der Chocimska Nr. 24 im Süden der Stadt.[1]

Der polnische jüdische Leiter Ludwik Hirszfeld (1884–1954) wurde aus dem Amt gedrängt. Er hatte in Deutschland Medizin studiert und promoviert und sprach Deutsch. 1950 wurde er für den Nobelpreis vorgeschlagen. Er erhielt ihn nicht, weil alle dachten, er sei tot und habe den Holocaust nicht überlebt. Er wies zudem nach, dass die Blutgruppen der europäischen Juden genauso verteilt waren wie die Blutgruppen der nichtjüdischen Europäer, während sich die Afrikaner und die Asiaten von den Europäern unterschieden. Er fand keine blutgruppenspezifischen genetischen »Rassenmerkmale« der Juden.[2]

Die Nazi-Presse verzichtete darauf, Hirszfeld als Forscher der Blutgruppen zu benennen.[3] Die bundesdeutsche Presse machte aus Hirszfeld sogar einen deutschen Mediziner, der »lange in Heidelberg ansässig war«. Sie warf »dem aus Warschau stammenden [...] jüdischen Blutforscher« vor, von »rassistischen Motiven geleitet« und »eugenisch aufgeladen gewesen zu sein«.[4]

Ludwik Hirszfeld habilitierte sich in Zürich und ging im Januar 1920 nach Polen zurück. Er gründete in Warschau das Hygiene-Institut in Anlehnung an das Frankfurter Paul-Ehrlich-Institut. Hirszfeld hatte Kontakt zu dessen Leiter, Wilhelm Kolle, und zu Kolles Nachfolger. Richard Otto besuchte Ludwig Hirszfeld in Warschau und war Gast in dessen Privatwohnung, wie Hirszfeld in seiner Autobiografie schrieb.[5]

Bei der Besetzung Warschaus durch die Deutschen wurde Ludwig Hirszfeld, weil jüdischer Abstammung, als Leiter des von ihm gegründeten Instituts abgesetzt. Er wurde zusammen mit seiner Frau Hanna und der Tochter

---

1 Verz. der Ärzte (...) im Generalgouvernement u. a., Georg Thieme Verlag, Leipzig 1942, S. 60.

2 Hirszfeld, L.: Geschichte eines Lebens, Verlag Ferdinand Schöningh, Paderborn 2018, S.271–282 (Original polnisch Warschau 2000).

3 Ostermann, A.: Blutgruppen des Menschen, in: Frankfurter Zeitung vom 13.3.1936.

4 Thadeusz, F.: Der Blutwahn, in: Der Spiegel Nr. 22: 2012, S. 132–134.

5 Hirszfeld 2018, S. 79.

gezwungen, ins Warschauer Ghetto umzuziehen.[6] Er überlebte, weil er zusammen mit seiner Familie aus dem Ghetto fliehen und sich – da getauft – bei Polen verstecken konnte.

Er schrieb in seiner Autobiografie: »Sie versuchten, mich zu vernichten, da ich […] ihnen den Krieg erklärt hatte. Dass sie mir all meine Habe stahlen«, so Hirszfeld, »die Früchte meiner lebenslangen Bemühungen – ich verzeihe es ihnen. Denn die Räuberei ist – leider – eine menschliche Eigenschaft, zumal in einem Krieg. Aber dass sie sich eine Weltanschauung dazu schufen und dass es nicht der Pöbel war, der stahl, sondern die Elite – das ist nicht zu verzeihen. Nicht von mir, nicht von der Welt, nicht von der Geschichte.«

Ein Schüler Robert Kochs in Deutsch-Ostafrika

Robert Kudicke (1876–1961) aus Frankfurt am Main übernahm die Leitung des Instituts, zunächst zusammen mit Ernst Georg Nauck (1897–1967) aus Hamburg. Ludwik Hirszfeld schrieb dazu in seiner Autobiografie: Den Juden werde vorgeworfen, sie seien Schmarotzer. »Wenn in dem Institut, das ich […] geschaffen habe, jetzt Herr Nauck und Herr Kudicke arbeiten, während ich mich, als Ausgestoßener, vor Sehnsucht nach meinem Arbeitsplatz verzehre – wer ist dann der Schmarotzer? Ich oder sie? Und wer hat seinen Nutzen von den Bemühungen fremder Arbeit?«[7]

Robert Kudicke wurde in Preuss. Eylau in Ostpreußen geboren. Er studierte Medizin an der Kaiser-Wilhelms-Akademie, er wurde 1898 promoviert und erhielt 1900 die ärztliche Approbation. Er war von 1900 bis 1902 Sanitätsoffizier in der preußischen Armee.[8]

Von 1902 bis 1913 war Kudicke Sanitätsoffizier in der Schutztruppe für Deutsch-Ostafrika. Diese Region im Osten Afrikas war seit 1885 »deutsches Schutzgebiet«,[9] wie die Kolonie euphemistisch genannt wurde. Kudicke wurde 1904 zum Königlich Preußischen Institut für Infektionskrankhei-

---

[6] Berger, S.: Abschied vom Krieg? In: Hulverscheidt, M./Laukötter, A. (Hrsg.), Infektion und Institution, Wallstein Verlag, Göttingen 2009, S. 17-41, hier: S. 40f.; Wikipedia (4.6.2022).

[7] Hirszfeld 2018, S. 274.

[8] Institut für Stadtgeschichte (ISG), Sign. 17.571, Personalakte (PA) Kudicke, Bl. 2, Lebenslauf vom 17.10.1945; Wikipedia (17.6.2022).

[9] Schumann, G.: Kaiserstraße. Der deutsche Kolonialismus und seine Geschichte, PapyRossa Verlag, Köln 2021, S. 227.

ten nach Berlin kommandiert und arbeitete hier über Pest und Cholera. 1905 kam er zurück nach Deutsch-Ostafrika, und zwar persönlich zu Robert Koch, um mit diesem vor allem über die Schlafkrankheit zu forschen. Kudicke war schließlich der letzte noch lebende Schüler Robert Kochs. In den Jahren ab 1905 war Kudicke beauftragt mit der Bekämpfung der Schlafkrankheit im Distrikt Bukoba im Norden von Deutsch-Ostafrika, dem heutigen Tansania.

Um den Victoriasee herum wütete diese Tsetsekrankheit, benannt nach den Tsetsefliegen, in deren Darm die Trypanosomen reifen. Diese sind einzellige Parasiten, mit Geißeln, die durch einen Biss der Fliege in den Menschen kommen und die Krankheit hervorrufen. Sie beginnt schleichend, die Patienten werden zunehmend lethargisch und verfallen schließlich in einen tiefen Dämmerzustand. Unbehandelt endet die Krankheit ausnahmslos tödlich.[10]

Robert Koch kam zum ersten Mal 1905 nach Deutsch-Ostafrika. Er musste noch im selben Jahr nach Europa zurück, um den Nobelpreis entgegenzunehmen. Er sagte: »Geheimrat Kudicke wird mich hier vertreten.«[11] Ein Jahr später war sein zweiter Aufenthalt – zusammen mit Friedrich Karl Kleine (1869–1951),[12] der 1933/1934 Präsident des Robert-Koch-Instituts wird, wie das Königlich Preußische Institut für Infektionskrankheiten seit 1912 hieß.[13] Koch experimentierte mit einem Medikament, Atoxyl, zur Behandlung der Schlafkrankheit. Gegen ihren Willen wurden die afrikanischen Kranken in Lagern festgehalten, und ihnen wurde ohne ihre Zustimmung das arsenhaltige Mittel gespritzt, das oft den Sehnerv schädigte und zu Erblindungen führte, aber die Krankheit kaum heilte.[14] Das Medikament wurde deshalb nie marktmäßig eingesetzt. Als Robert Koch im August 1907 nach Deutschland zurückkehrte, blieben Kleine und Kudicke in Afrika.

Im Juni 1907 wurde Robert Kudicke vom Kaiser und König Wilhelm II. (1859–1941) »zum Stabsarzt der Schutztruppen in Gnaden ernannt und bestellt«. Er solle tun, was ihm von seinen Vorgesetzten aufgetragen und an-

---

[10] Grolle, J.: Menschenversuche im Paradies, in: Schnurr, E.-H./Patalong, F. (Hrsg.), »Deutschland, deine Kolonien«, Deutsche Verlags-Anstalt, München 2022, S. 158–167; Wikipedia (17.6.2022).

[11] Lichtwarck-Aschoff, M.: Robert Kochs Affe. Der grandiose Irrtum des berühmten Seuchenarztes, Hirzel Verlag, Stuttgart 2021, S. 189.

[12] Grolle 2022, S. 158.

[13] Hinz-Wessels, A.: Das RKI unter der NS-Diktatur, in: Hulverscheidt/Laukötter 2009, S. 70–72.

[14] Hulverscheidt, M.: Die Beteiligung von Mitarbeitern des Robert-Koch-Instituts an Verbrechen gegen die Menschlichkeit – tropenmedizinische Menschenversuche im Nationalsozialismus, in: Ebenda 2009, S. 150.

befohlen werde, »bei Tag und Nacht, zu Lande und Wasser«, und mit Fleiß ausführen auch bei allen vorkommenden Kriegs-Begebenheiten mit williger und »ungescheueter« [sic] Dransetzung seines Leibes und Lebens.[15]

Zu den »vorkommenden Kriegs-Begebenheiten« jener Zeit gehörte 1905 der Maji-Maji-Aufstand der einheimischen Bevölkerung. Dieser ist – anders als der Aufstand der Herero und Nama in Deutsch-Südwestafrika – bei uns völlig unbekannt. In der Erinnerungskultur von Tansania ist er allerdings präsent. Der Maji-Maji-Aufstand fand zur selben Zeit statt wie der Herero-Nama-Aufstand. Aber Aufstände der einheimischen Bevölkerung gab es in Deutsch-Ostafrika schon von 1888 bis 1898.[16]

1909 war Kudicke als Volontär sowohl im Krebsinstitut Heidelberg als auch im Senckenbergischen Pathologischen Institut in Frankfurt am Main beschäftigt. In Heidelberg trafen Robert Kudicke und Ludwik Hirszfeld zum ersten Mal aufeinander, sie arbeiteten im selben Institut. Hirszfeld fand, wie er in seiner Autobiografie schrieb, dass Kudicke »damals in Heidelberg den Eindruck eines freundlichen und intelligenten Menschen machte«. Kudicke wechselte danach als Volontär ans Georg-Speyer-Haus und arbeitete unter Paul Ehrlich über die Biologie der Trypanosomen.

1913 nahm Kudicke seinen Abschied vom militärischen Kommando der Schutztruppen. Er erhielt die Erlaubnis zum weiteren Tragen der bisherigen Uniform.[17] Er wurde am 25. Mai 1914 vom Reichskanzler zum Leiter des Instituts für Seuchenbekämpfung beim Kaiserlichen Gouvernement in Daressalem, Deutsch-Ostafrika, bestellt.[18] Hier, in der Hauptstadt Daressalam, gab es seit 1897 das Kaiserliche Gouvernement-Krankenhaus an der heutigen Ocean Road, in dem Robert Koch praktizierte. Aber im August 1914 begann der Erste Weltkrieg, und Kudicke wurde wieder Sanitätsoffizier in der Schutztruppe. Von 1918 bis 1920 geriet er in Kriegsgefangenschaft in Britisch Indien.[19]

Nach der Kriegsgefangenschaft kehrte Kudicke zunächst nach Frankfurt zurück. Ihm wurde bescheinigt, dass er mit dem Verlust der deutschen Kolo-

---

[15] ISG, Sign. 17.571, PA Kudicke, Bl. 4, Patent von Wilhelm II. vom 15.6.1907.

[16] Keßler, M.: Erinnerungen an Menschheitsverbrechen – geteilt und doch gemeinsam, in: Sozialismus.de Nr.11: 2022, S. 57–60; Schumann 2021, S. 148–154; Wikipedia (14.1.2023); Iken, K.: Wohin mit den Speeren von Uropa Willy? In: Der Spiegel Nr.3: 2023, S. 36–38.

[17] ISG, Sign. 17.571, Bl. 11, Reichskolonialamt. Kommando der Schutztruppen an Kudicke vom 19.2.1913.

[18] Ebenda, Bl. 12, Reichskanzler an Kudicke vom 25.5.1914; Grill, B.: Herrenmenschen, Pantheon/Random House, München 2021, S. 47f.

[19] ISG, Sign. 17.571, Bl.2, PA Kudicke, Lebenslauf.

nien das Feld seiner erfolgreichen Tätigkeit verloren habe.[20] Ihm wurde 1920 zugestanden, den Titel »Medizinalrat« tragen zu dürfen.[21] 1924 erhielt er zudem die Berechtigung, die Dienstbezeichnung »Professor« zu führen.[22] Kudicke war von 1921 bis 1924 Mitglied und Abteilungsleiter im Georg-Speyer-Haus, er arbeitete über Spirochäten, die Erreger der Syphilis, und weiter über Trypanosomen. Von 1925 bis 1927 ging er, erst als Volontär, dann als Mitarbeiter, ans Institut für Schiffs- und Tropenkrankheiten nach Hamburg. Er beschäftigte sich mit der Chemotherapie bei Wurmkrankheiten.

Von 1927 bis 1933 war Robert Kudicke Professor für Bakteriologie an der deutschen Sunyatsen-Universität in Kanton, China; er war dort Dekan der medizinischen Fakultät. Als Leiter der Impfanstalt verdiente er zusätzlich 17.000 RM jährlich.

1933 kehrte Kudicke nach Deutschland zurück. Er ließ sich in Frankfurt am Main als praktischer Arzt nieder. Seit dem 22. März 1934 hatte er eine Zulassung der Frankfurter Kassenärztlichen Vereinigung als Kassenarzt.[23] Von 1936 bis 1939 machte er ein Volontariat im Georg-Speyer-Haus.[24] Er wurde Mitglied in der NSV, 1936 trat Kudicke in den Reichskolonialbund ein, 1935 in den Reichsluftschutzbund.[25] Robert Kudicke trat weder in die NSDAP noch in eine ihrer Gliederungen ein.

Bei Kriegsausbruch war Kudicke 62 Jahre alt, also in einem Alter, in dem Männer nicht mehr eingezogen wurden. Kudicke nahm dennoch freiwillig als Stabsoffizier am Überfall auf Polen teil. Er war 1939/1940 Sanitätsoffizier der Wehrmacht und Hygieniker beim Oberkommando Grenzabschnitt Süd, dann Beratender Hygieniker beim Militärbefehlshaber im Generalgouvernement.

Man kann sich des Eindrucks nicht erwehren, dass Kudicke die »Ostexpansion im kolonialen Rahmen« sah. Auch beim Kolonialismus war es um Lebensraum auf Kosten anderer Völker gegangen. Es sieht so aus, als wollte der 62-Jährige beim Überfall auf fremde Territorien und beim Erwerb neuer Länder unbedingt mit dabei sein.

---

[20] Ebenda, Bl. 13, Zeugnis Kudicke (Abschrift vom 23.4.1924).

[21] Ebenda, Bl. 15, Reichsmin. f. Wiederaufbau. Kolonialzentralverwaltung an Kudicke vom 14.5.1926.

[22] Ebenda, Bl. 16, Auswärtiges Amt an Kudicke vom 13.9.1924. Die Genehmigung wurde erteilt auf Grund des Erlasses des Reichspräsidenten vom 24.4.1920 betr. die Verleihung von Dienstbezeichnungen an Kolonialbeamte.

[23] Verz. 1937, S. 359; Archiv LÄKH, Meldebogen Robert Kudicke.

[24] ISG, Sign. 17.571, Bl. 1, Stadtverwaltung Ffm., Personalbogen (ohne Datum).

[25] Ebenda, Bl. 18, Military Government of Germany, Fragebogen vom 26.2.1945; UAF, Abt. 14, Nr. 2920, Meldebogen Befreiungsgesetz vom 11.11.1946.

Fleckfieber in Warschau

Am 12. Oktober 1940 wurde Robert Kudicke nach Übertritt in die Zivilverwaltung Leiter des Staatlichen Instituts für Hygiene in Warschau. Sein Arbeitgeber war die Hauptabteilung Gesundheit beim Generalgouvernement in Krakau. Sein Dienstvorgesetzter war Obermedizinalrat Dr. Josef Walbaum (1889–nach 1968) bzw. ab 1943 Prof. Heinrich Teitge (1900–1974).

Über Teitge schrieb Hirszfeld: »Der Generalgouverneur Hans Frank (1900–1946) empfing am 11. Juli 1943 Ärzte auf der Krakauer Königsburg und sagte, der Mord an drei Millionen Juden sei unerlässlich gewesen für die Gesundheit. Prof. Dr. Heinrich Teitge verspricht die weitere loyale Arbeit im Sinne der Direktiven des Herrn Generalgouverneurs.«[26] Teitge trat bereits 1930 der NSDAP und der SS bei.[27]

Ab 1941 kam für Kudicke die Aufgabe des Sonderbeauftragten für die Fleckfieberbekämpfung im Generalgouvernement hinzu. Kudicke schrieb in seinem Lebenslauf, dass er sich mit der »Epidemiologie des Fleckfiebers befasste«. Als Leiter der Fleckfieberbekämpfung verdiente Kudicke im Jahr zusätzlich 16.700 RM. Auf der Meldekarte der hessischen Ärztekammer wurde verzeichnet:«Beurlaubt [als Vertragsarzt] vom 1. Dezember bis zum 28. März 1941 – da nach Warschau.« Aber Robert Kudicke blieb länger.

Im Frühjahr 1940 erhielt der von den Juden bewohnte Bezirk in Warschau die Bezeichnung »Seuchensperrgebiet«. Am 16. November 1940 wurden die 22 Eingänge verschlossen. Im Januar 1941 wurde das Warschauer Ghetto vollständig abgeriegelt.[28] Der Ghettoer Judenrat beauftragte Ludwik Hirszfeld, eine Studie über die Ursachen des Fleckfiebers im Ghetto und seine Bekämpfung zu erarbeiten, die am 15. Mai 1940 vorlag.[29] In der Denkschrift wurden als Ursachen die Überbevölkerung, der schlechte Ernährungszustand und die fehlenden Verdienstmöglichkeiten der Ghetto-Bewohner angeprangert. In einer zweiten Denkschrift vom Mai 1941 nannte Hirszfeld das Elend, die psychische Depression und forderte abermals die »Hebung der ökonomischen Lage«.

Vom 13. bis 16. Oktober 1941 kamen 100 Amts-, Militär- und SS-Ärzte aus dem gesamten Generalgouvernement zusammen, um im ehemals polnischen

[26] Hirszfeld 2018, S. 230.

[27] Klee 2003, S. 618.

[28] Reich-Ranicki, M.: Mein Leben, Deutscher Taschenbuchverlag, München 2000, S. 205f.

[29] Werther 2004, S. 102f.

Kurort Bad Krynica in einer Tagung vor allem die Bekämpfung von Epidemien zu besprechen.[30] Die Eröffnungssitzung war dem Fleckfieber gewidmet. Als Erster sprach Otto Buurman (1890–1967), Stellvertreter von Walbaum, dem Quasi-Gesundheitsminister im Generalgouvernement. Er sagte, die Ausbreitung des Fleckfiebers sei einwandfrei auf das disziplinlose Verhalten der Juden, das besonders in dem »Herumvagabundieren« zum Ausdruck komme, zurückzuführen. Es mehrten sich »in der letzten Zeit« die Berichte, dass in vielen Fällen die Entlausungsmaßnahmen, besonders von der jüdischen Bevölkerung, umgangen würden.[31]

Prof. Kudicke war der zweite Redner. Er meinte, man könne die Ausbreitung der Epidemie nicht erfolgreich bekämpfen, ohne ihre Ursachen zu beseitigen. Er sagte, »dass die jüdische Bevölkerung aus den Ghettos, in denen es nichts zu essen gab, einfach ausbrach. Will man das künftig verhindern, dann muss man das beste Mittel hierzu gebrauchen, nämlich für ausreichende Ernährung der jüdischen Bevölkerung zu sorgen. Hier versagt aber meine Kraft – hier versagt die Kraft aller. Für mich sind die Dinge klar, und ich weiß auch, dass die Schwierigkeiten so große sind, dass die Mängel vielleicht in dieser Hinsicht niemals beseitigt werden können.« Immerhin war er bereit, darüber nachzudenken, »ob man den Forderungen der jüdischen Ghettoärzte entgegen kommen könne«, und er stellte zur Diskussion, »die Juden in einer anderen Form in den Arbeitsprozess einzuspannen mit Hilfe der jüdischen Arbeitslager«. Er fragte, »wie lange wir die Juden hier noch haben müssen«.[32] Seiner Ansicht nach war die Einrichtung des Ghettos ein Fehler, da sich Seuchen dort besonders schnell ausbreiteten.[33] Demnach, so lauteten Kudickes Schlussfolgerungen, dürfte wohl jeder Versuch, die Ausbreitung der Fleckfieberepidemie zu bekämpfen, schlicht zum Scheitern verurteilt sein.

Nach dieser »entmutigenden Feststellung« ergriff Josef [genannt Jost] Walbaum, der Quasi-Gesundheitsminister des Generalgouvernements und der Dienstvorgesetzte von Kudicke, auf der Konferenz das Wort und sagte: »Des-

---

[30] Browning, Chr.: Genozid und Gesundheitswesen, in: Ärztekammer Berlin (Hrsg.), Der Wert des Menschen, Edition Hentrich, Berlin (West) 1989, S. 316–328, hier: S. 322f.

[31] Werther 2004, S. 104.

[32] Ebenda , S. 104f.

[33] Leidinger, F.: Vom Krankenmord zum Holocaust. Die Ermordung der polnischen Psychiatriepatientinnen und -patienten unter deutscher Besatzung im Zweiten Weltkrieg, in: Beiträge zur Geschichte der nationalsozialistischen Verfolgung in Norddeutschland, Heft 17, Edition Temmen, Bremen 2016, S. 56–66, hier: S. 60.

halb wurde jetzt die Methode des Erschießens angewandt, wenn man einen Juden außerhalb des Ghettos ohne besondere Erlaubnis antrifft.«

Vier Tage nach Ende der Tagung in Bad Krynica, am 20. Oktober 1941, schrieb Robert Kudicke an Eugen Gildemeister (1878–1945).[34] Er bat den Präsidenten des Robert-Koch-Instituts um Mithilfe bei der Testung von Impfstoffen. Kudicke führte Versuche an den Ghetto-Juden mit dem neu entwickelten Impfstoff von »Behring« durch, so im November und Dezember 1941. Er sagte, dass er »zahlreiche Juden im Warschauer Ghetto« mit dem Impfstoff der Behringwerke »schutzgeimpft« habe.[35] Von 288 Geimpften sollen dabei 24 Menschen gestorben sein.[36]

Der »Behring«-Impfstoff wurde aus Hühnereiembryonen hergestellt, und aus einem Ei konnten fast 500 Kubikzentimeter Impfstoff gewonnen werden. Das war fast ein halber Liter Impfstoff, was angesichts der Eierknappheit als vorteilhaft angesehen wurde. Möglicherweise war der von Kudicke verwandte Impfstoff nicht wirksam, weil zu stark verdünnt. Denn als ein bis zwei Monate später, im Januar und Februar 1942, der Behring-Impfstoff im KZ Buchenwald getestet wurde, wurden zwei unterschiedliche Konzentrationen des Behring-Impfstoffs genommen: »Behring normal« (bei dem aus einem Ei 450 ccm Impfstoff gewonnen wurden) und »Behring stark« (ein Ei für nur 250 ccm Impfstoff).[37]

Dass Robert Kudicke bereits im November/Dezember 1941 den Behring'schen Impfstoff anwandte, ist einigermaßen erstaunlich. Denn erst am 29. Dezember 1941 (siehe Kapitel 6) fand die Sitzung statt, auf der die Erprobung der verschiedenen Impfstoffe beschlossen wurde. Bei dieser Gelegenheit (am 29.11.1941) teilte Prof. Kudicke mit, dass der Impfstoff der Behringwerke ja schon eine ganz besondere Belastung ausgehalten habe. Er, Kudicke, habe nämlich zahlreiche Juden im Warschauer Ghetto mit dem [Behring-]Impfstoff schutzgeimpft und bis zum heutigen Tag noch nicht einen Versager gesehen.[38]

Natürlich waren die Behringwerke interessiert daran, ihren Impfstoff auszuprobieren und unterzubringen. Hans Schmidt (1882–1975), seit 1928

---

[34] Hinz-Wessels 2021, S. 106 u. 163.

[35] Klee 1997 (Auschwitz), S.290.

[36] Wikipedia (27.2.2022).

[37] Trials of War Criminals before the Nuernberg Military Tribunals, The Medical Case, U.S. Government Printing Office, Washington, D.C., Vol. I, S. 558 (im Folgenden: Medical Case).

[38] Werther 2004, S. 192f.

Direktor der Behringwerke, reiste deshalb nach der Einnahme Warschaus ins Generalgouvernement. Er wollte sich »über das Funktionieren des Staatlichen Hygiene-Instituts einen Überblick verschaffen«.[39] Hans Schmidt war förderndes Mitglied der SS und Mitglied im NS-Fliegerkorps, er galt aber nicht als besonders engagierter Nazi.[40] Er suchte Ludwig Hirszfeld in dessen Institut auf. Dieser wusste zu diesem Zeitpunkt bereits – so Hirszfeld in seiner Autobiografie –, dass ihn die Besatzer seines Amts entheben würden, dass die Deutschen den Befehl gegeben hätten, alle »Nichtarier« zu entlassen. Hirszfeld schrieb: »Einmal besuchte Prof. Schmidt das Institut, der Direktor der Behringwerke, ein tüchtiger Gelehrter – ich hatte ihn zuletzt in Paris getroffen. Er zeigt eine menschliche Regung, fragt nach der Gesundheit unserer Tochter, die er auf einem Bankett des Institut Pasteur kennenlernte.«[41]

Ludwik Hirszfeld übersiedelte ins Ghetto. Er traf seinen alten Bekannten aus Heidelberger Zeiten wieder. Bei einer Besprechung im Staatlichen Hygiene-Institut wegen der Fleckfieberbekämpfung im Ghetto kamen sie zusammen. »Auf dem Platz, auf dem ich [...] gesessen hatte, saß jetzt Prof. Kudicke«, so Hirszfeld. »Im Allgemeinen verhielt sich Prof. Kudicke anständig. Mir kam meine Erinnerung an ihn aus Heidelberger Zeit zugute.« Kudicke hatte eine umfassende Vollmacht sowie 50 Mio. Złoty (= 25 Mio. Reichsmark) zur Bekämpfung der Epidemie erhalten. »Wir bekamen [fürs Ghetto]«, so Hirszfeld, »von den 50 Millionen nur eine verschwindend geringe Summe.« Für das »am schlimmsten überfüllte Viertel [des Ghettos] habe es nur einen einzigen Desinfektionsapparat für 8.000 Złoty gegeben.« Im Ghetto lebten zu dieser Zeit 350.000 Menschen.

»Als ich eintrat«, so Hirszfeld, »war nur Prof. Kudicke im Raum. Er stand auf und umarmte mich mit den Worten: Wie Sie sich verändert haben seit Heidelberger Zeiten!« Und Hirszfeld fuhr in seiner Autobiografie fort: »Als wir uns verabschiedeten, waren noch andere Deutsche anwesend. Kudicke hob feierlich die Hand zum Hitlergruß. Kein Händedruck. Ein Zufall? Oder mangelnde Zivilcourage?«[42]

Kudicke habe sich im Großen und Ganzen gegenüber den Institutsmitgliedern loyal verhalten. »Doch all das war neben der unermesslichen Zahl an Schandtaten nur ein Tropfen auf den heißen Stein«, so Hirszfeld. »Persönlich

---

39 Ebenda, S. 110.

40 Ebenda, S. 222; Klee 2003, S. 545.

41 Hirszfeld 2018, S. 188.

42 Ebenda, S. 248.

muss ich feststellen, dass kein einziger der deutschen Gelehrten und Ärzte in Warschau – nicht einmal von denen, die wussten, wer ich bin – mich vorwarnte oder mir auch nur die kleinste Hilfe anbot, als die Deutschen beschlossen, sämtliche Einwohner des jüdischen Bezirks auszurotten. Und dort waren Kudicke, Wohlrab […], die mich häufig im Spital des Bezirks [des Ghettos] besuchten, wo wir wissenschaftliche Gespräche führten.«[43]

***

In Warschau traf Kudicke auch auf einen alten Bekannten aus Frankfurt. Der Amtsarzt Wilhelm Hagen (1893–1982) war 1933 als Sozialdemokrat aus dem Frankfurter Gesundheitsamt entlassen worden. Er wurde zum 1. Januar 1941 zwangsweise als leitender Amtsarzt nach Warschau dienstversetzt. Hagen schrieb in seiner Nachkriegsautobiografie: »Zur Eindämmung der Fleckfieberepidemie schlug die SS in einer Sitzung bei Prof. Kudicke vor, alle Juden, die das Ghetto verließen, zu erschießen.«[44]

Hagen erlebte, wie sich das Fleckfieber in der Enge des Ghettos ausbreitete. Im September 1941 sollten das Ghetto verkleinert und der südliche Teil abgetrennt werden, was die Seuchensituation dramatisch verschlimmert hätte. Raul Hilberg, der als 13-jähriger Wiener in die USA emigrieren konnte, schrieb dazu:[45] »An diesem Punkt tat ein ungewöhnlicher Mann aus dem deutschen Verwaltungsapparat einen ungewöhnlichen Schritt. Es war der Chefarzt der deutschen Stadtverwaltung, Dr. Wilhelm Hagen. In einem scharfen Brief an den deutschen Stadthauptmann Ludwig Leist sagte er eine Ausweitung der Fleckfieberepidemie voraus und nannte den vorgeschlagenen Plan Wahnsinn.« Der südliche Teil des Ghettos blieb zunächst erhalten.

---

[43] Ebenda, S. 350.

[44] Hagen, W.: Auftrag und Wirklichkeit. Sozialarzt im 20. Jahrhundert, Werk-Verlag Dr. Edmund Banaschewski, München-Gräfelfing 1978, S. 180; zu Hagen siehe Elsner, G.: Vom Abseits in die Mitte, VSA: Verlag, Hamburg 2022, und (mit anderer politischen Bewertung) Richter, M.: Von Seilschaften und Netzwerken: Die Abteilung Gesundheitswesen und Gesundheitspolitik, in: Bösch, F./Wirsching, A. (Hrsg.), Hinter der Ordnung. Die Innenministerien in Bonn und Ost-Berlin nach dem Nationalsozialismus, Wallstein Verlag, Göttingen 2018, S. 536–579. Demnach sei Hagen für die Einrichtung des Warschauer Ghettos verantwortlich gewesen, was nicht stimmt: Das Ghetto wurde bereits 1940 errichtet und am 16.11.1940 abgeriegelt. Hagen wurde erst zum 1.1.1941 nach Warschau strafversetzt.

[45] Hilberg, R.: Die Vernichtung der europäischen Juden, Fischer Taschenbuch Verlag, Frankfurt am Main 1999, S. 237.

Ludwik Hirszfeld nannte Wilhelm Hagen in seiner Autobiografie »auf jeden Fall einen eher anständigen Menschen«. – »Er soll angeblich gegen die Deportation polnischer Kinder protestiert haben und auf Grund dessen an die Front geschickt worden sein.«[46] Hagen genehmigte einen Antrag, als Hirszfeld im Ghetto einen Fortbildungskurs zu Fragen der Seuchengefahr plante. Allerdings meinte Hirszfeld in seiner Autobiografie, dass Hagen »kein besonderer Denker war; die sogenannten Tatmenschen wiederholen vor allem das, was andere ihnen vorsagen«. Hagen habe zu den langmütigen Menschen gehört, denen schließlich doch der Geduldsfaden reiße. So bei der Bekämpfung des Fleckfiebers im Ghetto. Hagen habe eine Quarantäne und die Desinfektion angeordnet, habe dabei aber nicht bedacht, dass die Menschen in Quarantäne nichts zu essen hatten und verhungerten und dass die Menschen, deren Wohnungen und Kleider desinfiziert wurden, währenddessen nackt auf den Straßen lagen und erfroren. Die Ghettobewohner – so Hirszfeld – hätten die Maßnahmen gegen die Seuche mehr gefürchtet als die Seuche selbst.

Als die 20-jährige Tochter von Hirszfeld krank wurde, bat Hirszfeld Hagen darum, dass die Tochter ihren »alten« Arzt im »arischen« Viertel aufsuchen dürfe. »Hagen kannte meine auf Deutsch abgedruckten Arbeiten«, so Hirszfeld. »Aber glauben Sie, er gestattete die ärztliche Behandlung auf der anderen Seite? Dieser Mensch, der vielleicht nicht einmal völlig schlecht war, versagte es ihr.« Es gebe genügend Ärzte im Ghetto. »Ich bin nicht nachtragend«, meinte Hirszfeld, »ich wünsche Dr. Hagen nicht, dass er mit ansehen muss, wie sein eigenes Kind vor seinen Augen stirbt.«[47]

Wilhelm Hagen ließ sich zur Wehrmacht und an die sowjetische Front im Osten versetzen, um der entsetzlichen Situation in Warschau zu entfliehen. Kudicke blieb. Bis 1944. Da war er 68 Jahre alt.

Das Hamburger Institut für Schiffs- und Tropenkrankheiten

Kudicke hatte wie erwähnt Kontakte zum Hamburger Institut für Schiffs- und Tropenkrankheiten. Im Jahr 1900 wurde das Institut gegründet. Es war weltweit eines der ersten tropenmedizinischen Spezialinstitute. »Bernhard Nocht (1857–1945), Begründer und langjähriger Direktor, widmete sich mit

---

46 Hirszfeld 2018, S. 350.
47 Ebenda, S. 270.

seinen Mitarbeitern von Beginn an sowohl der Forschung und Lehre als auch der Heilung der Tropenkrankheiten.«[48] Ludwik Hirszfeld kannte ihn persönlich.

Seit 1911 war Peter Mühlens (1874–1943), ein Hamburger Arzt, der 1898 approbiert wurde, Mitarbeiter des Tropeninstituts. Er war Marine-Generalarzt a. D. und Professor.[49] Im September 1933 übernahm Mühlens die Leitung des Instituts. 1937 trat Mühlens in die NSDAP ein. Er blieb Direktor des Tropeninstituts bis zu seinem Tod 1943.

Peter Mühlens war 1941 »in stiller, fast ununterbrochener Tag- und Nachtarbeit mit der ärztlichen Vorbereitung der Wiederinbesitznahme deutscher Kolonialgebiete in Afrika beschäftigt«.[50] Es dürfe und könne in unseren Kolonien nur einen Arzttyp geben, schrieb er, »den deutschen Kolonialarzt. Und den müssen wir jetzt formen.« Dabei komme es darauf an, dass er »bis auf die Knochen ein guter deutscher Nationalsozialist ist«.

Als im Winter 1941/1942 im KZ Neuengamme bei Hamburg eine Fleckfieberepidemie ausbrach, bewog das den Leiter des Hamburger Instituts, an den erkrankten Häftlingen Versuche vorzunehmen.[51] Beteiligt an den Experimenten war der Abteilungsleiter Ernst Georg Nauck (1897–1965).[52] Mühlens brauchte dazu die Genehmigung der SS, die er bekam. Er war sowohl interessiert an Behandlungsversuchen als auch an der Erprobung von Entlausungsmitteln. Erst 1990 wurde in Hamburg Mühlens' Lebenslauf bekannt, und eine Straße in Hamburg-Ochsenzoll, die seinen Namen trug, wurde umbenannt.[53]

---

[48] Wulf, St.: Geschichte ohne Unterleib (Rezension), in: FAZ vom 27.11.1999; Wikipedia (24.7.2022).

[49] Roth, K. H.: Großhungern und Gehorchen, in: Ebbinghaus, A./Kaupen-Haas, H./Roth, K. H. (Hrsg.), Heilen und Vernichten im Mustergau Hamburg, Konkret Literatur Verlag, Hamburg 1984, S. 109–146, hier: S. 124–130; Wikipedia (24.7.2022).

[50] Eckart, W.U.: Tropenmedizin und Kolonialrevisionismus, 1933–1945, in: Thom, A./Rapoport, S.M. (Hrsg.), Das Schicksal der Medizin im Faschismus, Jungjohann Verlagsgesellschaft, Neckarsulm/München 1989, S. 172–175.

[51] Hahn, J.: Grawitz, Genzken, Gebhardt. Drei Karrieren im Sanitätsdienst der SS, Klemm & Oelschläger, Münster 2008, S 327; Bracher J.: Konzentrationslager Neuengamme 1938–1945, Heft 16, Museum für Hamburgische Geschichte, Hamburg o.J., S. 9.

[52] Hulverscheidt, M.: Die Deutsche Gesellschaft für Tropenmedizin und ihr schwieriges Erbe: Zum Umgang mit Claus Schilling und Gerhard Rose, in: Krischel, M./Schmidt, M./Groß, D. (Hrsg,), Medizinische Fachgesellschaften im Nationalsozialismus, LIT Verlag, Berlin 2016, S. 71–84.

[53] Schellen, P.: Die Täter von nebenan, in: Die Tageszeitung (taz) vom 9.3.2016.

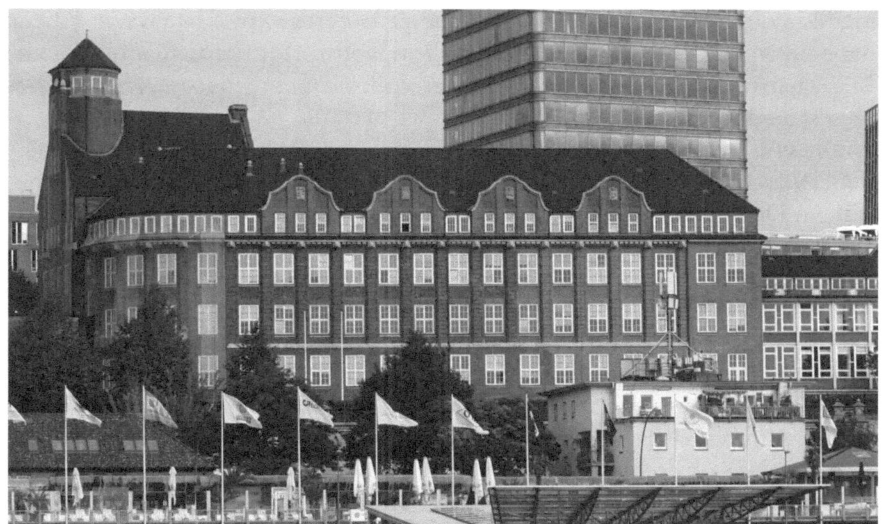

Hamburger Institut für Schiffs- und Tropenkrankheiten »Bernhard Nocht«. (Aufnahme von 2022)

Die Beschäftigung mit Fleckfieber gehörte zum Forschungsgegenstand des Tropeninstituts. Es gab in ihm inzwischen eine Fleckfieberforschungsstelle.[54] Eine Gruppe von Institutsmitarbeitern wurde deshalb mit dem Auftrag ins Generalgouvernement geschickt, dort in Warschau am Staatlichen Hygiene-Institut eine deutsche Fleckfieberforschungsstelle zu errichten. So ist es einem Artikel von Ernst Georg Nauck zu entnehmen. Darin dokumentierte er im Übrigen seinen Antisemitismus, indem er den Juden einen »kulturellen Tiefstand« und »Unsauberkeit« attestierte.[55]

Ernst Georg Nauck wurde in St. Petersburg geboren, und er wurde 1920 als Arzt approbiert. Er war wissenschaftlicher Rat am Tropeninstitut,[56] seit 1938 Abteilungsleiter. Er bekannte sich 1933 zu Hitler, trat 1934 in die SA ein, 1937 in die NSDAP. Seit 1933 war er Dozent in Hamburg, seit 1934 apl. Professor.[57]

Nauck war ein »linientreuer Nationalsozialist«, für den 1939 die »tropische Siedlungsraumforschung ein wesentliches Aufgabengebiet der Tropen-

---

54 Roth 1984, S.129.

55 Ebbinghaus u.a. 1984, S.74 (Dokument Nr. 31).

56 Verz. 1937, S. 588.

57 Klee 2003, S. 428; Wikipedia (24.7.2022).

medizin« bildete. Der von Deutschland geforderte »koloniale Raum« diene dabei in erster Linie der Erschließung von Rohstoffquellen, meinte er, »eine Massenansiedlung wertvoller deutscher Volkselemente in tropischen Gebieten« sei jedoch abzulehnen.[58]

Die von Ernst Georg Nauck in Warschau seit 1940 mit aufgebaute Fleckfieberforschungsstelle blieb auch nach seiner Rückkehr nach Hamburg bestehen. Denn Nauck übernahm nach dem Tod Mühlens' am 7. Juni 1943 die Leitung des Tropeninstituts. Für die 3. Osttagung der Beratenden Ärzte im Mai 1943 war von ihm ein Vortrag vorgesehen über die aktive Impfung gegen Fleckfieber.[59] Er hielt sein Referat am 24. Mai 1943 um 11.30 Uhr »Über das Ergebnis der Prüfung verschiedener Fleckfiebervaccinen gegen andere nord- und westafrikanische Fleckfieber«.

Als Ernst Georg Nauck in Warschau die Leitung des dortigen Hygiene-Instituts mit übernahm, »hielt er es nicht für nötig«, so beschrieb es Hirszfeld, ihn zu fragen, ob er ihm vielleicht helfen könne. Kommentar Hirszfeld in seiner Autobiografie: »So mag er sich dann auch nicht wundern, wenn die Welt ihn nach dem Krieg nicht als Gelehrten behandelt, sondern als Knecht.«[60]

1947 bekam Nauck einen Lehrstuhl, 1953 war er Dekan der medizinischen Fakultät, 1958 Rektor der Universität.

Gesucht: Professor für das Städtische Universitäts-Hygiene-Institut in Frankfurt am Main

Robert Kudicke und Rudolf Wohlrab flohen 1944 vor der Roten Armee nach Breslau. Sie hatten das Inventar des Warschauer Hygiene-Instituts mitgenommen. Dann kam die Rote Armee auch nach Breslau, und Rudolf Wohlrab geriet in sowjetische Gefangenschaft.

Ein sowjetischer Ermittlungsoffizier wandte sich an den polnischen Sanitätsingenieur des Instituts, der in Breslau mit dabei war und den Kudicke und Wohlrab wie einen »Hausmeister« behandelten. So beschrieb Ludwik Hirszfeld die Situation in seiner Autobiografie. Der sowjetische Offizier fragte den Ingenieur, wie sich Wohlrab in Warschau benommen hätte. Der Ingenieur trat so auf, »wie es die Angehörigen der polnischen Intelligenz meistens ta-

---

58 Eckart 1989, S. 173f.

59 BA-MA, RH 12-23, Nr. 247, Vorbesprechung für die 3. Osttagung; Tagungsverlauf 3. Arbeitstagung der Beratenden Ärzte 24.–26.5.1943.

60 Ebenda.

ten. Er nahm Wohlrab in Schutz und rettete ihn so vor der Exekution. Doch als Wohlrab ihm später mit einem Händedruck danken wollte«, gab der Ingenieur ihm nicht die Hand.[61]

Robert Kudicke kehrte Anfang 1945 nach Frankfurt am Main zurück. Er hatte keine Einkünfte. Er schrieb am 23. Juni 1945 an die Bezirksregierung Wiesbaden: Er habe seit 1920 eine »Kolonialrente«, ein Ruhegehalt aus seiner früheren Reichskolonialzeit, gehabt. Seit Oktober 1939 hätten diese Zahlungen geruht, da er Bezüge als Leiter des Staatlichen Instituts für Hygiene in Warschau hatte, seit Oktober 1941 auch als Sonderbeauftragter für die Fleckfieberbekämpfung im Generalgouvernement. Er habe sein Gehalt aus Regierungsmitteln des Generalgouvernements bezogen. Zum letzten Mal sei die Zahlung im Januar 1945 erfolgt. Eine formelle Entlassung aus dem Dienstverhältnis sei nicht mehr in seine Hände gekommen, da seit Februar 1945 eine Verbindung mit der vorgesetzten Dienststelle [in Krakau] nicht mehr hergestellt werden konnte. »Ich beantrage hiermit Wiederaufnahme der Ruhegehaltszahlungen.«[62]

Die Leitung des Städtischen Universitäts-Hygiene-Instituts in Frankfurt war vakant. Emil Küster (1877–1945) war als NSDAP-Mitglied suspendiert worden.[63] Wegen der ständigen Seuchengefahr in der Stadt war die Militärregierung an einer schnellen Neubesetzung interessiert. Karl Schlosser (1876–1952), der als Sozialdemokrat 1933 als Leiter des Gesundheitsamts und von seinem Posten als Zweiter Bürgermeister entlassen worden war, schlug nun Robert Kudicke vor. Karl Schlosser schrieb am 5. September 1945 an Oberbürgermeister Blaum, CDU, der von der Militärregierung eingesetzt wurde: An ihn, Schlosser, sei die Aufforderung der Militärregierung gelangt, »raschestens« einen Nachfolger für das Hygiene-Institut zu benennen. Er habe erklärt, er sei nun gezwungen, am nächsten Tag entweder Herrn Prof. Dr. Kudicke oder, »wenn dieser wegen seiner ehemaligen militärischen Stellung in Polen vom Militärgouverneur abgelehnt würde«, eine andere Person zu benennen. Er empfehle Kudicke kommissarisch. »Kudicke ist zwar 68 Jahre alt, aber körperlich rüstig und geistig unbedingt frisch [...]. Er ist wissenschaftlich von höchstem Rang, ganz besonders auf dem Gebiet der Fleckfieberbekämpfung.«[64]

---

[61] Hirszfeld 2018, S. 398.
[62] HHStA, Abt. 594, Nr. 11.136, Kudicke an Bezirksregierung vom 23.6.1945.
[63] UAF, Abt. 10, Nr. 112, Bl. 80, Mitgliedschaften.
[64] IGS, Sign. 17.571, Bl. 23, Schlosser an Blaum vom 5.9.1945.

Die Militärregierung war einverstanden. Der amerikanische Public Health Officer gab bekannt:[65]

> »1. Der Antrag von Schlosser bezüglich der Einstellung von Robert Kudicke als Direktor des Staatlichen Hygieneinstituts ist genehmigt.
> 2. Der politische Leumund des Herrn Robert Kudicke, wie er aus dem Fragebogen ersichtlich ist, schließt ihn nicht von einer Tätigkeit im Öffentlichen Dienst aus.«

Da Kudicke nicht der NSDAP angehört hatte, war er nicht vom Befreiungsgesetz betroffen.[66] Im Fragebogen der Militärregierung, ob er von Naziorganisationen Zuwendungen erhalten habe, nannte er nur »kleine Beträge vom RAD (=Reichsarbeitsdienst) zur Unterstützung entlassener Arbeitsmänner«. Er notierte ferner, dass die Tätigkeit im Generalgouvernement »zwecks Seuchenbekämpfung erfolgte, nicht zur Unterstützung der Partei.«[67]

Karl Schlosser wusste, was im Generalgouvernement vor sich gegangen war. Er hatte Kenntnis von den Tausenden Morden an polnischen Juden und nichtjüdischen Polen. Denn Wilhelm Hagen, sein früherer Mitarbeiter, der vor 1933 unter Karl Schlosser im Frankfurter Gesundheitsamt tätig war, hatte ihn in einem Urlaub aufgesucht. Hagen hatte zu Schlosser gesagt, dass er auf jeden Fall Warschau verlassen müsse und dass er über das Morden dort an Hitler einen Brief schreiben wolle (was er dann auch tat), und er holte sich Rat bei Karl Schlosser, seinem früheren Vorgesetzten.

Der Oberbürgermeister Kurt Blaum war ebenfalls mit der Personalie Kudicke einverstanden. Er hatte vorgeschlagen, im Falle von Kudickes Ablehnung durch die Militärbehörde und für eine endgültige Regelung Rudolf Bieling (1888–1967) in Aussicht zu nehmen.[68]

Kudicke wurde zunächst nur »städtisch« eingestellt. Mit Wirkung vom 15. September 1945 übertrug ihm die Stadtgemeinde die vorläufige Leitung des Hygiene-Instituts.[69] Ein Jahr später, am 30. September 1946, schied er als Leiter aus dem Dienst der Stadt wieder aus.[70]

---

[65] UAF, Abt. 10, Bl. 21, Public Health Section (gez. William B. Jones) vom 1.9.1945 (Original englisch).

[66] Ebenda, Abt. 4, Nr. 642, Kudicke an Rektor Uni. Frankfurt vom 5.12.1947.

[67] Ebenda.

[68] IfG, Blaum an Kuratorium Uni. vom 7.9.1945.

[69] ISG, Sign. 17.571, Bl. 35, Dienstvertrag vom 21.3.1946.

[70] Ebenda, Bescheinigung vom 21.12.1946

Das hygienische Institut war sowohl ein städtisches als auch ein staatliches universitäres. Es war demnach auch eine Hygieneprofessur zu besetzen. Richard Otto meinte, Kudicke »würde eine Berufung als Hygieniker annehmen, da er bereits früher in China Hygiene-Vorlesungen gehalten hat«.[71] Kudicke erhielt also für das Sommersemester einen Lehrauftrag.[72] Der Dekan Bernhard de Rudder beantragte beim Ministerium eine Honorarprofessur für Kudicke. Der Minister für Kultus und Unterricht in Wiesbaden gab dem Antrag statt und ernannte Kudicke mit Datum vom 11. Oktober 1946.[73] Kudicke hielt allerdings weder Vorlesungen noch bot er Kurse an.

Nachdem Kudicke aus dem Hygiene-Institut ausgeschieden war, leitete er ein privates Parasitologisches Institut im Ortsteil Fechenheim.[74] Dieses wollte er 1952 ans Hygiene-Institut angliedern. Bei einer Laudatio hieß es, er habe an der Universität im Rahmen des Hygiene-Instituts ein parasitologisches Laboratorium aufgebaut. Kudicke gab 1953 seine Ersatzkassen-Praxis auf.

1955 bekam er das Bundesverdienstkreuz. Die Anregung dazu kam von Ministerialrat Otto Buurman, dem Leiter der Abteilung »Gesundheitswesen« im Bundesministerium des Innern. Buurman war von 1954 bis zu seinem altersbedingten Ausscheiden 1956 der oberste Medizinalbeamte in der Bundesrepublik. Weil er 1939 der Stellvertreter des Quasi-Gesundheitsministers im Generalgouvernement wurde, kannten sich beide, Buurman und Kudicke. Buurman war damals der Ansicht, dass eine Person, die an einer Erbkrankheit leide, es ihren Nachkommen schuldig sei, dass sie ihr schweres Leid nicht auch noch in einem Kind verewige. An diese Verpflichtung zu erinnern – so Buurman damals –, schaffe dem Gesetz zur Verhütung erbkranken Nachwuchses bessere Freunde, als wenn diese in falsch verstandenem Mitleid versuchten, »auf den Kranken« einzugehen. Das Wohl des Gesamtvolks stehe stets vor dem Wohl des Einzelnen, sodass daher gute Erbmassen und eine geeignete Auslese dem Wohl des Staats dienlicher seien als Schädlinge oder Geisteskranke, zumal dann, wenn sie auf Kosten der Allgemeinheit hochgepäppelt würden.[75]

---

[71] IfG, Otto an Dekan der Med. Fak. Goethe-Uni. vom 12.7.1945.

[72] Ebenda, Dekan vom 21.5.1946.

[73] UAF, Abt. 14, Nr. 2920, Dekan an Ministerium vom 20.9.1946 und Min. f. Kultus vom 11.10.1946.

[74] Ebenda, Kudicke an Min. f. Kultus vom 11.12.1946.

[75] Klee, E.: Deutsche Medizin im Dritten Reich. Karrieren vor und nach 1945, S. Fischer Verlag, Frankfurt/M. 2001, S. 322f.

Buurman blieb in Krakau bis 1943. Dann ging er als Amtsarzt nach Hamburg-Harburg.[76] Von da nach Kriegsende nach Hannover bzw. Niedersachsen, wo er leitender Medizinalbeamter war unter zwei kommunistischen Ministern. Dann holte ihn das Bonner Bundesinnenministerium.[77]

1955 regte Buurman also an, Kudicke das Große Verdienstkreuz (Halsband) des Verdienstordens der Bundesrepublik Deutschland zu verleihen. Er schrieb in der Begründung: Kudicke habe sich für den »Erhalt einer schlagkräftigen Seuchenbekämpfung im Generalgouvernement« eingesetzt, die ihm »dank einer großzügigen und sachlichen vorgesetzten Dienststelle in Krakau [die bestand aus Walbaum und Buurman] erleichtert wurde.« Dass die Seuchenbekämpfung aber »ungeheuer erschwert war durch politische Maßnahmen in dem ihm anvertrauten Gebiet«, war nicht zu übersehen. Kudicke sei für diese Stellung wie kein Zweiter geeignet gewesen, verband er doch Fachwissen »mit einem untadeligen Charakter und einer altpreußischen formvollen Lebensauffassung«. Gerade die letzten Eigenschaften hätten Kudicke den »Widerhall gegeben, die Achtung, ja die Liebe seiner polnischen Mitarbeiter, die so ziemlich vollständig die Elite des staatlichen polnischen Gesundheitsdienstes, vom Minister angefangen, darstellten […].«[78]

Dass ihn die polnischen Mitarbeiter liebten, darf bezweifelt werden. Jedenfalls liebte ihn nicht der polnische Sanitätsingenieur des Instituts, den Kudicke wie einen »Hausmeister« behandelte. Auch dass der abgesetzte Leiter des Instituts, Ludwik Hirszfeld, Kudicke liebte, kann bezweifelt werden, denn jener fand sich im Ghetto wieder, während Kudicke den Vorsitz des von Hirszfeld gegründeten Instituts übernahm.

Die FAZ vom 11. Juli 1955 titelte: »Für vorbildliche Hilfe in schwerer Zeit.«[79] Sie schrieb, dass das Bundesverdienstkreuz jenen Persönlichkeiten überreicht werde, die sich in »schwerer Zeit« durch ihre Hilfe an ihren Mitmenschen ausgezeichnet hätten. Die Überschrift der Frankfurter Rundschau

---

[76] Warum Buurman 1943 den Posten des Vertreters des Quasi-Gesundheitsministers im Generalgouvernement eintauschte mit dem eher niederen Posten eines Amtsarztes in Harburg (einem Stadtteil Hamburgs südlich der Elbe), kann nur spekuliert werden. Möglicherweise war er nicht bereit, unter dem SS-Arzt Teitge zu arbeiten, der als engagierter Nazi ab 1933 eine schnelle Karriere gemacht hatte.

[77] Ders. 2003, S. 89; Richter 2022, S. 549; Paul, E.: Ein Sprechzimmer der Roten Kapelle, Militärverlag der Deutschen Demokratischen Republik, Berlin (DDR) 1987, S. 201–213; Wikipedia (wegen Abel, 21.9.2022).

[78] HHStA, Abt 650 A, Nr. 22319, Hess. Min. an Regierungspräs. vom 24.1.1955.

[79] Ebenda, FAZ vom 11.7.1955.

lautete: »Den Nächsten über das Ich gestellt.«[80] »Der Frankfurter Prof. Dr. Robert Kudicke ist der letzte Bakteriologe, der als langjähriger Assistent von Robert Koch und Mitarbeiter von Paul Ehrlich die Zeit der Bakteriologie mitgestaltet hat und heute noch lebt [...]. Im Zweiten Weltkrieg hat Prof. Kudicke die Leitung des Hygienischen Instituts in Polen übernommen und vor allem die Seuchenbekämpfung durchgeführt, eine Arbeit, die ihm durch die politischen Maßnahmen außerordentlich erschwert wurde. Seine anständige Lebensauffassung brachte ihm die Achtung und Liebe seiner polnischen Mitarbeiter ein.«[81]

Am 31. Dezember 1955 gab Robert Kudicke seine Arztpraxis endgültig auf. Er starb am 8. Mai 1961 im Alter von 85 Jahren.[82]

***

Wegen seines Alters wurde Robert Kudicke nur kommissarisch mit der Leitung des Hygiene-Instituts betraut. Eigentlich wollten sowohl der Oberbürgermeister als auch der Rektor der Universität Rudolf Bieling als Leiter haben. Aber Bieling zögerte. Er schrieb an den Frankfurter Rektor, dass er froh sei, dass inzwischen Kudicke die kommissarische Leitung des hygienischen Instituts übernommen habe.[83] Rudolf Bieling war unentschlossen.

Er hatte sich, nach Approbation 1914, in den 1920er-Jahren in Frankfurt habilitiert und war seit 1927 a. o. Professor der Frankfurter Universität. Er war seit 1936 Chefarzt des bakteriologischen und serologischen Labors der Behringwerke und dementsprechend nach Umhabilitierung Professor der Universität Marburg. Bieling gehörte in der NS-Zeit nicht der NSDAP an. Er war lediglich 1933 Mitglied der SA-Reserve und der SA bis zu deren

80 UAF, Abt. 4, Nr. 642, FR vom 11.7.1955.

81 Die Person Kudicke ist möglicherweise geeignet, einen Beitrag zu leisten in der derzeit diskutierten Frage, inwieweit der Kolonialismus den Nazi-Terror begünstigt habe. Robert Kudicke war neben Ernst Rodenwaldt und Claus Schilling der einzige Arzt, der sowohl in den deutschen Kolonien tätig war als auch während der Nazizeit. Den Eroberungsfeldzug im Osten sah er offensichtlich als Fortsetzung des Kolonialismus. Er trat aber keiner NS-Organisation bei, und er befteiligte sich auch nicht an den umfangreichen Mordaktionen im Osten. Die Amerikaner hatten deshalb keine Bedenken, ihn in den öffentlichen Dienst einzustellen. Wahrscheinlich war er Monarchist, der den verlorenen Kolonien nachtrauerte. Seine Enkelin wurde durch Heirat (Wikipedia) sogar eine preußische Prinzessin.

82 Archiv LÄKH, Nachkriegs-Meldebogen von Kudicke.

83 IfG, Bieling an Rektor Hohmann vom 27.9.1945.

Auflösung. Ansonsten war er noch Mitglied im VDA (=Volksbund für das Volkstum im Ausland).[84]

Oberfeldarzt Bieling referierte auf der 53. Tagung (»Kriegstagung«) der Deutschen Gesellschaft für Innere Medizin in Wien, die vom 10. bis 14. Oktober 1943 stattfand. Er galt als großer Gelehrter auf dem Gebiet der Bakteriologie und der Immunitätslehre. »Sein stattlicher graumelierter Prophetenbart und seine gemessene Sprechweise passten zu einer gewissen Feierlichkeit des Auftretens.«[85] Bielings Vortrag war angesiedelt in dem Tagungssegment »Abwehrkräfte gegen Infektionen«. Das Programm stand ganz im Zeichen des Kriegs. Bieling begann seinen Vortrag mit den Worten: »Der Krieg brütet nicht neue Seuchen aus, sondern er gibt vorhandenen Seuchen Gelegenheit, sich auszubreiten.«[86] Bieling habe nicht den »Volkskörper« in den Vordergrund seiner Ausführungen gestellt, sondern ihm ging es um die »individuelle Immunisierung des Menschen gegen Erreger aller Art«. Indem er aber einer »Entkräftung der Wehrmacht durch Krankheit entgegen wirkte«, kümmerte er sich um »kriegsbedingte Erkrankungen« und um »kriegswichtige Forschung«.

Bieling war im Zweiten Weltkrieg zunächst Beratender Hygieniker der 1. Armee, die im besetzten Frankreich agierte, danach Armeehygieniker im Osten. Nach dem Überfall der Wehrmacht auf die Sowjetunion bereiste Bieling das Gebiet der Ukraine und besichtigte die dortigen Serum-Institute hinsichtlich ihrer Tauglichkeit, von den Behringwerken übernommen zu werden. Er besuchte neun Institute u. a. in Charkow (heute: Charkiw), Kiew oder Dnjepropetrows.[87]

Weil er über die Fleckfieberproblematik im KZ Buchenwald informiert war, wurde er im Limburger Verfahren 1960 zusammen mit anderen beschuldigt. In dem sogenannten Fußgänger-Verfahren gab Bieling vor der Staatsanwaltschaft am 14. November 1960 zu, dass er mit Erwin Ding-Schuler Kontakt gehabt habe. Dieser habe ihm Fieberkurven von Versuchen vorgelegt, »die zu einer Prüfung der Wirksamkeit von verschiedenen Fleckfieber-Impfstoffen an Lagerinsassen in Buchenwald von ihm durchgeführt worden wa-

---

[84] UAF, Abt. 10, Nr. 113, Bl. 26/27, Fragebogen an Dozentenschaft vom 29.11.1935.

[85] Hoff 1971, S. 356f.

[86] Forsbach, R./Hofer, H.-G.: Die Deutsche Gesellschaft für Innere Medizin in der NS-Zeit, Katalog, o. O. 2015, S. 126–128; dies.: Internisten in Diktatur und junger Demokratie, Medizinisch Wissenschaftliche Verlagsgesellschaft, Berlin 2018, S. 156.

[87] Werther 2004, S. 180.

ren«.[88] Bieling kooperierte mit Joachim Mrugowsky (1905–1948), dem Chef von Ding-Schuler, auch wegen anderer Präparate. Aus einem Schriftwechsel zwischen dem Werk Hoechst und dem Werk Leverkusen (beide IG Farben) vom Januar 1943 geht hervor, dass Mrugowsky durch Professor Bieling von den Behringwerken schon »kleinere Mengen erhalten hätte«.[89] Gemeint war das Präparat 3582 (»Acridin«), ein Medikament gegen Fleckfieber. Bieling war über Ding-Schulers Versuche mit Acridin im KZ-Buchenwald informiert; er war an diesbezüglichen Gesprächen und Kontakten beteiligt, was Schriftwechsel bezeugen, die den Nürnberger Anklägern vorlagen.[90]

Das Limburger Verfahren gegen Bieling u. a. wurde in Gänze 1961 eingestellt. Schon 1951, zehn Jahre zuvor, war Bieling als Professor für Hygiene nach Wien gegangen. Er bekam von der Bundesrepublik Deutschland das Große Bundesverdienstkreuz. 1962 wurde er Honorarprofessor in Bonn.[91]

---

88 Klee 1997, S. 319.
89 Lindner 2005, S. 328.
90 Ebenda, S. 338 u. 340.
91 Verz.1937, S. 352; Klee 2003, S. 48; Werther 2001, S. 171.

5. Die Behringwerke in Marburg und Lemberg, die IG Farben und Fleckfieberimpfstoffe

Wie Paul Ehrlich war auch der gleichaltrige Emil Behring ein Schüler Robert Kochs. Doch während Paul Ehrlich als Jude erst 1914 ein Jahr vor seinem Tod Professor wurde, nachdem die Frankfurter Universität mit Hilfe von Stiftungen reicher jüdischer Bürger gegründet worden war, bekam Emil Behring (der zudem geadelt wurde) bereits 1895 einen Lehrstuhl für Hygiene der Marburger Universität. 1901 wurde ihm der Nobelpreis zuerkannt. Robert Koch und Paul Ehrlich bekamen ihn erst später, 1905 bzw. 1908. Robert Koch war erbost und gekränkt.

Emil von Behring entwickelte ein Heilserum gegen Diphtherie und eins gegen den Wundstarrkrampf. In Berlin wurden Hunde, Schafe und Pferde immunisiert, die Behring als »Blutlieferanten« in improvisierten Ställen hielt.[1] Behrings Artikel über das Diphtherie-Heilserum 1890 begründete seinen Weltruhm. Bereits 1892 gab es einen ersten Vertrag zwischen der Fa. Hoechst am Main und Behring. Die Farbwerke richteten 1896 für Behring ein privates Serumforschungsinstitut ein. 1904 gründete Behring mit dem Geld aus dem Nobelpreis die Behringwerke in Marburg.

Emil von Behring war mit der Tochter des ehemaligen Verwaltungsdirektors der Charité verheiratet, Else Spinola, die jüdischer Abstammung war. Sie geriet deshalb ins Visier der Nazis. Zwei ihrer sechs Söhne erhielten Berufsverbote. Hitler erklärte die fünf noch lebenden Söhne zu »Ariern«. Ein Sohn war im Ersten Weltkrieg gefallen. Die Universität exmatrikulierte ihren jüngsten Sohn Otto, der allerdings nach Intervention von Hitler weiter studieren durfte. Der Sohn Kurt nahm sich 1935 das Leben. Else starb im August 1936 mit 59 Jahren an einem Herzinfarkt.[2]

---

1 Möhrle, K.: Von Behring zu Biontech, in: Hessisches Ärzteblatt Nr. 3: 2021, S. 166f.; Enke, U.: »Ich habe mir vorgenommen, die Infektionskrankheit zu heilen, und ich werde es durchsetzen«, in: Hessisches Ärzteblatt Nr. 5: 2017, S. 294f.; dies.: »Das Behring'sche Gold«, in: Deutsches Ärzteblatt 112: 2015, S. C 1667–1669.

2 Anonymus: Die Frau des Nobelpreisträgers, in: FAZ vom 12.2.2014.

Schon bald nach Kriegsbeginn kam es zu ersten Beziehungen zwischen den Marburger Behringwerken und dem KZ Buchenwald. Es ging Ende 1939 um die Testung von Ruhrimpfstoffen an Häftlingen.[3]

Am 6. Mai 1941 fand der erste Kontakt zwischen den Werken der IG Farben und dem KZ Buchenwald wegen eines Fleckfieberimpfstoffs statt. »50 Packungen des Marburger Fleckfieberimpfstoffs nach Otto und Wohlrab« wurden an Joachim Mrugowsky, Leiter des Hygienischen Instituts der Waffen-SS, Berlin, übersandt »mit der notwendigen Erklärung«. Mrugowsky antwortete am 24. Juni 1941: »Die erste Lieferung des Fleckfieberimpfstoffs [...] wurde an 14 gesunden Personen ausprobiert. Ein endgültiges Urteil kann noch nicht abgegeben werden.«[4] Joachim Mrugowsky wurde im Nürnberger Ärzteprozess zum Tode verurteilt und anschließend hingerichtet.

Am 29. Dezember 1941 fand bei Dr. Walter Bieber (geb. 1890) im Reichsinnenministerium ein Treffen statt. Bieber war von der Ausbildung her Kreisarzt, er stammte aus dem Behringinstitut in Marburg, wo er als Bakteriologe tätig war, bevor er 1935 Referent für Seuchenbekämpfung im Reichsministerium des Innern wurde. Er gehörte seit Mai 1933 der NSDAP an.[5]

An der Besprechung am 29. Dezember nahm Eugen Gildemeister, der RKI-Präsident, teil; ferner Otto Buurman als Vertreter des Generalgouvernements; ebenso Robert Kudicke als Beauftragter für Fleckfieberbekämpfung im Generalgouvernement; außerdem Albert Demnitz (1892–1959) als Betriebsführer und Produktionsleiter der Marburger Behringwerke – er war Tierarzt und Professor der Universität Marburg.[6] Zwei weitere Vertreter der Behringwerke und ein Vertreter der Heeressanitätsinspektion (Scholz) waren außerdem anwesend.

Die Anwesenden hielten sinngemäß fest: »Der Impfstoff gegen Fleckfieber, der zur Zeit von den Behringwerken hergestellt wird mit Hühnereiembryonen, soll auf seine Wirkung hin in einem Experiment getestet werde. Dazu wird Dr. Bieber Obersturmführer Dr. Mrugowsky kontaktieren.«[7]

Wegen des Behring-Impfstoffs geriet Demnitz in Konkurrenz mit Eugen Gildemeister und dessen Cox-Haagen-Gildemeister-Impfstoffs. Beide Impfstoffe ähnelten sich, weil die Rickettsien auf Hühnereiweiß angereichert

---

[3] Klee 1997, S. 282f.; Feuck 1987.

[4] Klee 1997, S. 283.

[5] Klee 2003, S. 48.

[6] Werther 2001, S. 162.

[7] Medical Case, Vol. I, S. 509.

wurden. Und der Behring-Impfstoff war zunächst nicht eingeplant bei den avisierten Buchenwald-Testungen, was Demnitz monierte.

***

Am 4. Dezember 1940 fand in der altehrwürdigen Aula der Philipps-Universität in Marburg eine Feier statt. Anlass war der 50. Jahrestag »des Bestehens der Serumstherapie«. Anwesend waren der Reichserziehungsminister Bernhard Rust (1883–1945) und der Reichsgesundheitsführer und Staatssekretär Leonardo Conti.[8]

»Eine Überraschung des Tages war die Bekanntgabe der Begründung eines neuen großen Forschungsinstitutes, das den Namen Behrings tragen wird und dessen Errichtung und Unterhaltung die I.G. Farbenindustrie übernimmt [...] Die I.G. Farbenindustrie, der die Behringwerke angegliedert sind, [hätte] den Entschluss zur Errichtung des Instituts als ein Jubiläumsgeschenk zum Ehrentage Behrings gefasst.« Die Urkunde des neuen Instituts, das den Namen »Institut für experimentelle Therapie Emil von Behring« tragen solle, wurde dem Rektor der Universität übergeben. Er wurde gebeten, »das neue Institut in die Obhut der Universität zu nehmen«.

Die Behringwerke gehörten seit 1929 zur IG Farben. Ein IG-Mitarbeiter reiste am 4. Januar 1942 nach Lemberg in Galizien ins zentralpolnische Generalgouvernement.[9] Da das Fleckfieber im Osten noch für eine längere Zeit ein Problem sei, plädierte der IG-Bevollmächtigte für eine Forschungsstelle in Lemberg als Ableger der Behringwerke.

»Lemberg wurde Mitte des 13. Jahrhunderts gegründet und war eine imposante, stolze Stadt. Mitte des 14. Jahrhunderts wurde es polnisch, 1661 wurde die Universität gegründet. Ab 1772 war die Stadt österreichisch. Im Stadtzentrum war der Einfluss Wiens unverkennbar, auch ein Opernhaus gab es. Am Vorabend des Zweiten Weltkriegs zählte die Stadt rund 300.000 Einwohner. Jeder Dritte war Jude [...] Die Mehrzahl der übrigen Bevölkerung waren Polen und Ukrainer.«[10]

Galizien war über Generationen von einer Hand in die nächste gewandert. Ein Bonmot besagte, dass die Leute, wenn sie abends schlafen gingen, nicht wussten, welche Uniformen die Polizisten tragen würden, die sie am

[8] Anonymus: Die Welt gedenkt des »Retters der Kinder«, in: Von Werk zu Werk 32: 1941, H. 1 (Januar).

[9] Klee 1997, S. 290.

[10] Segev, T.: Simon Wiesenthal. Die Biographie, Siedler Verlag, München 2010, S. 54.

nächsten Tag zu Gesicht bekämen, »polnische, russische, ukrainische oder österreich-ungarische«.[11] Der Habsburger Kaiser Franz Joseph hatte den Juden volle Bürgerrechte gewährt. Vor dem Ersten Weltkrieg lebten in Galizien ungefähr 870.000 Juden, die rund zehn Prozent der Gesamtbevölkerung ausmachten.[12] Nach dem Ersten Weltkrieg wurde Galizien wieder polnisch, und die Stadt Lemberg hieß nun Lwów. Seit dem Ende des Zweiten Weltkriegs gehört Lemberg zur Ukraine und heißt nun Lwiw.

Im August 1941 war Galizien von den Deutschen nach dem Überfall auf die Sowjetunion eingenommen worden. Denn Galizien war entsprechend des Hitler-Stalin-Pakts bis dahin von den Sowjets besetzt gewesen. Ein Jahr später, am 1. August 1942, kam Hans Frank, der Generalgouverneur, zu einer festlichen Veranstaltung nach Lemberg, um die Eingliederung Galiziens ins Generalgouvernement zu feiern. Mit dabei war der Distriktgouverneur von Galizien, Otto von Wächter (1901–1949), ein österreichischer Baron, der im Februar 1942 von Krakau nach Lemberg gewechselt war. Hans Frank sprach im Großen Saal der Universität:

»Ich muss sagen, Parteigenosse Wächter, das habt Ihr fein gemacht. In einem Jahr habt Ihr vergessen lassen, was das für ein Drecksnest war. Lemberg ist wieder eine richtige stolze deutsche Stadt, deutsch geführt, deutsch den Bauten, deutsch der gedanklichen Einstellung der Führung dieser Stadt nach. […] Ich spreche hier nicht von den Juden, die wir hier noch haben, mit diesen Juden werden wir auch noch fertig. Übrigens habe ich heute gar nichts mehr davon gesehen. Was ist denn das? Es soll doch in dieser Stadt einmal Tausende und Abertausende von diesen Plattfußindianern gegeben haben – es war keiner mehr zu sehen. Ihr werdet doch am Ende mit denen nicht böse umgegangen sein?«[13]

Bei diesen Worten verzeichnete das Protokoll der Veranstaltung »große Heiterkeit« im Saal. Das Publikum applaudierte stürmisch. Bereits im März 1942 hatte die Treibjagd auf die Juden begonnen. Schon im Dezember 1941 war ein Ghetto eingerichtet worden.

Ende 1941 wurde die jüdische Bevölkerung Lembergs aufgefordert, in die Armenviertel im Norden der Stadt umzusiedeln. Der Prozess zog sich bis zum Winter 1942 hin. »Unterdessen wurde das ganze Gebiet mit einem

---

[11] Ebenda, S. 44.

[12] Ebenda, S. 45.

[13] Sands, Ph.: Rückkehr nach Lemberg, Fischer Taschenbuch Verlag, Frankfurt am Main 2021, 4. Aufl., S. 320–326.

Holzzaun umgeben und zu einer Art großem Quarantänelager.«[14] Das »jüdische Viertel«, wie die Deutschen das Ghetto nannten, hatte abrissreife Hütten ohne Fensterglas, die Dächer waren mit Holzschindeln gedeckt, viele Häuser hatten keinen Anschluss an die Kanalisation und an die Stromversorgung. Die Menschen schliefen in Schichten auf mehrstöckigen Pritschen. Sie aßen Brot, das ein klebriger Teig war, und tranken Wasser, in dem zuvor Rüben gekocht worden waren. Im Winter gab es keine Heizungen. Schwindsucht und Typhus rafften viele Bewohner des Ghettos dahin. Ab März 1942 wurden Alte und Mittellose in die Wälder getrieben und erschossen, oder sie wurden nach Bełżec deportiert und dort vergast.

Am 6. August 1942 fand in Lemberg ein hochrangiges Treffen statt zur »Lösung der Judenfrage in Galizien«. Nur ein paar qualifizierte jüdische Handwerker sollten übrig bleiben in speziellen »Judenlagern«. So gab es eine Armeewerkstatt, das Zwangsarbeiterlager Janowska in der Janowskastraße mitten in der Stadt. Vier Tage später begann die »Große Aktion«, als Zehntausende von Juden aus Lemberg zusammen getrieben und ins nahe gelegene Vernichtungslager Bełżec deportiert wurden. Juden, deren Ausweis einen »Außenstempel« hatte, waren zur Arbeit vorgesehen, war der Stempel »innen«, erfolgte die Deportation. Als die Deutschen am 30. Juni 1941 Lemberg eingenommen hatten, lebten in Lemberg zwischen 160.000 und 170.000 Juden. In der zweiten Hälfte 1943 gab es kaum noch Juden in Lemberg. Es überlebten zwei Prozent.

Ende September 1942 wurden in dem von Otto von Wächter verwalteten Territorium 50.000 Juden in Massenhinrichtungen getötet. Im Frühjahr 1943 war ganz Galizien nahezu »judenfrei«.[15]

Im Juni 1943 sagte der Generalleutnant der Polizei: »Ich berichte, dass der Bezirk Galizien, mit Ausnahme der Juden, die unter SS- und Polizeiaufsicht in Lagern leben, judenfrei ist […] Bis zum Juni 1943 sind 434.329 Juden evakuiert worden […] [Wir] haben in den letzten 14 Tagen im gesamten Gebiet von Galizien eine Aktion gestartet mit dem Ziel […] zur Ausrottung des jüdischen Gangstertums […] Während der Aktion wurden Sondermaßnahmen zur Auflösung des Lemberger Ghettos notwendig, […] (so) dass es uns möglich war, 20.000 Juden statt der registrierten 12.000 Juden zu fan-

[14] Segev 2010, S. 64–67.

[15] Sands, Ph.: Die Rattenlinie. Ein Nazi auf der Flucht, Fischer Taschenbuch Verlag, Frankfurt am Main 2022, S. 138–149.

gen. Wir mussten 3.000 Judenleichen aus Verstecken aller Art herausziehen von Personen, die sich vergiftet hatten.«[16]

Ludwik Fleck (1896–1961), als Mikrobiologe 1920 Assistent von Rudolf Weigl, dem Fleckfieberimpfstoff-Hersteller und Läusepräparator, wurde ins Ghetto verbannt. Denn er war jüdischer Herkunft. Dort versuchte er, aus Urin Fleckfieberimpfstoff zu gewinnen. Der Impfstoff war nicht besonders wirksam, aber er war besser als gar keiner.

Ludwik Fleck befasste sich vor allem mit Wissenschaftstheorie. Er wollte erklären, wie neue Ideen in der Wissenschaft zustande kämen, »nämlich nicht im stillen Kämmerlein genialer Denker, sondern in Kooperation und Konflikt unter Menschen«, in »Denkkollektiven«. Bis heute wird Ludwik Fleck deshalb von Wissenschaftstheoretikern rezipiert.[17] Seine 1935 publizierte Monografie »Entstehung und Entwicklung einer wissenschaftlichen Tatsache« war Anregung für den Amerikaner Thomas Samuel Kuhn (1922–1996). Dieser Physiker jüdischer Herkunft, gebürtig aus Cincinnati, schrieb eine Geschichte der Wissenschaft. Sein Buch »Die Struktur wissenschaftlicher Revolutionen« wurde berühmt und ein Bestseller. Er legte dar, wie neue wissenschaftliche Theorien entstehen. Oft nur dadurch, dass die Befürworter herkömmlicher Theorien stürben. 60 Jahre nach dem Erscheinen hat das Buch offensichtlich nichts von seiner Aktualität eingebüßt. Jedenfalls erinnerte die FAZ in einem Artikel an die 100. Wiederkehr von Kuhns Geburtstag am 18. Juli 1922.

20 Jahre später: Bereits im Juli 1942 nahm das Behring-Werk in Lemberg die Produktion von Fleckfieberimpfstoffen auf.[18]

Am 10./11. Dezember 1942 war Hans Frank wieder in Lemberg. Denn in Lemberg wurde das Behringinstitut etwas verspätet feierlich eröffnet. Zu den Gästen gehörten fast alle, die irgendetwas mit Fleckfieber zu tun hatten. Eine illustre Gesellschaft. Als Referenten vorgesehen waren u. a. Hermann Eyer (OKH Krakau), Eugen Gildemeister (RKI) und Richard Otto

[16] Kempner, R.M.W.: SS im Kreuzverhör, Franz Greno, Nördlingen 1987, S. 115. Robert Kempner, Jurist, stellvertretender US-Hauptankläger in Nürnberg, war der älteste Sohn von Lydia Rabinowitsch-Kempner (siehe Kapitel 14).

[17] Wikipedia (23.3.2022); Albrecht, J.: Die Passion des Ludwik Fleck, in: Frankfurter Allgemeine Sonntagszeitung (FAS) vom 5.6.2011; Später, J.: Kontrastierende Soziologien in Kooperation (Rezension), in: FAZ vom 8.7.2022.

[18] Thießen 2017, S. 185.

(PEI), der aber letztlich entschuldigt fehlte. Robert Kudicke (Hygiene-Institut Warschau) sollte die Veranstaltung leiten.[19]

Geschäftsführer und Technischer Leiter des Lemberger Werks »Emil von Behring« wurde der Bakteriologe Richard Haas (1910–1988), der auch als Redner für die Eröffnungsfeier vorgesehen war. Haas war 1933 in die SA eingetreten und 1937 in die NSDAP. Er wurde 1936 als Arzt approbiert und hatte zunächst ein Forschungsstipendium der Universität Halle/Saale. Ab Sommer 1942 war Haas Dozent für Hygiene der Universität Marburg. Er kooperierte im Herbst 1942 mit der Fleckfieberstation des KZ Buchenwald und schickte Weigl-Impfstoff zur Testung, behauptete aber in dem gegen ihn u.a. angestrebten Prozess, er habe gar nicht gewusst, dass in Buchenwald ein KZ war.[20] Rudolf Weigl wurde von der Wehrmacht gezwungen, mit den Deutschen zusammenzuarbeiten.

Haas wurde 1945 von den Alliierten interniert. 1950 war er bereits wieder Leiter der humanmedizinischen Forschung der Behringwerke, als solcher war er beteiligt an der problematischen Einführung eines Behring-Impfstoffs gegen die Kinderlähmung.[21] Von 1955 bis 1975 war Haas Ordinarius für Mikrobiologie und Hygiene in Freiburg.[22] Das Verfahren gegen ihn u.a. wurde eingestellt.[23]

Viel wird allerdings das Lemberger Werk nicht produziert haben. Denn schon zwei Jahre nach der Eröffnung war Schluss. Mitte 1944 besetzte die Rote Armee die Stadt.

Nach 1945 war Albert Demnitz weiter Direktor der Behringwerke. Er wurde mit der Benennung eines Wegs geehrt, dem »Albert-Demnitz-Weg« in Marburg-Marbach. 1950 wurde er Honorarprofessor der Universität Gießen.[24]

Bei der von den Alliierten erzwungenen Auflösung der IG Farben wurden die Behringwerke 1951 Teil der Hoechst AG. 1997 wurden die Marburger Behringwerke »zerschlagen«. »Ein Großteil der Marburger Impfstoffpro-

---

19 Klee 1997, S. 326; Werther 2001, S. 166 u. 536; Werther 2004, S. 202; Schneider/Stein 1986, S. 43.

20 Klee 1997, S. 325.

21 Thießen 2017, S. 268–271; ARD alpha, Versuchskaninchen Heimkind: Der Kampf um Gerechtigkeit, Fernsehsendung vom 8.1.2023; Kreller, L./Kuschel, F.: Vom »Volkskörper« zum Individuum, Wallstein Verlag, Göttingen 2022, S. 120f.

22 Klee 2003, S. 213; Verz. 1937, S. 279; Wensierski, P.: »Hat laut geschrien«, in: Der Spiegel Nr. 48: 2016, S. 80f.

23 Klee 1997, S. 342.

24 Klee 2003, S. 104f.; Anonymus: Tödliche Experimente, in: dvz/die tat vom 20.2.1987.

duktion wurde von dem Schweizer Unternehmen Novartis übernommen«. Seit März 2015 findet die Herstellung von Impfstoffen im Unternehmen GlaxoSmithKline statt.[25] Inzwischen ist der Pharmastandort Marburg ein Biotech-Center. Das Mainzer Biontech-Unternehmen, das einen mRNA-Impfstoff gegen Covid-19 herstellt, hat einen Standort mit etwa 500 Beschäftigten in Marburg. Er soll für 750 Mitarbeiter ausgebaut werden.[26]

---

[25] Thießen 2017, S. 278.

[26] Schleidt, D.: Biontech verdient zehn Milliarden, in: FAZ vom 31.3.2022.

6. Fleckfieberimpfstoffe: Experimente in den Konzentrationslagern Buchenwald und Struthof/Natzweiler

Der Kaiser spendierte Robert Koch 1891 ein Königlich Preußisches Institut für Infektionskrankheiten. Robert Koch war der erste Direktor.[1] Später wurde das Institut umbenannt in Robert-Koch-Institut (RKI). Es wurde schließlich 1935 in das Reichsgesundheitsamt eingegliedert, dann 1942 wieder herausgenommen als Reichsinstitut, dann nach dem Zweiten Weltkrieg wieder in das 1953 neu gegründete Bundesgesundheitsamt eingebunden. Nach einem Skandal mit HIV-verseuchten Blutkonserven wurde das Bundesgesundheitsamt 1993 in verschiedene Bundeseinrichtungen aufgeteilt, und das Robert-Koch-Institut wurde wieder ein selbstständiges Institut.

Ab 1935 war Eugen Gildemeister Direktor und seit 1942 Präsident des RKI.[2] Er nahm am 29. Dezember 1941 an einer Besprechung im Reichsinnenministerium teil, auf der Fleckfieberexperimente im KZ Buchenwald geplant wurden.[3] Der Weigl-Impfstoff aus Läusedärmen lag so spärlich vor, dass nur Ärzte, Krankenschwestern und anderes exponiertes medizinisches Personal geimpft werden konnten. Deshalb war eines der wichtigsten medizinischen Probleme im Krieg, die Effektivität von neuen Impfstoffen gegen das Fleckfieber zu untersuchen. Die Erreger wurden auf Hühnereibasis angereichert, so entfielen das mühsame Infizieren der Läuse und das Präparieren der Läusedärme unterm Mikroskop.

Es kamen am 29. Dezember 1941 im Reichsinnenministerium neben Gildemeister zusammen: Siegfried Handloser, Heeressanitätsinspekteur seit Januar 1941; Leonardo Conti, Reichsgesundheitsführer und Staatssekretär des Innern seit 1939; Hans Reiter (1881–1969), Präsident des Reichsgesundheitsamts; ferner Verantwortliche der Behringwerke und offizielle Vertreter des Generalgouvernements im besetzten Polen. Anwesend war auch Joachim

---

[1] Essen, K.: Der Mann der Stunde? In: FR vom 9.7.2020.

[2] Klee 2003, S. 184.

[3] Hinz-Wessels, A.: Das Robert-Koch-Institut im Nationalsozialismus, in: RKI (Hrsg.), Erinnerungszeichen, Museum im RKI, Selbstverlag, Berlin 2022, S. 18–27.

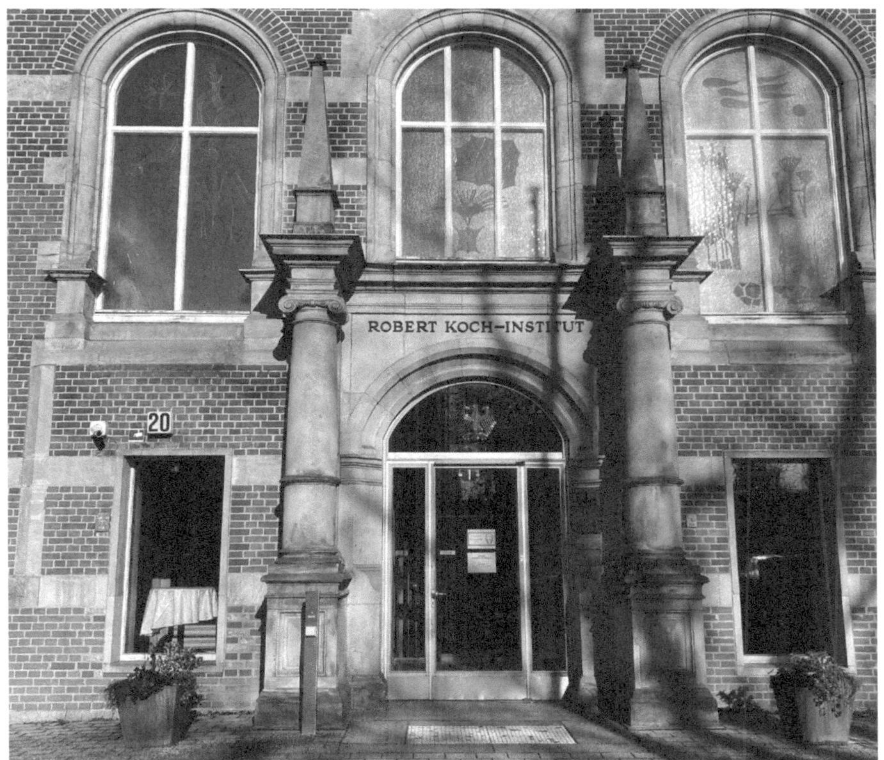

Robert-Koch-Institut in Berlin. (Aufnahme von 2023)

Mrugowsky.[4] Annette Hinz-Wessels schreibt, dass kein Protokoll von dieser Sitzung existiere. Sinngemäß sei aber vereinbart worden: »Es wird festgestellt, dass die Notwendigkeit existiert, die Wirksamkeit und Verträglichkeit von Fleckfieberimpfstoffen aus Hühnereidottersäcken zu prüfen. Da Tierversuche keine ausreichende Wertung zulassen, müssen Versuche am Menschen durchgeführt werden.«[5] So der Text aus dem Diensttagebuch von Erwin Ding-Schuler.[6]

---

[4] Medical Case, Vol. I, S. 241–245.
[5] Hinz-Wessels 2021, S. 108.
[6] Medical Case, Vol. I, S. 557.

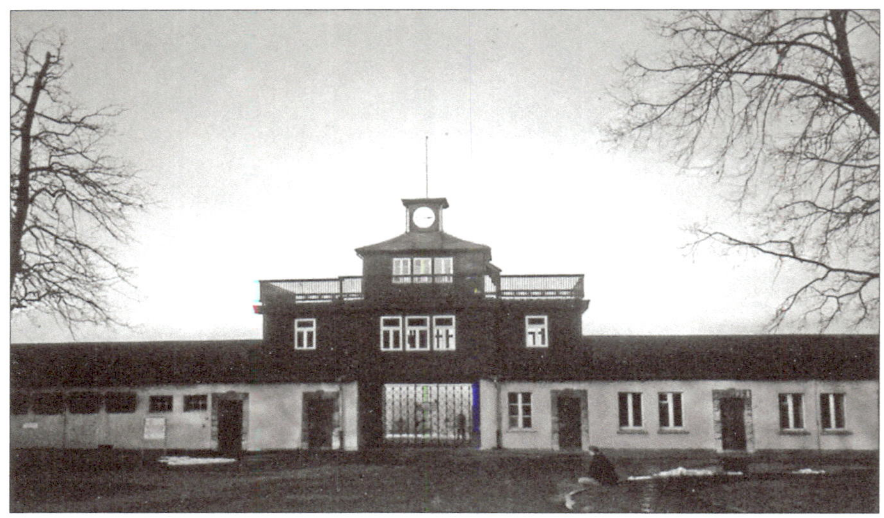

KZ Buchenwald. Hier fanden im Block 46 Experimente mit Impfstoffen statt. (Aufnahme von 1999)

Am selben Tag war noch eine weitere Besprechung, und zwar die bereits genannte im Dienstzimmer von Walter Bieber. Die Behringwerke wollten auch eine Berücksichtigung ihres Impfstoffs aus Hühnereiembryonen.

Jedenfalls wurde als Ergebnis und als Folge dieser Konferenz mit Conti und Handloser eine Versuchsstation im KZ Buchenwald eingerichtet. So kann man es häufig lesen. Allerdings ist es wenig wahrscheinlich, dass am 29. Dezember die Versuchsstation geplant und dann bereits am 3. Januar 1942 in Betrieb genommen wurde.[7] An diesem Datum fand nämlich der erste Vorversuch statt. Denn innerhalb einer knappen Woche, während der auch noch die Silvesterfeierlichkeiten zum Jahreswechsel stattfanden, ließ sich sicherlich keine Versuchsstation aufbauen. Wahrscheinlicher ist demnach, dass die Versuchsstation bereits im Spätherbst errichtet wurde – worauf Eugen Kogon (1903–1987) hinwies.

Die Initiative zu diesen bekannten und oft beschriebenen Humanexperimenten mit Fleckfiebervakzinen an KZ-Häftlingen vor allem in Buchenwald ging von den staatlichen Ärzten aus, insbesondere von Handloser, dem Sanitätsinspekteur des Heeres, und von Staatssekretär Conti. Um Versuche an

[7] Bartel, W./Trostorff, K. (Hrsg.): Buchenwald. Mahnung und Verpflichtung. Dokumente und Berichte, VEB Deutscher Verlag der Wissenschaften, Berlin (DDR) 1983, S. 359.

KZ-Häftlingen vornehmen zu können, war in jedem Fall die Zustimmung von Heinrich Himmler, dem Reichsführer-SS, nötig.

Heinrich Himmler, Sohn eines Lehrers, war ein Anhänger paramedizinischer Heilmaßnahmen. Er hatte zwar ein (allerdings sehr kurzes) Studium an der TU München absolviert. Als Kriegsteilnehmer wurden ihm einige Semester erlassen. Aber das Studium verhinderte nicht, dass er viel von »Astrologie, Hypnose, Spiritismus und Telepathie«[8] hielt. Im KZ Dachau legte er einen Heilkräutergarten an. Er ließ an Häftlingen testen, ob homöopathische Mittel gegen Tuberkelbazillen halfen.[9] Sie halfen natürlich nicht.

Als die »Schulmediziner« ihre Impfstoffe an Personen testen wollten und mussten, stellte Himmler Versuchspersonen zur Verfügung. Er erhoffte sich so einen Zugang zu den Universitäten. Für die »Schulmediziner« wurde diese Kooperation zu einem Pakt mit dem Teufel. Himmler, der ansonsten kritisch gegenüber der staatlichen Verwaltung war – er wollte staatliches Verwaltungshandeln durch politisch-ideologische Menschenführung ersetzen[10] –, gab nun den ärztlichen Staatsbeamten, was sie haben wollten: Versuchspersonen.

Leonardo Conti, der Staatssekretär, hatte an sich ein eher distanziertes Verhältnis zu Himmler. Um so mehr erstaunt, dass er als oberster ärztlicher Staatsbeamter die Kooperation mit dem Hygiene-Institut der Waffen-SS suchte. Conti, der im Nürnberger Ärzteprozess angeklagt werden sollte, nahm sich vorher in amerikanischer Haft am 6. Oktober 1945 das Leben. In einem Abschiedsbrief soll er dargelegt haben, dass der Grund für den Freitod u.a. die Fleckfieberversuche im KZ seien, er habe unter Eid falsch ausgesagt.[11] Auch Eugen Gildemeister, der Präsident des RKI, starb vor Beginn des Prozesses und entging somit der Anklage.[12]

Über die letzten Tage von Conti vor der Kapitulation 1945 berichtete ein ärztlicher Kollege. Dieser fand Conti wegen der Bombardierungen Berlins in einem Ausweichquartier in der Tiergartenstraße in einem Haus mit der Bezeichnung »Reichsgesundheitsführung«: »Conti saß irgendwie fragil auf dem Sofa inmitten eines arg lädierten Zimmers mit Gartenblick auf knospendes Grün. Die Sonne malte kleine Kringel auf den Fußboden, und Wolken feinsten Staubs tanzten in den schräg spielenden Strahlen. Der immer sehr zurückhaltende und sich wahrscheinlich zur Aktivität nur zwingende

[8] Longerich, P.: Heinrich Himmler. Biographie, Random House, München 2010, S. 84.
[9] Wolters 2011, S. 163–177.
[10] Longerich 2010, S. 700f.
[11] Hilberg 1999, S. 1147.
[12] Klee 1997, S. 89.

Mann wirkte recht bedrückt. Im wahrsten Sinne des Worts hielt er Stellung und wartete.« Conti sagte, er werde in Berlin bleiben, »wenn der Führer es wünscht. Er wünschte es nicht; Conti fuhr wenige Tage später ab.«[13] Er wurde nach Kriegsende in Schleswig-Holstein von den Briten gefangen genommen und an die Amerikaner nach Nürnberg ausgeliefert.

Experimente mit Fleckfieberimpfstoffen an KZ-Häftlingen in Buchenwald

Die Fleckfieberimpfversuche im KZ Buchenwald sind gut dokumentiert.[14] Eugen Kogon war dort Häftling von 1939 bis 1945. Er war ein Katholik mit jüdischen Ahnen. Er war erster Privatsekretär von Erwin Ding-Schuler und führte die gesamte Korrespondenz in der Fleckfiebersache.

Ding-Schuler trat schon 1932 in die NSDAP ein, 1937 in die SS, 1938/1939 wurde er Lagerarzt im KZ Buchenwald. Ab Herbst 1941 war er im Hygiene-Institut der Waffen-SS in Berlin beschäftigt. Kogon rettete Ding-Schulers Diensttagebuch über die Fleckfieberversuche (und weitere Experimente) und übergab es den Amerikanern. Es fand als Dokument der Anklage Verwendung im Nürnberger Ärzteprozess.[15] Eugen Kogon trat als Zeuge auf.

Demnach wurde im Spätherbst 1941 im KZ Buchenwald vom Hygiene-Institut der Waffen-SS in Berlin eine Klinische Station als »Abteilung für Fleckfieber- und Virusforschung« eröffnet. Sie kam 1942 in den mit doppeltem Stacheldraht umzäunten Isolierblock 46. Mit der Ausführung wurde SS-Sturmbannführer Dr. Erwin Ding-Schuler beauftragt.[16]

Bereits am 14. Januar 1942 schickten die Behringwerke »gratis« für 50 Personen 2 x 25 Kubikzentimeter Fleckfieberimpfstoff nach Buchenwald. Im Begleitbrief hieß es, dass dieser Impfstoff »konzentriert« sei und »mindestens doppelt so stark wie der Fleckfieberimpfstoff, den das Hyg. Institut der Waffen-SS durch den Linksunterzeichneten [Demnitz] bereits erhalten

---

[13] Schenck, E. G.: Das Notlazarett unter der Reichskanzlei, ars una Verlagsgesellschaft, Neuried 1995, S. 37.

[14] Kogon, E.: Der SS-Staat, Wilhelm Heyne Verlag, München 1999 (Erstveröffentlichung 1945), S. 191–196; Mitscherlich, A./Mielke, F.: Medizin ohne Menschlichkeit, Fischer Taschenbuch Verlag, Frankfurt am Main 1978, 6. Aufl., S. 91–126; Werther 2001; Werther 2004; Klee 1997, S. 281–345; Hinz-Wessels 2021, S. 100–113.

[15] Medical Case, Vol. I, S. 508–631; Mitscherlich, A./Mielke, F.: Das Diktat der Menschenverachtung, Verlag Lambert Schneider, Heidelberg 1947, S. 61–69.

[16] Medical Case, Vol. I, S. 558f. Siehe vor allem Klee 1997, S. 322–341, der das Ding-Tagebuch, dessen Original in Washington liegt, vollständig abgedruckt hat.

hat«. Bekanntlich sollten neben dem konzentrierten Impfstoff, »der Ihnen heute zugeht, wie dem früher von uns hergestellten Impfstoff« noch Versuche mit anderen Impfstoffen durchgeführt werden.[17]

Bis Anfang des Jahrs 1945 fanden etliche Versuchsreihen mit einer wechselnden Anzahl von Personen von meist 40 bis 60 – auch 150 in einer Gruppe – statt. Getestet wurden verschiedene Fleckfieberimpfstoffe:

1) der Behring-Impfstoff, hergestellt mithilfe von Hühnereiembryonen;
2) der Impfstoff von Gildemeister und Haagen, der auf Cox und Otto/Wohlrab zurück ging und mit Hühnereidottersack produziert wurde;
3) der Weigl-Impfstoff aus Läusedärmen, der aus dem Fleckfieberinstitut des OKH in Krakau und später aus dem Behringinstitut in Lemberg kam;
4) der Durand-Giroud'sche Impfstoff aus Kaninchenlungen vom Institut Pasteur in Paris; nach diesem Verfahren sollte im KZ der sogenannte Impfstoff »Weimar« hergestellt werden.
5) Der Impfstoff aus Hundelungen nach dem Verfahren von Cantacuzino aus Bukarest wurde getestet und
6) ein dänischer Impfstoff aus Mäuseleber, der sogenannte »Kopenhagen-Impfstoff« oder »Ipsen-Impfstoff«, der die murine Form[18] des Fleckfiebers betraf.

Die beiden zuletzt genannten ausländischen Impfstoffe wurden von Gerhard Rose (1896–1992), Vizepräsident des Robert-Koch-Instituts und Leiter der tropenmedizinischen Abteilung, zur Verfügung gestellt.

Eugen Kogon sprach von etwa 1.000 Häftlingen, die im Block 46 waren. Hinzu kamen die Häftlinge aus Block 50, wo Kogon arbeitete und wo Impfstoff hergestellt wurde. Dazu wurden Experten aus anderen KZ nach Buchenwald gebracht – wie im Dezember 1943 Ludwik Fleck aus Lemberg bzw. aus dem KZ Auschwitz, wo er inzwischen inhaftiert war. Die Häftlinge, an denen die Impfstoffe ausprobiert wurden, mussten Deutsche sein. »Das war wahr-

---

[17] Schneider/Stein 1986, S. 24.

[18] Neben dem klassischen Fleckfieber gibt es etliche endemische Arten, so das murine Fleckfieber, das durch Rattenflöhe übertragen wird und u.a. in den Mittelmeerländern vorkam. Zu den Kontakten nach Kopenhagen siehe Tjörnelund, H.: The Copenhagen Vaccine – The collaboration of the State Serum Institut and the Robert Koch Institute 1941–44, in: Hulverscheidt/Laukötter 2009, S. 188–205. Der Däne Johannes Ipsen besuchte das Paul-Ehrlich-Institut im August 1942 wegen der »Fleckfieberimpfstoffherstellung«. UAF, Abt. 50, Nr. 2013, Bl. 37, Otto an Uni.-Kurator als Abwehrbeauftragten vom 7.8.1942.

scheinlich eine Marotte der SS, weil ja der Impfstoff wieder für Wehrmacht und SS verwandt wurde«, sagte ein Häftling, der Kommunist Karl Reidel.[19]

Möglicherweise war die Anzahl der Versuchspersonen viermal so groß wie die von Kogon angegebene. Denn Dr. Stefan Winkle (1911–2006), der seit 1939 im RKI und seit 1941 in dessen Seuchenabteilung beschäftigt war, nannte nach dem Krieg eine so hohe Zahl. Er bezeugte am 27. Juni 1945 in einem Schreiben an den Polizeichef von Steinbach-Hallenberg in Thüringen, »dass Sturmbannführer Dr. Ding an etwa 4.000 Insassen von Konzentrationslagern die Wirksamkeit verschiedener Fleckfieberimpfstoffe ausprobiert hätte. Der große Teil dieser Personen wurde vorher schutzgeimpft und nachträglich fleckfieberinfiziert, während man einige Hundert ohne Immunisierung nur infizierte. Die Sterblichkeit bei den Nichtschutzgeimpften soll fast 100%ig gewesen sein. Auch bei den Schutzgeimpften sollen zahlreiche Todesfälle vorgekommen sein [...].«[20]

Robert Waitz (1900–1978), ein Kommunist jüdischer Abstammung, Professor an der Medizinischen Fakultät Straßburg seit 1933, gab nach dem Krieg an, dass der Block 46 in Buchenwald »mit den letzten Neuerungen und großem Luxus ausgestattet war. Es gab ein Diagnosezentrum, das Labor, die Räume zur Präparierung von Impfstoff für die deutsche Armee«. Da es praktisch unmöglich war, die Fleckfieberkeime »in einer Nährlösung in der Glasröhre zu züchten« – so der Zeuge –, »wie das für die meisten Mikroben geschieht, gewann man die Fleckfieber-Kulturen an lebenden Individuen. Jedes Individuum war eine lebende Kultur von Fleckfiebermikroben«.[21] Die Personen

---

[19] Bromberger, B./Mausbach, H.: Die Tätigkeit von Ärzten in der SS und in Konzentrationslagern, in: Bromberger, B./Mausbach, H./Thomann, K.-D., Medizin, Faschismus und Widerstand, Pahl-Rugenstein Verlag, Köln 1985, S. 186–262, hier: S. 258. Hans Mausbach, der moralisch integre und unbeugsame Arzt, starb am 11.9.2022. Er sagte 1970 im Fernsehen, manche Operationen würden aus ökonomischen Gründen durchgeführt, ohne dass der Patient davon etwas ahne. Hans Mausbach wurde für diese Aussage von Ärzteverbänden und Krankenhäusern abgestraft. Heute pfeifen das die Spatzen von den Dächern.

[20] Bartel /Trostorff 1983, S. 363f. Siehe auch zu Winkle, Datum und Ort der Zeugenaussage, Moser, G.: Peststämme aus dem Pariser Pasteur-Institut, in: Hulverscheidt/Laukötter 2009, S. 206–231, hier: S. 210 u. 213. Winkle soll im Herbst 1946 von der sowjetischen Besatzungsmacht die Aufgabe bekommen haben, eine Psittakose-Forschungsstelle für die sowjetische Zone aufzubauen. Offenbar waren die Viren dieser Papageienkrankheit als biologische Waffen gedacht. Weindling, P. J.: Virologist and National Socialist. The Extraordinary Career of Eugen Haagen, in: Ebenda, S. 232–249, hier: S. 243.

[21] Französisches Büro des Informationsdienstes über Kriegsverbrecher (Hrsg.): Konzentrationslager. Dokument F 321 für den Internationalen Militärgerichtshof Nürnberg (Erstveröffentlichung 1945), Zweitausendeins, Frankfurt am Main 1988, S. 140.

seien mutwillig infiziert worden, und infiziertes Blut wurde von ihnen abgenommen, um nun wiederum die geimpften Versuchspersonen und die nichtgeimpften Kontrollpersonen zu infizieren.

Alfred Balachowski, promovierter Naturwissenschaftler und Leiter des Labors am Institut Pasteur, war in Paris nicht bereit gewesen, mit den deutschen Besatzern zusammenzuarbeiten. Er wurde in Frankreich verhaftet, ins Außenlager »Dora« verbracht, 1944 ins KZ Buchenwald überstellt, wo er in Block 50 bei der Impfstoffherstellung mithelfen musste. Er sagte, dass vor allem deutsche Kriminelle als Versuchspersonen ausgewählt wurden. Man habe für einen Versuch 100 Personen genommen. »80 bekamen eine Präventivimpfung. 15 Tage nach der letzten Impfung spritzte man den selben Häftlingen intravenös fünf Kubikzentimeter virulentes Blut eines Typhuskranken [Fleckfieberkranken?] auf dem Höhepunkt seiner Infektion. Gleichzeitig erhielten die 20 übrigen Häftlinge, die nicht geimpft worden waren und ebenfalls als Versuchsobjekte dienten, dieselbe Menge. Nach vier oder fünf Tagen starben diese Versuchsobjekte oder begannen zu sterben; denn niemand kann ein solches Quantum überleben.«[22] Die Geimpften ihrerseits seien nicht alle gestorben, und die Deutschen hätten eine Tabelle über die Versuchsobjekte angefertigt. »Nach zwei bis drei Monaten gab es eine bestimmte Zahl an Überlebenden, wenn der Impfstoff wirksam gewesen war.« Im letzten Fall seien die Überlebenden mit Phenol »liquidiert« worden.

Es war für die Anklage im Nürnberger Tribunal sehr hilfreich, dass Dr. Ding ein Diensttagebuch geführt hatte über die Versuche und vor allem, dass es gerettet wurde. Denn oftmals war es in den Nachkriegsprozessen nicht möglich zu verifizieren, was wirklich geschah. Meist gab es keine Zeugen, und wenn es Zeugen gab, handelte es sich bei ihnen um medizinische Laien, die nicht genau angeben konnten, was mit den Versuchspersonen gemacht wurde.

Es waren unter den Häftlingen immer auch Ärzte, jüdische oder ausländische, aber die SS achtete (zum Beispiel in den Anfangsjahren im KZ Buchenwald) darauf, dass diese Häftlingsärzte weder im Krankenrevier noch in den Versuchsstationen arbeiteten, um später als Zeugen berichten zu können. »Dass Häftlingsärzte im Revier arbeiteten, war in den Anfangsjahren des Lagers verboten. Offenbar fürchteten die SS-Ärzte, dass die Häftlingsärzte zu viel sehen und berichten könnten.«[23] Erst das Jahr 1942 habe in Buchenwald

[22] Ebenda, S. 141. Siehe auch Werther 2001, S. 164.

[23] Lettow, F.: Arzt in den Höllen, Wilhelm Heyne Verlag, München 2001, S. 113f.

einen gewissen Umbruch ergeben, der es ermöglichte, »eine größere Anzahl von Fachleuten in den Häftlingssanitätsdienst einzureihen«.[24] Dasselbe galt für das KZ Neuengamme bei Hamburg. Erst ab 1942 durften Häftlinge mit medizinischer Vorbildung im Revier tätig sein.[25]

Ella Lingens (1909–2002), eine österreichische Widerständlerin und Häftlingsärztin in Auschwitz-Birkenau, sagte zu einem SS-Mann: »Wenn dieser Krieg zu Ende ist, wird man uns doch alle umbringen. Man lässt doch keine Zeugen überleben.«[26]

Fritz Leo (1904–1988), der sich nach dem Krieg Lettow nannte, war ein Kommunist jüdischer Herkunft. Im August 1938 wurde er verhaftet und kam nach Buchenwald. Er war Arzt, arbeitete aber zunächst während der ersten anderthalb Jahre im KZ in der Ziegelei. Er wusste nur über Gerüchte und vom Hörensagen, welche Experimente in Buchenwald angestellt wurden. Er schrieb später in seiner Autobiografie, dass dem Krankenrevier verschiedene Versuchsstationen angegliedert waren, »die sich in mehreren Blocks befanden, isoliert und durch einen Drahtzaun abgetrennt«. Dort wurden – so sein Bericht – »an lebenden Menschen zum Beispiel irgendwelche Versuche zur Gewinnung von Typhusserum gemacht. Die Ausgesonderten wurden mit Typhus infiziert, viele starben daran.«[27]

Es ist auffällig, dass Fritz Leo/Lettow von »Typhus« sprach. Wenn deutsche Ärzte von Typhus reden, meinen sie in aller Regel den Unterleibstyphus und nicht den Flecktyphus. Es hat so den Anschein, als ob er wirklich nicht wusste, was in dem Versuchsblock 46 geschah. Lettow wurde im März 1942 nach Struthof/Natzweiler verlegt.[28] Da im Januar 1942 die Fleckfieberversuche in Block 46 begannen, hätte er zwei Monate Zeit gehabt herauszufinden, um welche Infektionen es sich bei den Experimenten handelte. Aber er bekam offenbar keine Informationen.

Im Deutschen meint der Begriff »Typhus« den Unterleibs- oder Bauchtyphus (Abdominaltyphus). Im Englischen oder Französischen wird mit »Typhus« das Fleckfieber bezeichnet. Den Bauchtyphus nennen die Briten

---

[24] Münz, J.: Die Medizin in den Konzentrationslagern, in: Thom/Rapoport 1989, S. 66–71.

[25] Bracher, J. (Hrsg.): Konzentrationslager Neuengamme 1938–1945, Museum für Hamburgische Geschichte, Heft 16, Hamburg o.J.

[26] Naumann, B.: Auschwitz. Bericht über die Strafsache gegen Mulka u.a. vor dem Schwurgericht Frankfurt, Fischer Bücherei, Frankfurt am Main 1968, S. 104f. u. 136; Steger/Wald 2008, S. 154.

[27] Lettow 2001, S. 138.

[28] Ebenda, S. 152.

»typhoid« und die Franzosen »fièvre typhoide«. Wann immer also in den englischsprachigen Protokollen des Nürnberger Ärzteprozesses von »typhus« die Rede ist, ist das Fleckfieber gemeint. Bei der Übersetzung ins Deutsche waren demnach Fehler vorprogrammiert. Die Übersetzer übersetzten »typhus« mit »Typhus«, es handelte sich aber um Fleckfieber.

Das griechische Wort »typhos« bedeutet »Rauch, Nebel«. Denn beide Krankheiten – sowohl das Fleckfieber als auch der Bauchtyphus – gehen mit Verwirrtheitszuständen einher – das Fleckfieber aber stärker als der Bauchtyphus.[29] Die sprachliche Verwirrung wird noch dadurch vergrößert, dass im Deutschen das Fleckfieber auch »Flecktyphus« genannt wird. Noch in den 1860er-Jahren konnten beide Krankheiten nicht voneinander unterschieden werden. Als Rudolf Virchow (1821–1902) im Jahr 1849 seine berühmte »Mitteilung über die in Oberschlesien herrschende Typhus-Epidemie« veröffentlichte, handelte es sich wahrscheinlich um Fleckfieber. Auch noch 1903 erschien die Trennung beider Infektionen oftmals unmöglich.[30] Die gelang erst, als 1916 der Erreger des Fleckfiebers gefunden wurde.

Es wurde viel gestorben in Block 46, der Versuchsstation im KZ Buchenwald. So gab es die Möglichkeit, andere Häftlinge, die wegen Straftaten zum Tode verurteilt waren und hingerichtet werden sollten, zu retten, indem sie mit Sterbenden des Blocks 46 ausgetauscht wurden.

Stephan Hessel (1917–2013) war ein gebürtiger Berliner, der schon 1924 mit seiner Mutter Helen Hessel (1886–1982) nach Paris ging und schließlich französischer Staatsbürger wurde. Als Angehöriger der französischen Résistance war er Flugnavigator für die Spionagedienste de Gaulles zur Befreiung Frankreichs. Stepháne Hessel (wie er sich inzwischen nannte) wurde zum Tode verurteilt. Er kam nach Buchenwald zur Hinrichtung. Seine Identität und die eines Sterbenden wurden vertauscht, sodass der Tote den Namen Hessel hatte, und der richtige Hessel überlebte.[31] Arthur Dietzsch (1901–1974), der Häftlingsoberpfleger in der Fleckfieberstation im Block 46, Alfred Bala-

---

[29] Dennig 1964, Erster Band, S. 77.

[30] Schloßberger 1945, S. 9.

[31] Kogon 1999, S. 268–273; Hessel, St.: Tanz mit dem Jahrhundert. Erinnerungen, Arche Literatur Verlag, Zürich/Hamburg 2011, 3. Aufl., S. 102–109; ders.: Wie ich Buchenwald und andere Lager überlebte, in: FAZ vom 21.1.2011; ders.: Engagiert Euch! Ullstein Buchverlag, Berlin 2017 (das Buch wurde von Michael Kogon ins Deutsche übersetzt, dem Sohn von Eugen Kogon, der Stéphane Hessel im KZ zu einer neuen Identität verhalf); Peteuil, M.-F.: Helen Hessel. Die Frau, die Jules und Jim liebte. Eine Biographie, Schöffling & Co., Frankfurt am Main 2013, S. 325 u. 329–331. In dem französischen Film von François Truffaut »Jules und Jim« wird Helen Hessel von Jeanne Moreau gespielt.

chowski und Eugen Kogon halfen bei der Transaktion. Kogon weihte Ding-Schuler ein, Kogon meinte, diesen in seiner Hand gehabt zu haben. Denn Ding-Schuler erhoffte für sich für die Nachkriegszeit günstige Zeugenaussagen; er gab sein Einverständnis gegen das Versprechen, von angesehenen Häftlingen unterzeichnete, für ihn sprechende Leumundszeugnisse zu besorgen, die er bei den Alliierten ins Spiel bringen könne. Es war bereits Oktober 1944, und die Nazizeit ging erkennbar zu Ende. Allerdings nahm sich Erwin Ding-Schuler am 11. August 1945 das Leben.

Eugen Kogon konnte auf diese Art und Weise nur drei Widerständler retten. Drei von einem Sondertransport mit 36 Männern einer französisch-britischen illegalen Spionageorganisation, die am 17. August 1944 nach Buchenwald deportiert wurden. Alle außer den Dreien wurden hingerichtet.[32]

Ding-Schuler (dessen Doppelname sich zusammensetzte aus dem Namen seines leiblichen und seines Adoptivvaters) hatte am 24. Mai 1943 auf der 3. Arbeitstagung der Beratenden Ärzte über die Fleckfieberversuche referiert. Titel seines Vortrags: »Über das Ergebnis der Prüfung verschiedener Fleckfiebervaccinen gegen das klassische Fleckfieber«. Dabei war allen Zuhörern klar, dass es sich um Humanexperimente an Unfreiwilligen handelte.

Nur einer will gegen die Menschenversuche opponiert haben:[33] Gerhard Rose, früheres Mitglied des berüchtigten Freikorps Roßbach.[34] Wegen seiner Beteiligung an den Fleckfieberversuchen wurde Rose dennoch von dem amerikanischen Militärgericht in Nürnberg zu lebenslanger Haft verurteilt. Allerdings wurde die Strafe später herabgesetzt, und Gerhard Rose wurde im Juni 1955 aus dem Gefängnis entlassen.[35]

Nach der Haftentlassung räumte er ein, dass er zusammen mit Gildemeister, dem Präsidenten des RKI, dem KZ Buchenwald am 17. März 1942 einen

---

[32] Semprún, J.: Was für ein schöner Sonntag! Suhrkamp Verlag, Frankfurt am Main 1991, S. 349–352. Dort wird eine Anzahl von 40 Widerständlern genannt.

[33] Medical Case, Vol. II, S. 264–271.

[34] Hinz-Wessels, A.: Das RKI unter der NS-Diktatur, in: Hulverscheidt/Lauenkötter 2009, S. 67–88, hier: S. 79. Gerhard Roßbach (1893–1967) war Oberleutnant im Ersten Weltkrieg. Anfang 1919 in die Reichswehr aufgenommen, dann wieder ausgeschlossen, als er mit seinem Freikorps im Baltikum und anderenorts kämpfte. Roßbach beteiligte sich am Kapp-Putsch, trat 1922 in die NSDAP ein und machte den Hitler-Putsch 1923 mit. Aus der U-Haft in Sachsen wurde er ohne Kaution entlassen und floh. (Siehe dazu Natonek, H.: Der Fall Roßbach, in: Die Weltbühne 19: 1923, II. Halbband, S. 416.) Rudolf Höß, Lagerkommandant von Auschwitz, gehörte ebenfalls dem Freikorps Roßbach an. Wikipedia (22.3.2022).

[35] Hulverscheidt 2009, S. 159–167; Dokumentation: Der Fall Gerhard Rose. Ein Nürnberger Urteil wird widerlegt, MUT-Verlag, Asendorf 1988, S. 35.

Besuch abgestattet hätte. Er sah dabei 150 Personen, von denen 140 erst geimpft und dann infiziert wurden und nur leicht erkrankt waren, während die restlichen 10 Personen mit Fleckfieber infiziert wurden, ohne dass sie vorher geimpft worden wären.[36]

Gerhard Rose sagte, dass er anschließend den Reichsgesundheitsführer Conti aufsuchte und ihn davon überzeugen wollte, »dass lebensgefährliche medizinische Versuche nicht zu dem Zweck vorgenommen werden dürften, damit der Staat die Möglichkeit erhalte, einen neuen Impfstoff zu erproben«. Conti habe darauf erwidert, »es liege ein außergewöhnlicher Notstand vor, und es müsse unbedingt festgestellt werden, welche Impfstoffe wirksam seien«.

Als Gerhard Rose im Januar 1992 mit 95 Jahren starb, schalteten seine Angehörigen eine Anzeige in der Tagespresse. Sie empfahlen, statt zugedachter Blumen Spenden an die »Stille Hilfe« zu leisten.[37] Das war eine Organisation zur Unterstützung alter Nazis, die in Haft saßen.[38]

Eugen Gildemeister, der Präsident des RKI, hatte die Fleckfieberstation in Buchenwald nicht nur einmal, sondern sogar zweimal besucht. Am 3. März 1942 wurden im Beisein von Gildemeister zuvor geimpfte Personen und zehn nicht-geimpfte Kontrollen mit Fleckfieber-Rickettsien infiziert.[39]

Am 25. Oktober 1946 klagte Telford Taylor, Brigadier General der USA, Generalstaatsanwalt für Kriegsverbrechen, Siegfried Handloser, Joachim Mrugowsky und Gerhard Rose an, »ungefähr von Dezember 1941 bis ungefähr Februar 1945« in den KZ Buchenwald und Natzweiler »Experimente im Interesse der deutschen Wehrmacht« durchgeführt zu haben. »In Buchenwald wurden zahlreiche gesunde Insassen absichtlich mit Fleckfieber infiziert, um das Virus am Leben zu erhalten, über 90% dieser Opfer starben als Folge davon. Andere gesunde Insassen wurden dazu verwendet, die Wirksamkeit verschiedener Fleckfieberimpfstoffe festzustellen. Im Verlaufe dieser Experimente wurden 75% der ausgewählten Anzahl von Insassen mit einem der Impfstoffe geimpft [...] und nach einer Zeitspanne von drei bis vier Wochen mit Fleckfieberkeimen infiziert. Die restlichen 25% wurden ohne vorherige Schutzmaßnahmen infiziert, um die Wirksamkeit der Impfstoffe

---

[36] Ebenda, S. 40–43.

[37] Todesanzeige Gerhard Rose, in: FAZ vom 16.1.1992.

[38] Klee, E.: Was sie taten – Was sie wurden, Fischer Taschenbauch Verlag, Frankfurt am Main 1986, S. 229–243.

[39] Klee 1997, S. 324.

[…] vergleichen zu können. »Die Folge davon war, dass Hunderte von Versuchspersonen starben […]«[40]

Impfexperimente wegen Fleckfieber im KZ Struthof/Natzweiler

Gerhard Rose kollaborierte wegen der Fleckfieberimpfversuche auch mit Eugen Haagen (1898–1972). Haagen war Beratender Arzt der Luftwaffe und arbeitete im Auftrag dieser – wie das Nürnberger Tribunal darlegte.[41] Er war im November 1941 vom RKI auf ein Ordinariat der Reichsuniversität Straßburg gewechselt,[42] was einen bemerkenswerten Karrieresprung bedeutete. Er gelang nur wenigen. Haagen stand einmal auf der Kandidatenliste für den Nobelpreis.

Für die Versuche wurden im November 1942 100 Häftlinge nach Natzweiler gebracht, von denen schon 18 während der Fahrt starben. Die Häftlinge befanden sich in einem derart schlechten Zustand, dass Haagen meinte, sie taugten nicht für Experimente. Er forderte gesündere Versuchspersonen an.[43] Er bat darum, dass man ihm 100 Häftlinge im Alter zwischen 20 und 40 Jahren schickte, »die gesund und körperlich so beschaffen sind, dass sie vergleichbares Material liefern«.[44] Aufzeichnungen wie die von Ding-Schuler in Buchenwald gibt es aus Struthof nicht. »Art und Umfang der Versuche bleiben damit im Dunkel.«

Es gibt aber Zeugenaussagen. Ein 20-jähriger Häftling des »Zigeunerlagers« in Auschwitz-Birkenau berichtete nach der Nazizeit, dass er am 14. März 1943 auf seiner Arbeitsstätte verhaftet wurde und dass er am 15. März nach Auschwitz ins »Zigeunerlager« kam:

»Eines Tages wurden 100 Mann ausgesucht. Uns wurde ein Brot ausgehändigt und sonst nichts, und dann begann der Transport. Wir wussten nicht, wohin. Wir kamen in Viehwaggons, der Boden war mit Stroh ausgelegt. Jeweils 50 Mann in einem Waggon, auf jeder Seite 25 an den Füßen zusammen

---

40 Staatsarchiv Nürnberg (StAN), KV-Prozesse, Fall 1, Nr. B-1, Telford Taylor, Anklageschrift der Vereinigten Staaten gegen Handloser, Mrugowsky, Rose u. a. vom 25.10.1946, S. 12.

41 Medical Case, Vol. II, S. 269.

42 Weindling 2009, S. 232–249; Eckart, W. U.: Medizin in der NS-Diktatur, Böhlau Verlag, Wien u. a. 2012, S. 297.

43 Medical Case, Vol. II, S. 270.

44 Mitscherlich/Mielke 1947, S. 69.

gebundene Häftlinge. Während der ganzen Fahrt konnten wir uns nicht ausstrecken. Es dauerte acht Tage, bis wir in Natzweiler ankamen. Hat sich während der Fahrt einer der Häftlinge bewegt, haben die Posten, die inmitten der Viehwaggons auf und ab gingen, mit dem Gewehrkolben zugeschlagen. Unsere Füße und Hände waren wie abgestorben. Als wir auf dem Bahnhof ankamen [...], wurden wir aus den Waggons heraus getrieben. Keiner von uns konnte laufen [...]. Die ersten hundert Meter konnten wir nur auf allen Vieren krabbeln. Im Lager angekommen [...] hat jeder von uns ein Hemd bekommen. Dieses ging bei verschiedenen Personen nur bis zum Bauchnabel. Sonst bekamen wir nichts zum Anziehen. Keine Schuhe – überhaupt nichts. Die 100 Häftlinge [...] wurden auf drei Zimmer verteilt. Wir durften den Block nicht verlassen [...]. Wir durften den medizinischen Bereich nicht verlassen. Am ersten Tag im Lager Natzweiler wurden wir von einem Arzt in Uniform gemustert [...]. Dieser hat gesagt: ›Das ist das Material, was ich brauche.‹ Spätestens da haben wir gewusst, dass wir für medizinische Zwecke vorgesehen waren [...]. Jetzt war unsere Stunde dran. Wir mussten einzeln in das Zimmer eintreten, und dann wurden in meinen linken Oberarm zwei tiefe Einschnitte vorgenommen [...]. Danach lag ich drei bis vier Wochen mit hohem Fieber [...]. Wie viele Häftlinge durch medizinische Versuche ermordet wurden, kann ich nicht sagen [...]. Nach drei bis vier Wochen ging das Fieber zurück [...].«[45]

Ein anderer Häftling aus der Gruppe der Sinti und Roma berichtete:

»Eines Tages teilte man uns mit, dass Ärzte kommen würden, um an uns eine Impfung vorzunehmen [...]. Dann sind Ärzte gekommen. Alle in weißen Kitteln, und wir mussten im Gänsemarsch an ihnen vorbei gehen. An meinem linken Oberarm wurde eine Impfung vorgenommen. Alle sind davon krank geworden, sie bekamen hohes Fieber. Einer wurde verrückt [...]. Er war nicht der einzige, der nach den Versuchen wahnsinnig wurde [...]. Als es den anderen besser ging, bekam ich hohes Fieber. Mehrere Tage hatte ich starke Schweißausbrüche – aber ich überlebte [...]. Die medizinischen Versuche dauerten vom Herbst 1943 bis Frühjahr 1944«.[46]

1944 wurden weitere 200 Personen von »Doktor H.« zur Verfügung gestellt. Von ihnen wurden 150 gegen Fleckfieber immunisiert, während »50 als Versuchsobjekte zurück gestellt wurden«. Dann wurden alle 200 mit Fleck-

---

[45] Ziegler, J.: Mitten unter uns. Natzweiler-Struthof: Spuren eines Konzentrationslagers, VSA: Verlag, Hamburg 1986, S. 92f.

[46] Ebenda, S. 96.

fieberkeimen infiziert. »Wenn die Opfer nach Beendigung der Experimente nicht gestorben waren, wurden sie umgebracht und verbrannt.«[47] Inzwischen konnten 300 Sinti und Roma, an denen Eugen Haagen Impfversuche vornahm, namentlich identifiziert werden.

Aber es gab kaum medizinisch ausgebildete Zeugen.

Der Arzt Fritz Lettow war im März 1942 von Buchenwald nach Natzweiler verlegt worden. Er erfuhr von manchen verschiedenen Experimenten, die in Struthof durchgeführt wurden. Von den Fleckfieberexperimenten hörte er nur am Rande Flüchtiges. Auch hier wurde offensichtlich vonseiten der SS darauf geachtet, dass die Ärzte unter den Häftlingen nichts von den Versuchen mitkriegten, was sie später als Zeugen hätten wiedergeben können.

Fritz Lettow schrieb in seiner späteren Autobiografie:[48]

»Eines Tages kam dann wieder ein Professor aus Straßburg, ließ alle nackt vorbei marschieren und fand sie geeignet. Er impfte die Hälfte, vierzig Mann, mit einem neuen Impfstoff, dessen Wirksamkeit er ausprobieren wollte. Die Vierzig bekamen für einige Tage leichte Temperaturen, das klang wieder ab. Etwas später wurde den Vierzig wieder Blut abgenommen, um die Höhe ihrer Abwehrkraft zu bestimmen. Dann erst kam der Hauptversuch. Sie wurden alle mit Flecktyphus infiziert, wobei gesehen werden sollte, ob die vierzig Vorbehandelten den [Fleck]typhus etwa nicht oder in milderer Form bekommen [...]. Wie dieses Experiment zu Ende ging, weiß ich nicht, denn hier endete meine Tätigkeit in Natzweiler.« Fritz Lettow schrieb, dass der Reichsarzt der SS-Lager ihn ins KZ nach Sachsenhausen überstellte.[49]

Ab Mai 1943 führte Eugen Haagen auch Fleckfieberversuche im nahe gelegenen NS-Zwangsarbeiterlager Schirmeck-Vorbruck durch.[50] Dieses Lager, das französisch Camp de Schirmeck heißt, liegt im Elsass in der Gemeinde La Broque. Es diente den deutschen Polizeibehörden vom 2. August 1940 bis 24. November 1944 als Arbeitserziehungslager. Es lag nur vier Kilometer vom KZ Natzweiler/Struthof entfernt und wird deshalb fälschlicherweise oft als Außenlager von dem KZ Struthof bezeichnet. Bei den Fleckfieberexperimenten an 20 bis 25 polnischen Häftlingen starben zwei Männer. Ihr Tod wurde im Nürnberger Ärzteprozess erwähnt. Haagen behauptete als Zeuge

47 Französisches Büro ... 1988, S. 141; Bender, N.: Kooperation mit KZ, in: FAZ vom 23.6.2022.

48 Lettow 2001, S. 194f.

49 Ebenda, S. 195.

50 Wikipedia (19.2.2022).

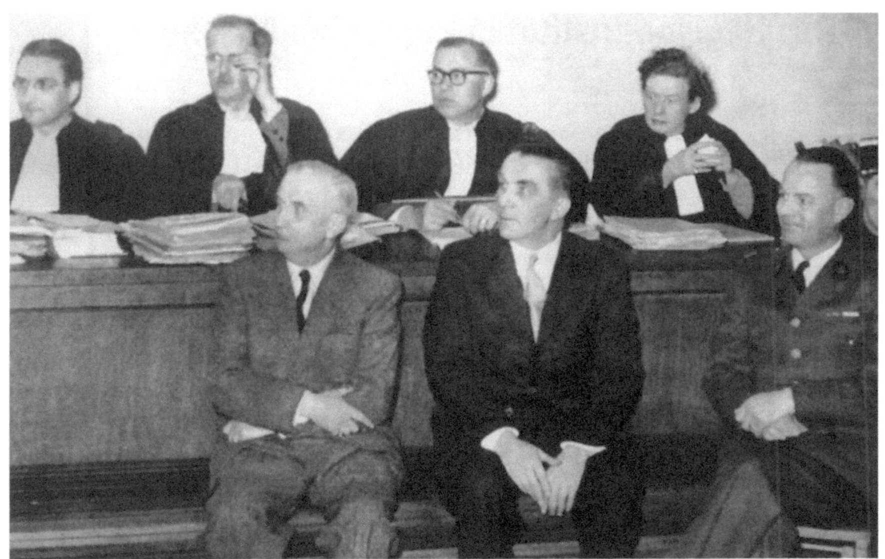

Auf der Anklagebank: Eugen Haagen (vorne links) muss sich vor dem Militärgericht in Metz für seine Menschenversuche verantworten.

im Nürnberger Verhör, die Häftlinge seien mit bereits erprobten Vakzinen geimpft worden.[51]

Eugen Haagen wurde nach dem Verhör in Nürnberg durch die Amerikaner den französischen Behörden übergeben. Er wurde im »Prozess der Todesärzte« am 16. Dezember 1952 vor dem Militärgericht Metz angeklagt und von dem französischen Tribunal zu lebenslanger Zwangsarbeit verurteilt.[52]

Die Arbeitsgemeinschaft der westdeutschen Ärztekammern (= Vorläuferin der späteren Bundesärztekammer) und die Bundesregierung erreichten seine Freilassung bereits im Herbst 1955. »Bei der Bundesforschungsanstalt für Viruskrankheiten der Tiere in Tübingen fand Haagen einen Arbeitsplatz, in der Deutschen Forschungsgemeinschaft (DFG) einen finanziellen Gönner.«[53]

---

[51] Medical Case, Vol. I, S. 614–618.

[52] Hervé, F. (Hrsg.): Natzweiler-Struthof. Ein deutsches KZ in Frankreich, PapyRossa Verlag, Köln 2015.

[53] Klee 2001, S. 191.

7. Das Hygiene-Institut in Rajsko bei Auschwitz

Die größte Einrichtung für Fleckfieberversuche war im KZ Buchenwald. Einige weitere Experimente mit Fleckfieberkeimen gab es in anderen Konzentrationslagern.

So probierte Dr. Hellmuth Vetter (1910–1949), Arzt und SS- Hauptsturmführer, im KZ Auschwitz Fleckfiebermedikamente aus. Er ließ sich Arzneimittel von der Fa. Bayer-Leverkusen schicken. Vetter hatte in Auschwitz I, dem Stammlager des KZ, »eine große Fleckfieberstation, wo er Gelegenheit zur gründlichen Prüfung neuer Medikamente« besaß.[1] Er war seit 1938 wissenschaftlicher Mitarbeiter des IG-Werks Bayer-Leverkusen. Ein US-Militärgericht verurteilte ihn 1947 wegen dieser und anderer Straftaten zum Tode, und er wurde 1949 in Landsberg hingerichtet.

Josef Mengele (1911–1979) experimentierte in Auschwitz II, in Auschwitz-Birkenau, mit Fleckfieber. Der polnische Arzt Stanislaw Czelny, der als Pfleger im Birkenauer »Zigeunerlager«, für das Mengele als Lagerarzt zuständig war, arbeitete, sagte später Folgendes:

Mengele habe bei ihm eine künstliche Fleckfieberinfektion verursacht, indem er ihm eine Spritze ins Gesäß gab. In der Spritze war eine rote Flüssigkeit, »die an Blut erinnerte«. Dann habe Mengele ihn auf den Block mit den »Typhuskranken« (Fleckfieberkranken?) gelegt. Der Häftling Stanislaw Czelny bekam hohes Fieber, Kopfschmerzen, baute körperlich ab und verlor häufig das Bewusstsein. Er sagte: »Dr. Mengele kam häufig auf den Block, prüfte meine Fieberkurve. Er gab mir kleine weiße Pillen [...] und eine Flüssigkeit zu trinken [...]. Ich war damals ca. zwei Monate fleckfieberkrank.« Das Fieber stieg auf 40 Grad. Mithäftlinge, die gleichfalls von Mengele infiziert worden waren, sprachen entweder auf die Medikamente an oder starben [...] oder erlebten wie Stanislaw Czelny einen milderen Verlauf. Offenbar machte Mengele Therapieversuche.«[2]

Die Polin Seweryna Szmaglewska (1916–1992) stammte aus Piotrków (deutsch: Petrikau), das am 26. Oktober 1939 unter die Herrschaft des deutsch

---

[1] Czech, D.: Kalendarium der Ereignisse im Konzentrationslager Auschwitz-Birkenau, Rowohlt Verlag, Reinbek bei Hamburg 1989, S. 394; Lindner 2005, S. 322–331; Klee 2003, S. 640.

[2] Völklein, U.: Josef Mengele – Der Arzt von Auschwitz, Steidl Verlag, Göttingen 1999, S. 172f.

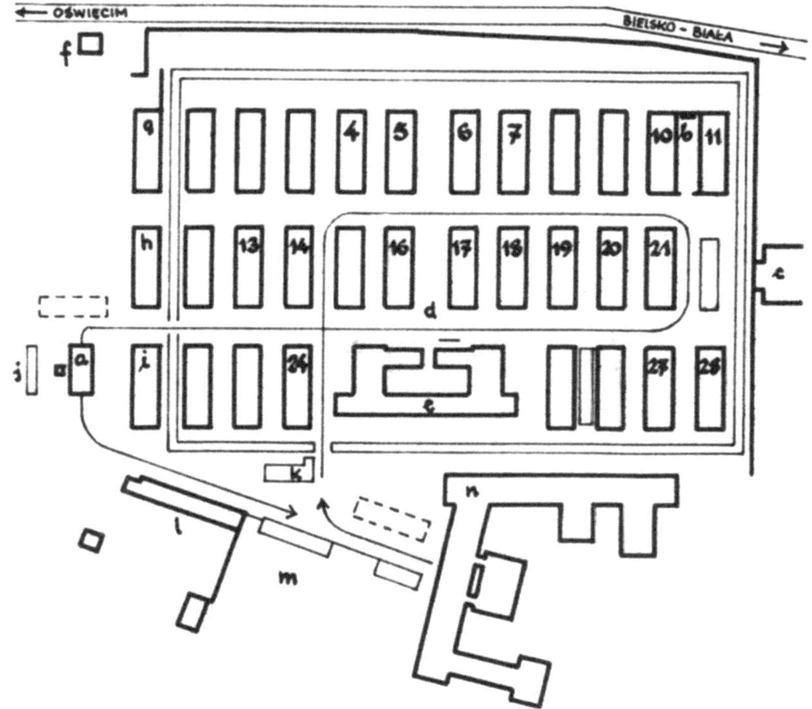

Plan des Konzentrationslagers Auschwitz-Stammlager (Auschwitz I).
Legende: Bl. 10 Hygieneinstitut, Sterilisierungsversuche u.a.; Bl. 11 Todesblock; Bl. 19, 20, 21 u. 28 Häftlingskrankenbau; (a) Gaskammer u. Krematorium I; (b) Todeswand; (c) Magazin für Zyklon B und das geraubte Vermögen der Häftlinge; (d) Appellplatz und Galgen; (e) Lagerküche; (f) Haus des Lagerkommandanten; (g) Kommandantur; (h) SS-Verwaltung; (i) SS-Revier; (j) Lagergestapo; (k) SS-Wache; (l) SS-Garage; (m) Wirtschaftsbaracken; (n) Häftlingsaufnahmegebäude.
Quelle: Informator Staatliches Auschwitz-Museum, Krakau o. J.

besetzten Generalgouvernements kam. Seweryna S. wurde Mitte Juli 1942 wegen des Verdachts einer konspirativen Handlung verhaftet, ins Gefängnis gesperrt und am 6. Oktober des Jahres nach Auschwitz-Birkenau deportiert. Sie überlebte. Bei der Evakuierung des Lagers am 18. Januar 1945 konnte sie fliehen. Am 3. Februar gelangte sie nach Piotrków, setzte sich sofort hin und schrieb das Erlebte auf. Am 18. Juli 1945 war ihr Bericht fertig und erschien am 4. Dezember 1945 als Buch. Es wurde in viele Sprachen übersetzt – ins

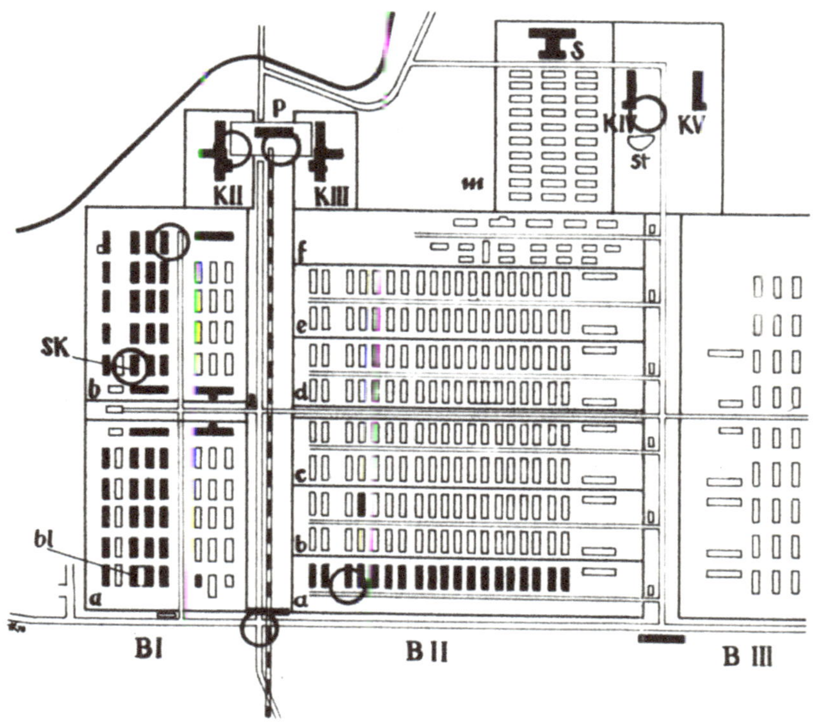

Plan des Konzentrationslagers Auschwitz-Birkenau (Auschwitz II).
Legende: BI a, b Frauenlager; b 1 Block 25 (»Todesblock«); BII a Quarantäne; BIIc Ungarisches Lager; BIId Männerlager; BIIe »Zigeunerlager«; BIIf Häftlingskrankenbau; KII Gaskammer und Krematorium II; K III Gaskammer und Krematorium III; K IV Gaskammer und Krematorium IV; K V Gaskammer und Krematorium V; S »Sauna«– Bad; St Teich, in den die Asche aus den Krematorien IV und V geschüttet wurde. Quelle: Informator Staatliches Auschwitz-Museum, Krakau o. J.

Deutsche erst 2022.[3] Zehn Prozent des Textes handeln vom Fleckfieber – Zeichen dafür, ein wie großes Problem diese Seuche in Auschwitz war. Sie kam wahrscheinlich mit einem Transport im Frühjahr 1942 ins Frauenlager. »Jede bekommt den Flecktyphus«. Und: »Dazu gesellt sich die Ruhr. Gleichzeitig breitet sich die Malaria aus.« Die Autorin schrieb, dass die einzige Methode,

[3] Szmaglewska, S.: Die Frauen von Birkenau, dtv Verlagsgesellschaft, München 2022, S. 443–456 (Nachwort von der Übersetzerin Marta Kijowska).

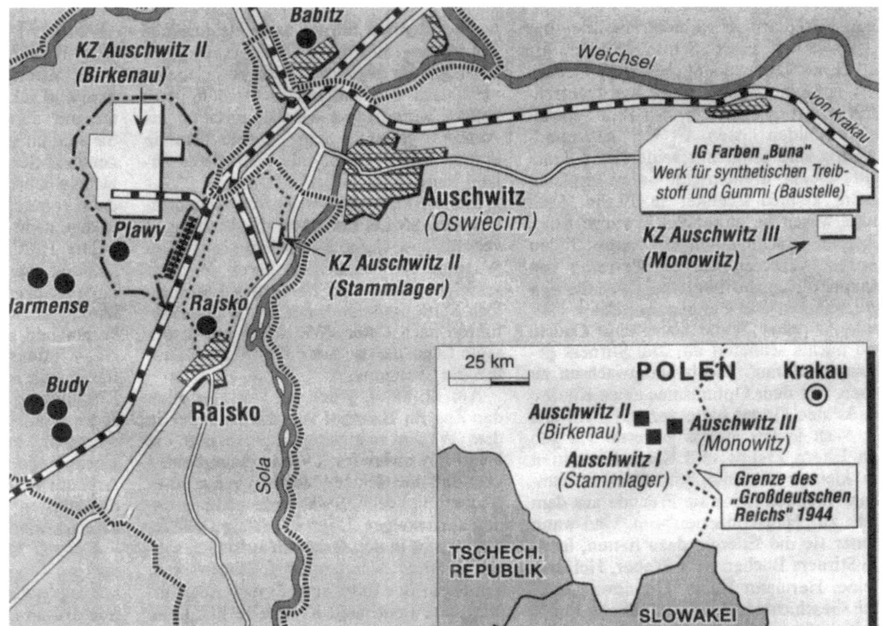

Plan über die Lage von Auschwitz und Rajsko. (Grafik aus: »Die Zeit«, 27.1.1995)

die von den Behörden des Lagers Auschwitz im Kampf gegen das Fleckfieber angewendet wurde, darin bestand, Menschen, bei denen verdächtige Symptome festgestellt wurden, zu töten. »Die Sterbenden kommen in den Block 25, den Todesblock. Werden sie mit dem Auto in die Gaskammer fahren?«[4]

Brutal war die Entlausung durch den SS-Arzt Hans Wilhelm König (1912–1991).[5] Die Frauen wurden aus den verlausten Baracken getrieben. Sie mussten sich nackt ausziehen. Die Kleidung kam in ein Entwesungsbad. Den Frauen wurden die Haare geschoren, sie mussten baden, danach standen sie stundenlang nackt herum ohne Kleidung. Als die kam – nicht immer die eigene, manchmal auch Kleidung aus einem anderen Block – und die Häftlinge die

[4] Ebenda, S. 51–83.

[5] Ebenda, S. 92 u. 180. König war 1939 Hilfsarzt am Gesundheitsamt Höxter. Nach Kriegsende tauchte er mit falschem Namen in Niedersachsen unter. In Holtorf ließ er sich nieder. Der Amtsarzt bezweifelte 1960, dass er ein Arzt sei, weil er seine Approbationsurkunde nicht vorlegte. Im April 1962 verschwand König. (Klee 1997, S. 412–415; Wikipedia, 18.11.2022).

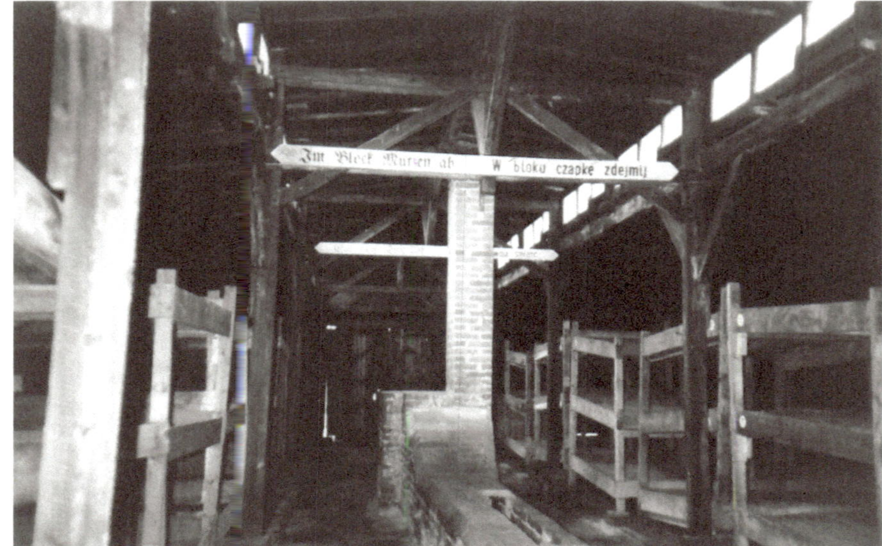

Wohnbaracke in Auschwitz-Birkenau (Auschwitz II). Auf dem hinteren Querbalken unter dem Dach steht »Eine Laus – dein Tod«. (Aufnahme von 1988)

oft noch nassen Sachen anzogen, krabbelte bereits die erste Laus aus einer Naht hervor, denn die Konzentration des Zyklon-B-Granulats zur Desinfizierung war zu gering.[6]

Als die Ehefrau des Lagerkommandanten und der Chefarzt an Fleckfieber erkrankten, kündigte der Kommandant an, »dass er persönlich eine Entlausung vornehmen werde, nach der eher kein einziger Mensch am Leben bleibe, als dass es auch nur eine Laus tue«.[7] Lagerarzt Werner Rhode[8] beaufsichtigte die Generalentlausung »strengstens«. Aber den »Schwachen, Erkälteten und Alten« gelang es, sich vor der Entlausung zu drücken. »Die Läuse […] krabbelten über die auf den Boden geworfene Kleidung.« Die Entlausun-

---

[6] Szmaglewska 2022, S. 84–106.

[7] Ebenda, S. 206–210.

[8] Werner Rhode hatte in Marburg studiert, war Lagerarzt in Buchenwald, Auschwitz und zuletzt Natzweiler. 1944 machte Rhode zusammen mit Bruno Weber (Leiter des Hygiene-Instituts Rajsko, s. u.) in Auschwitz Experimente mit Narkotika, Evipan und Morphium, bei denen es Tote gab. Rhode entfernte Hoden von Häftlingen, die zuvor von Horst Schumann (s. u.) mit Röntgenstrahlen bestrahlt worden waren. Rhode wurde am 11.10.1946 in Hameln hingerichtet (Klee 1997, S. 57, 430, 433 f. u. 443).

gen dienten, wie jemand scherzhaft sagte, um »eine leichterere Kreuzung der Gattungen zu erreichen«. Durch den »Umzug« der Läuse von der schmutzigen auf die saubere Kleidung wurde »eine gründliche Durchmischung der Gattungen erreicht«.

1943 brach das Fleckfieber erneut aus. »Wer bisher noch keinen Flecktyphus hatte, wird ihn jetzt nicht vermeiden können.« Auch die, die gegen Fleckfieber immun waren, erkrankten.[9] In einer Wohnbaracke in Auschwitz-Birkenau gab es auf einem Querbalken unter dem Dach den Spruch »Eine Laus-dein Tod«.

Rajsko

Im Stammlager (Auschwitz I) gab es den Block 10. Dieser Block bestand aus mehreren Forschungsabteilungen,[10] unter anderem gab es eine Spezialabteilung des Hygiene-Instituts. Dieses Institut war ansonsten außerhalb des Lagerkomplexes angesiedelt in Rajsko, etwa fünf Kilometer vom Konzentrationslager entfernt. Das Hygiene-Institut war im August 1942 nach einer ausgedehnten Fleckfieberepidemie eingerichtet worden. Es hatte die Aufgabe, sich mit den epidemiologischen und bakteriologischen Problemen des Fleckfiebers zu befassen.[11]

»Im Sommer 1942 suchten SS-Leute von der Bauleitung Auschwitz in Rajsko, nicht weit vom Lager Auschwitz I, ein Gebäude für das zukünftige Institut. Ein gemauertes, zweistöckiges Privathaus im Rohbau wurde gefunden Eigentümer war Tomasz Kaminski. Im Spätherbst 1942 hörte man unter Häftlingen im Hauptlager etwas von der Gründung eines wissenschaftlichen Instituts. Leiter des Instituts war Dr. Bruno Weber (1915–1956), der im Mai 1943 von der Zentrale des Hygiene-Instituts der Waffen-SS in Berlin nach Auschwitz versetzt wurde. Die offizielle Bezeichnung war: Hygienisch-Bakteriologische Untersuchungsstelle der Waffen-SS und Polizei, Auschwitz, Oberschlesien.«[12]

---

[9] Szmaglewska 2022, S. 287–289.

[10] Lang, H.-J.: Häftlingsärzte und Block 10 in Auschwitz, in: Krischel u.a 2016, S. 321–331.

[11] Lifton, R.J.: Ärzte im Dritten Reich, Klett-Cotta, Stuttgart 1988, S. 202, 307, 309, 322, 459 u. 461.

[12] Kieta, M.: Das Hygiene-Institut der Waffen-SS und Polizei in Auschwitz, in: Hamburger Institut für Sozialforschung (Hrsg.), Die Auschwitz-Hefte Band 1, Beltz Verlag,

Dr. Bruno Weber, SS-Obersturmführer und NSDAP-Mitglied, soll von den Vorkommnissen im Lager Auschwitz angewidert gewesen sein. Er habe aber den Dienst in Auschwitz dem Dienst an der Ostfront vorgezogen.[13] Bruno Weber, der immer einen Wolfshund bei sich hatte, wurde von den Häftlingen gefürchtet und gemieden, er sei kalt und unnahbar gewesen und trat als besonders »guter SS-Arzt in Erscheinung«. Weber wollte in der SS Karriere machen, sagte sein Stellvertreter. Bruno Weber habe nach außen die »Rolle des strengen SS-Arztes sehr intensiv gespielt«, weil er »ängstlich« war und »auf keinen Fall auffallen wollte [...] Die Hauptsache war sein Ehrgeiz«. De facto habe Weber aber sehr vielen Häftlingen helfen können, weil er eine »bessere Position« hatte als sein Stellvertreter – sagte dieser.

1946 gab Weber zu Protokoll, dass er sich »in keiner Weise schuldig« fühle, »im Gegenteil, ich war immer um das Wohl der Häftlinge besorgt«. Allerdings ist dokumentiert, dass Weber in Fleckfieberversuche verstrickt war; er unterstützte die Arzneimittelversuche von Hellmuth Vetter. »Sollten keine Flecktyphuskranken zur Verfügung stehen, lasse sich die Wirkung der Präparate auch an Durchfallkranken beobachten.« Unterstrichen wurde die Bedeutung der Versuche für Wehrmachtszwecke.[14]

Bruno Weber war im Juli 1946 von den Briten verhaftet und an Polen ausgeliefert worden. Im Verhör sagte Weber im Oktober 1946, »grundsätzlich und dienstlich nichts mit dem KZ Auschwitz zu tun gehabt zu haben.«[15] Offenbar glaubten ihm die Polen – jedenfalls zum Teil. Denn er starb 1956 in Homburg/Saar. Und nicht etwa am Galgen in Krakau.

Bruno Weber hatte eine Dienstwohnung im ersten Stock des Gebäudes in Rajsko. Sein Stellvertreter, Dr. Hans Münch (1911–2001), wohnte parterre.

Im März 1943 kam Mieczyslaw Kieta, ein polnischer Medizinstudent, zufällig zu dem Kommando »Laboratorium Rajsko«.[16] Denn er konnte Deutsch. Er war zuvor Hilfspfleger auf der Infektionsabteilung des Reviers in Block 20 im ersten Stock, im Saal für Fleckfieber und andere ansteckende Krankheiten. Er bekam den Auftrag, das Labor in Rajsko einzurichten.

Bereits in der ersten Februarhälfte vergrößerte sich das »Kommando« um fünf Häftlinge, die vom Weigl-Institut in Lemberg stammten. Darunter war Ludwik Fleck samt Ehefrau Ernestyna und Sohn; die Familie wohnte im

---

Weinheim/Basel 1987, S. 213–225.

[13] Lifton 1988, S. 332, 349 u. 320f.

[14] Czech 1989, S. 394.

[15] Klee 2003, S. 657; Wikipedia (7.10.2022).

[16] Kieta 1987.

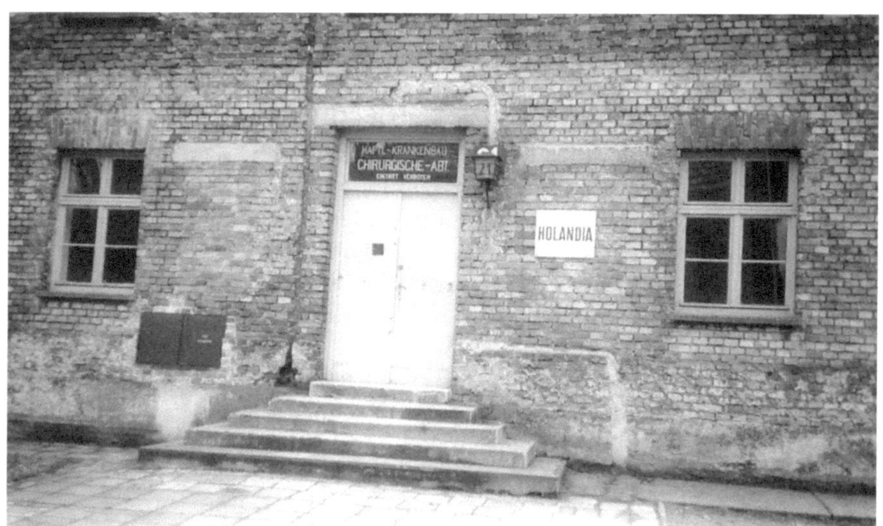

Auschwitz-Stammlager (Auschwitz I). Haus 21: Häftlingskrankenbau. Zum Häftlingskrankenbau des Stammlagers gehörten Block 19, 20, 21 und 28. (Aufnahme von 1988)

Block 10. Dass die Familie zusammen bleiben konnte und von den anderen Häftlingen gesondert untergebracht wurde, war ein Privileg des Mikrobiologen, dessen Expertise gebraucht wurde.

Im Block 10 wurde eine Stube am Flurende als Serologisches Labor eingerichtet. Dort wurde »rekonvaleszenten Häftlingen« Blut abgenommen und in sterile Flaschen von 250 bis 300 Kubikzentimeter abgefüllt. Andererseits wurde einigen Häftlingen auch Injektionen verabreicht. Es hieß, das seien »notwendige Impfungen«. Denn »wir würden es im Institut mit verschiedenen bakterieninfizierten Präparaten bzw. mit der Aufzucht von Bakterien zu tun haben«.[17] Fast jeder Häftling, der eine solche Injektion erhielt, bekam anschließend Fieber und war für einige Tage ans Bett gefesselt.

Weil der Block 10 dann aber für anderweitige Prozeduren – gynäkologische Eingriffe, Sterilisationen und Kastrationen – gebraucht wurde, zog das »Serologische Labor« nach Rajsko um. Es verblieb im Block 10 nur eine

[17] Ebenda.

kleine Abteilung des Hygiene-Instituts.[18] »In der ersten Maiwoche wurden wir nach Rajsko versetzt«, so der Hilfspfleger Kieta.

Im Parterre des Gebäudes in Rajsko gab es die »Nährbodenküche«. Dort arbeitete ein junger jüdischer Medizinstudent aus der Slowakei, Imre Gönczi (geb. 1925).[19] Er bereitete die Nährböden für die Bakterienzucht des Instituts. Als Grundlage wurde auch das Fleisch von hingerichteten Opfern benutzt.

Der ehemalige jüdische Häftling Filip Müller (1922–2013) aus der Slowakei berichtete in seinen Erinnerungen 1979 darüber, wie das vor sich ging:[20]

»Von Zeit zu Zeit kamen auch Ärzte ins Krematorium, meistens [...] Obersturmführer Weber [...]. Vor den Hinrichtungen befühlten die Ärzte wie Viehhändler die Schenkeln oder Waden der noch lebenden Männer und Frauen, um sich die besten Stücke auszusuchen. Nach der Erschießung wurden die Opfer auf einen Tisch gelegt. Dann schnitten die Ärzte Stücke von noch warmem Fleisch aus den Schenkeln und Waden heraus und warfen es in bereit stehende Behälter. Die Muskeln der gerade Erschossenen bewegten sich noch und konvulsierten und rüttelten in den Eimern und versetzten diese in ruckartige Bewegungen [...]. Erst später erfuhren wir, dass dieses Fleisch in das Hygiene-Institut Rajsko gebracht wurde, wo man es im Labor zum Züchten von Bakterienkulturen verwendete.«[21]

Imre Gönczi gab 1999 bei einer Vernehmung durch die Staatsanwaltschaft Frankfurt am Main an,[22] dass er 1942 festgenommen wurde und im Juni 1942 nach Auschwitz kam. Er arbeitete zunächst im Buna-Gebäude in Auschwitz-Monowitz (Auschwitz III). Er sagte:

«Als ich 1943 im Krankenbau war, gab es eine Selektion durch Entreß.[23] Ich war bereits ausgesondert, nackt ausgezogen und mit der Häftlingsnummer auf meiner Brust zum Abtransport auf dem Lastwagen. Emil Demavini

---

[18] Ebenda, S. 215.

[19] Ebenda.

[20] Ebenda, S. 216; Wiegrefe, K.: »Ich bin mit Auschwitz aufgewachsen«, in: Der Spiegel Nr. 33: 2022, S. 48–50.

[21] Kieta 1987, S. 216.

[22] Archiv Fritz Bauer Institut (FBI), Smlg StA Ffm 124, Zeugenvernehmung Imre Gönczi vom 5.2.1999.

[23] Dr. Friedrich Entreß war Lagerarzt in Auschwitz-Monowitz. Der Krankenbau wurde klein gehalten. Wenn der Krankenstand auf über 5% anstieg, führte E. eine Selektion durch, die Ausgesonderten wurden großenteils in Auschwitz-Birkenau vergast. Als Lagerarzt im Stammlager infizierte E. gesunde Häftlinge mit Fleckfieberblut von Kranken. Im US-amerikanischen Mauthausenprozess zum Tode verurteilt und hingerichtet. Siehe Elsner, G.: Die Betriebsärzte der IG Farben-Werke, in: Beck, W./Elsner, G./Mausbach, H. (Hrsg.), Pax Medica, VSA: Verlag, Hamburg 1986, 42–66.

beobachtete den Vorgang und machte Dr. Wirths [den Standortarzt] darauf aufmerksam, dass ich als medizinischer Student für die Arbeit im Krankenbau gebraucht werde. So wurde ich daraufhin als Hilfspfleger im Krankenbau beschäftigt. Zur damaligen Zeit befand sich eine Mauer zwischen Block 10 und Block 20. Die Frauen waren in Block 10 untergebracht [...]. Ich kam zum Block 10. Zum Bakteriologischen Labor für diagnostische Zwecke. Ich erhielt Bücher über die Vorbereitung von Nährböden. Block 10 mit dem Labor war der Beginn des Hygiene-Instituts. Mein oberster Chef war Dr. Weber. Es kamen Wissenschaftler, Spezialisten, Serologen. Es ging darum, eine Methode auszuarbeiten, wie man Flecktyphus bekämpft. Denn unter der SS breitete sich Panik aus, als einige daran erkrankten. Und nach meiner Ansicht war Dr. Münch der faktische Leiter des Hygiene-Instituts. Ich bekam Menschenfleisch als Grundlage für die Herstellung von Bouillon. – Gestern habe ich Dr. Münch getroffen. Er bestritt, dass er die Tötung von Gefangenen veranlasst hat, um so Fleisch für seine Experimente zu haben [...].«

1999 lebte der Zahnarzt Dr. Imre Gönczi in Israel.

Ein anderer Häftling bestätigte später, wie die Selektionen aus dem Krankenbau in Auschwitz-III-Monowitz vor sich gingen: »Die fast nackten Selektierten lenkten ihre schwankenden Schritte dem Lastwagen zu, wo sie von den SSlern mit Kolbenschlägen und Fußtritten in einer jegliche vorstellbare Grenze überschreitenden Weise zusammen gepfercht wurden. Die Kranken und die Operierten mit ihren abgerissenen Verbänden wurden mit den anderen zusammen gepfercht. Auf Fiebrige, die sich auf den Boden des Lastwagens legten, stiegen andere, je mehr sich der Lastwagen anfüllte; oder sie standen auf und blieben ohnmächtig oder tot inmitten der Wagenladung stehen.«[24]

Im Buna-Werk der IG Farben gab es einen Betriebsarzt. Ulrich Peschel (geb. 1910) war vom 1. November 1941 bis zum 1. April 1944 nebenamtlich für die IG-Farben-Werke Auschwitz/Oberschlesien tätig. Hauptamtlich arbeitete der Chirurg die ganze Zeit über bis Mitte Januar 1945 als Leiter des städtischen Krankenhauses der Stadt Auschwitz. Er wurde als Zeuge der Verteidigung im Nürnberger IG-Farben-Prozess angehört.[25]

Seine Einlassungen betreffend die ärztliche Versorgung der Buna-Werksangehörigen war sehr beschönigend. Er führte aus, dass alle Beschäftigten,

---

[24] Kogon u.a. 1986, S. 217.

[25] StAN, KV-Prozesse, Fall 6, Nr. G 4, Doku-Band f. Dürrfeld, Eidesstattliche Erklärung Ulrich Peschel.

»Ausländer und Deutsche«, gegen Typhus und Fleckfieber geimpft wurden. »Durch die durchgeführten Schutzimpfungen zu einer Zeit, als Fleckfieberserum für die Zivilbevölkerung so gut wie überhaupt nicht zur Verfügung stand, war es gelungen, alle Lager (der Buna-Werke) praktisch seuchenfrei zu erhalten.« Ihm seien nur drei Fälle, wovon zwei mit Sicherheit nachgewiesen werden konnten, bekannt geworden. »Der Krankenstand der gesamten Belegschaft war absolut in den Grenzen des Normalen. Er glaube [so Peschel weiter], dass Herr Regierungs-Medizinalrat Gerfeldt (aus Kattowitz)[26] dies gern bestätigen werde«. Dieser wusste, »dass weitaus mehr getan wurde, als es irgendeine Regierungsstelle verlangte«.

Allerdings gab Ulrich Peschel zu, dass er nicht für das SS-Lager in Monowitz zuständig war. »Die Behandlungsräume im Lager Monowitz sind von den Ärzten der SS eingerichtet worden und durften selbst vom Amtsarzt nicht betreten werden.« Dieser Amtsarzt[27] habe sich einmal ihm, Peschel, gegenüber beklagt, da durch die Weigerung der SS, ihn die sanitären Einrichtungen des Lagers kontrollieren zu lassen, »die vorbeugenden, öffentlichen Gesundheitsmaßnahmen (Seuchenbekämpfung) boykottiert wurden«.

Im Quarantäneblock des SS-Lagers Monowitz genügte der bloße Verdacht auf eine Fleckfiebererkrankung, dass sämtliche Kranke getötet wurden. Als bei zwei Häftlingen Lungenentzündungen auftraten, vermutete der Lagerarzt, der Chirurg Horst Fischer (1912–1966), Fleckfiebererkrankungen und bestimmte alle 60 bis 70 in diesem Block liegenden Häftlinge zur Vernichtung.[28] Der Häftlingsarzt, der Tschechoslowake Dr. Rudolf Viteck, widersprach zuvor der Diagnose Fleckfieber: weder das Fieber noch der Hautausschlag seien typisch für eine Fleckfiebererkrankung. Er führte als Zeuge in dem 1966 durchgeführten Prozess gegen Horst Fischer in der DDR aus, dass er – der Zeuge – daraufhin in den »Scheißerblock« (»wo die Ruhrkran-

---

[26] Ewald Gerfeldt (1891–1979) stammte aus Oberschlesien, Studium und internistische Weiterbildung in Breslau, Kreisarzt, ab 1930 Medizinaldezernent in Köln, danach in selber Funktion in Oppeln und ab 1.9.1939 in Kattowitz. Flucht 1945 nach Nordrhein-Westfalen. Abteilungsleiter im NRW-Sozialministerium und Präsident der Akademie für Staatsmedizin in Düsseldorf.

[27] Zuständig war wahrscheinlich der Amtsarzt von Bielitz, der bereits 1905 approbierte Medizinalrat Walter Geissler. Denn Auschwitz gehörte zum Kreis Bielitz. Verzeichnis der Ärzte in (…) Ost-Oberschlesien, Nachtrag 5 zum Ärzteverzeichnis 1937, Georg Thieme Verlag, Leipzig 1941, S. 1.

[28] Urteil des Obersten Gerichts (der DDR) vom 25. März 1966: Gerechte Strafe für Verbrechen gegen die Menschlichkeit, in: Neue Justiz (DDR) 20: 1966, S. 193–206.

ken lagen«) versetzt und danach als Leichenträger verwendet wurde.[29] Horst Fischer war nach 1945 Landarzt bei Fürstenwalde (DDR). Er wurde am 25. März 1966 zum Tode verurteilt und am 8. Juli 1966 durch das Fallbeil in Leipzig hingerichtet.

Ob es stimmt, dass für alle Buna-Beschäftigten ausreichend Impfstoff vorhanden war? Die Häftlingsärztin des Frauenlagers in Birkenau hatte jedenfalls keinen Impfstoff. Sie sagte, dass die Häftlinge sich selbst Vakzine oder Serum besorgen mussten – woher auch immer. Ansonsten gab es nichts.

Mieczyslaw Kieta präzisierte die Ziele des Hygiene-Instituts Rajsko. Unter diese subsumierte er »die Versorgung aller zu Auschwitz gehörenden Lager und Einrichtungen, vor allem die Massenuntersuchungen von Blut, Harn und Kot im Zusammenhang mit der Erforschung von Malaria, Unterleibstyphus und anderen Infektionskrankheiten«.[30]

Ludwik Fleck wurde schon sehr bald, im Dezember 1943, zusammen mit seinem Sohn nach Buchenwald weiter verlegt, weil er dort im Block 50 mitarbeiten sollte bei der Herstellung des KZ-eigenen Impfstoffs gegen Fleckfieber. Da außer ihm kaum jemand des Teams in Block 50 Erfahrung hatte mit der Produktion der Vakzine, war das Unterfangen nicht sehr erfolgreich.[31] Vielleicht war auch Sabotage im Spiel. Außer Ludwik Fleck arbeiteten noch drei andere jüdische Häftlinge im Block 50.[32] Aber immerhin wurde der sogenannte »Weimar«-Impfstoff im Januar und Juli 1944 an Versuchspersonen getestet.[33]

Ludwik Fleck habilitierte sich 1947 nach dem Krieg bei Ludwik Hirszfeld. Ein Jahrzehnt später emigrierte er zusammen mit seiner Frau, die Auschwitz überlebt hatte, nach Israel, wo sein Sohn bereits seit Kriegsende wohnte. Hirszfeld war, wie er in seiner Autobiografie schrieb, 1945/46 Direktor des Instituts für Medizinische Mikrobiologie in Wrocław/Breslau. Nach der Befreiung war er nicht mehr nach Warschau zurückgekehrt. Er wurde Professor der Universität Wrocław; seine Ehefrau bekam den Lehrstuhl für Kinderheilkunde. Nur die Tochter war nicht dabei. Die 23-Jährige war 1943 im

---

29 Arbeitsgruppe der ehemaligen Häftlinge des KZ Auschwitz … in der DDR (Hrsg.): Auszüge aus dem Protokoll des Prozesses gegen den KZ-Arzt Fischer. Schuldig im Sinne des Rechts und des Völkerrechts, Berlin (DDR) 1966, S. 47f.

30 Kieta 1987, S. 217.

31 Klee 1997, S.336–339.

32 Münz 1989, S. 70.

33 Albrecht 2011; Hirszfeld 2018, S. 320 u. 396f.

polnischen Versteck an einer Infektion gestorben. Hanna, die Ehefrau, überlebte ihren Mann um zehn Jahre. Sie starb 1964.

Hans Münch, der stellvertretende Leiter des Hygiene-Instituts in Rajsko, ging nach dem Krieg ins Allgäu und wurde praktischer Arzt. 1993 bekam er Besuch in seinem Wohnort Roßhaupten. Besucherin war die Jüdin Eva Mozes Kor. Sie wurde als Zehnjährige zusammen mit ihrer eineiigen Zwillingsschwester Miriam von Josef Mengele in Auschwitz im Mai 1944 von der Selektionsrampe weggeholt. Die rumänischen Eltern und Geschwister der Zwillinge wurden in der Gaskammer getötet. Eva bekam »Erreger injiziert«. Arme und Beine schwollen an und waren mit Flecken übersäht, sie hatte Fieber und Schüttelfrost und unerträgliche Schmerzen. Sie konnte nicht mehr gehen und nur noch auf dem Boden krabbeln.[34] Mengele stand am Fußende ihres Betts und sagte: »Zu schade, dass sie noch so jung ist. Sie hat nur noch zwei Wochen zu leben.«[35]

Eva Mozes Kor, nun 65-jährig, fragte Hans Münch: »Did you do experiments on typhus?« Aber Münch schwieg.[36] Eva Mozes Kor vergab dem ehemaligen SS-Arzt. »Forgive, not forget«, sagte sie.[37]

Malariaversuche in Auschwitz

Auschwitz lag in einer sumpfigen Gegend. Unter den Häftlingen gab es häufige Malariafälle. Das moorige Auschwitzer Gebiet war ein endemischer Herd für Malariaerkrankungen. Deshalb war Josef Mengele an Malariaversuchen interessiert. Ein jüdischer Häftling, Jakov Balabau aus Warschau, berichtete darüber. Demnach suchte Mengele Personen, die eine Malaria durchgemacht hatten. Er fand 48 Häftlinge. Jeder von ihnen bekam eine Spritze, und nach der Spritze sei jeder von ihnen gestorben. Die Blut- und Urinuntersuchungen, die Mengele für seine Experimente benötigte, seien in Rajsko gemacht

---

[34] Huth, P. (Hrsg.,): Die letzten Zeugen. Der Auschwitz-Prozess von Lüneburg 2015, Reclam, Stuttgart 2015, S. 18f.

[35] Jeffreys, D.: Weltkonzern und Kriegskartell, Karl Blessing Verlag, München 2011, S. 489. Josef Mengele infizierte eineiige »Zigeuner«-Zwillinge gleichermaßen mit Fleckfieber, weil er sehen wollte, ob sie gleichartig reagierten. Blutproben schickte er ans Kaiser-Wilhelm-Institut nach Berlin-Dahlem. Anschließend tötete er meist die Zwillinge. Posner, G.L./Ware, J.: Mengele. The complete story, McGraw-Hill Book Company, New York u.a. 1986, S. 37 u. 40; Strothmann, D.: Der Mörder mit dem Lächeln, in: Die Zeit vom 15.2.1985.

[36] Franzen, R.: Kissing a Nazi, in: FR vom 6.11.1999.

[37] Bopp, L.: Wie auch wir vergeben, in: Die Welt vom 14.1.2012.

worden. Hans Münch erwähnte die Gespräche, die er angeblich mit Mengele über dessen Menschenversuche in Auschwitz führte.[38]

***

Hans Münch war seit jeher bakteriologisch interessiert. Er wollte zunächst wie sein Vater, der Botanikprofessor war, Wissenschaftler werden. Münch wurde in Freiburg geboren, studierte Medizin von 1932–1938, am 1. Mai 1937 trat er in die NSDAP ein. Nach dem Studium gelang es ihm aber nicht, eine wissenschaftliche Stelle zu bekommen. Er wurde 1939 u. k. gestellt zur Versorgung von Landarztpraxen. Münch musste ins Allgäu, »tumbe Bauern therapieren. Ich bin da versauert«, sagte er. Über den Kontakt zu seinem Freund Bruno Weber, der gerade dabei war, das Hygiene-Institut in Rajsko aufzubauen, gelangte Münch dorthin.[39]

Als Mitarbeiter des Hygiene-Instituts der Waffen-SS ab etwa Mitte 1943 unterstand Münch nicht dem Standortarzt in Auschwitz.[40] Er sagte, dass er sich deshalb erfolgreich weigerte, an den Selektionen auf der Rampe teilzunehmen. Der Chef des Hygiene-Instituts habe ein Fernschreiben an den Kommandanten von Auschwitz gerichtet, und er [Münch] sei daraufhin weder zum Dienst bei den Selektionen noch bei den Vergasungen eingeteilt worden.[41]

Münch wurde nach dem Krieg im ersten Auschwitz-Prozess 1947 in Krakau freigesprochen. Ehemalige Häftlinge setzten sich für ihn ein. Mieczyslaw Kieta,[42] der »Laborant« im Hygiene-Institut, gehörte zu den «energischsten« Entlastungszeugen von Münch.[43] Ein anderer ehemaliger Häftling sagte: »Erst hat er mir das Leben gerettet, jetzt rette ich ihm sein Leben. Damit sind wir quitt.« Weil Münch Häftlinge für seine Versuche anforderte, entgingen sie der Gaskammer.

Münch blieb in Auschwitz bis zur Evakuierung im Januar 1945. Anschließend ging er nach Dachau. Im August 1945 wurde er von den Amerikanern an der eintätowierten Blutgruppe als ehemaliger Angehöriger der SS erkannt.[44]

---

38 Völklein 1999, S. 173f.

39 Bar-on, D.: Die Last des Schweigens, Rowohlt Taschenbuch Verlag, Reinbek bei Hamburg 1996, S. 69–72.

40 Smoltczyk, A.: Der Doktor und sein Opfer, in: Der Spiegel Nr. 14: 1999.

41 Naumann 1968, S. 105.

42 Kieta 1987.

43 Wikipedia (26.2.2022).

44 FBI, Smlg StA Ffm 126, Aussage Münch vom 16./17.3.1960.

Er gab seinen richtigen Namen zunächst nicht preis. Er kam in das SS-Internierungslager Kornwestheim bei Stuttgart. Von hier aus gelangte er im Frühjahr 1946 in das Internierungslager Darmstadt. Er offenbarte nun seinen wahren Namen. Im Dezember 1946 wurde Münch nach Polen ausgeliefert.

Münch wurde in Krakau in dem Strafverfahren gegen den ehemaligen Lagerkommandanten von Auschwitz I, Arthur Liebehenschel (1901–1948), und weitere ehemalige SS-Leute des KZ Auschwitz angeklagt.[45] Insgesamt ermittelte das Oberste Volksgericht in diesem Prozess gegen 40 Angehörige des SS-Stabs von Auschwitz.

Die Anklage warf Münch vor, entgegen den Forderungen der ärztlichen Wissenschaft die für die Gesundheit der Häftlinge des KZ Auschwitz schädlichen ärztlichen Versuche durchgeführt zu haben, indem er ihnen das Blut der Malariakranken einspritzte und Injektionen, welche rheumatisch bedingte Leiden verursachen, gab.

Bei seiner Vernehmung sagte Münch am 25. Juli 1947 in Krakau: »Weder injizierte ich Malariablut selber noch gab ich dazu Anweisungen, dass man gesunden Menschen Malaria injizieren soll, noch beschäftigte ich mich mit Experimenten bezüglich Malaria. Derjenige, der sich mit Malariaexperimenten beschäftigt hätte, hätte die Aufmerksamkeit auf sich gelenkt. Es ist unmöglich, dass so etwas auf diese Weise passiert [wäre] und das zahlreiche Lagerpersonal dabei abwesend war […]. [Es wäre aufgefallen], wenn ich bezüglich Malaria etwas anderes als nur die Aufsicht über gewöhnliche Untersuchungen geführt hätte. Unter dieser Aufsicht verstehe ich die Aufsicht darüber, den Malariakranken das Blut zu entnehmen, wie das in jedem Institut und bei jeder Untersuchung passiert.«[46]

Hans Münch bestritt also am 2. Verhandlungstag, entweder selbst gesunden Menschen Malaria eingespritzt oder dies veranlasst zu haben. Er habe keine Malariaexperimente durchgeführt, sondern lediglich Blutentnahmen bei Malariakranken beaufsichtigt.[47]

Den Freispruch von Münch begründete das Krakauer Gericht damit, dass es nicht erwiesen sei, ob Münch medizinische Experimente durchgeführt habe. Hans Münch wurde als einziger der 40 Angeklagten von allen Vorwürfen freigesprochen. Arthur Liebehenschel wurde zum Tode verurteilt und 1948 hingerichtet.[48] Das Gericht machte einen kurzen Prozess mit den

---

[45] Ebenda, Krakauer Prozess. Das Oberste Volkstribunal 5/47. Urteil vom 22.12.1947.
[46] Ebenda, Smlg StA Ffm 175, Protokoll Vernehmung Münch Krakau vom 25.7.1947.
[47] Ebenda, Smlg StA Ffm 124, Urteil vom 22.12.1947.
[48] Klee 2003, S. 371.

Angeklagten vom 24. November bis zum 16. Dezember 1947. Insgesamt 23 Personen wurden zum Tode verurteilt, sechs bekamen lebenslange Haftstrafen und zehn Gefängnis zwischen drei und 15 Jahren.[49] Mit Urteil vom 22. Dezember 1947 führte das Gericht zu Münch aus:

»Hans Münch erklärte, dass er niemals der NSDAP angehörte [was nicht stimmte]. In diesem Hygiene-Institut leistete man im Grunde genommen eine ehrliche Arbeit, obwohl die Fälle einer verbrecherischen Anwendung des ärztlichen Wissens, an dem jedoch der Angeklagte niemals teilnahm, vorkamen. Der Angeklagte hatte überhaupt nichts mit den die Malaria betreffenden Versuchen zu tun. Dagegen produzierte er in diesem Institut Medikamente gegen das Rheuma und gab darum Injektionen, sowohl den SS-Männern als auch den Häftlingen, und zwar ausschließlich für ärztliche Zwecke und nicht aus Versuchsgründen. Im Beweisverfahren wurden diese Erklärungen des Angeklagten mit nichts widerlegt, [auch nicht durch] die Aussagen des Zeugen Dr. Otto Wolken, die besagten, dass Dr. Weber und der Angeklagte Versuche durchführten, um die Reaktionen des menschlichen Körpers auf die Injektionen festzustellen«. Es konnte nicht bewiesen werden – so das Gericht –, »ob und was für Anteil an den Versuchen des Dr. Weber der Angeklagte hatte und welcher Art diese Versuche waren«.[50]

Otto Wolken, ein praktischer Arzt aus Wien, wurde als Jude nach Auschwitz verschleppt. Er war in Auschwitz-Birkenau als Arzt in der Ambulanz des Männer- Quarantänelagers tätig.[51] Ins Quarantänelager kam die Gruppe der »Rechtshand-Selektierten«. Sie wurden rasiert, mussten baden, wurden desinfiziert und mussten ihre Zivilkleidung eintauschen gegen die Lagerkleidung. Danach wurden sie auf verschiedene Stellen des Lagers verteilt.[52] Otto Wolken hatte u. a. die Aufgabe, über die »Abgänge, die Krankheiten und Entlassungen zu berichten«. Bei den Todesberichten durfte nicht immer die richtige Todesursache genannt werden. Wolken fertigte eine Kartei an und vermerkte auf ihr »die ungefähre Zahl der in die Gaskammern Geschickten«. Es sei in Deutschland immer alles sehr gründlich gewesen, sagte er. In einer Aufstellung hielt Wolken das Schicksal der Häftlinge aus vier Transporten fest, die es zwischen dem 15. April und dem 27. April 1942 gab: »In-

---

[49] Sereny, G.: Das Ringen mit der Wahrheit. Albert Speer und das deutsche Trauma, Droemer/Knaur Nachf., München 1997, S. 542.

[50] FBI, Smlg StA Ffm 124, Urteil vom 22.12.1947.

[51] Naumann 1968, S. 98–103.

[52] Nyiszli, M.: Auschwitz. A Doctor's Eyewitnes Account, Penguin Books, London 2012, S. 10.

nerhalb von 17 Wochen seien 91%, innerhalb von 16 Wochen 98%, innerhalb von 16 Wochen 92,5% und wiederum innerhalb von 16 Wochen 94,8% der Menschen aus den einzelnen Transporten getötet worden.« Wolken hat bis zum 15. Transport am 17. Juli 1942 akribisch Buch geführt.[53] Er hat auch eine Liste in der Quarantänestation in Birkenau über eine größere Anzahl von Judentransporten des Jahrs 1944 mit insgesamt 31.941 Juden angefertigt. Aus ihr ist ersichtlich, dass von diesen Juden nur 23% als arbeitstauglich in die Quarantäne überstellt wurden, während die übrigen vergast worden sind.[54]

Wolken wurde im ersten Frankfurter Auschwitzprozess Anfang 1964 als Zeuge befragt; er war damals 60 Jahre alt. Er berichtete von den Ratten in Birkenau, die nachts sterbende Menschen in Agonie »anfraßen«. Er erzählte von Kindern, die wussten, dass sie vergast würden. Er sah Häftlinge, 1,75 m oder 1,80 m groß, die 36 kg oder 39 kg oder sogar nur 28 kg wogen. Er sagte, dass der letzte Transport mit 900 Juden, die vergast wurden, am 4. November 1944 ankam. Als die Rote Armee sich näherte, bekam Wolken den Befehl, alles Schriftliche zu vernichten, was er nicht tat. Er vergrub authentisches Material.

In einem Manuskript, das Otto Wolken anfertigte und dessen Original heute im staatlichen Auschwitz-Museum in Polen lagert, beschrieb er eine Massenselektion am letzten Sonntag im August 1943.[55] 4.000 Juden wurden ins Gas geschickt; Block nach Block wurde geleert; die Selektierten mussten ein oder zwei Tage in einem geleerten Block bleiben, »die Hungerrationen wurden von den Kapos abgefangen«, die »Sauforgien« veranstalteten und die Selektierten misshandelten. Ein Lagerarzt inspizierte in zehn Minuten einen ganzen Block mit durchschnittlich 500 Leuten und »selektierte« die Häftlinge. Wolken beschrieb, dass der Grund, warum ein Mensch »ausgesondert« wurde, völlig uneinsichtig war; manchmal genügte eine Blinddarmnarbe, um »selektiert« zu werden. »Nach zwei oder drei Tagen waren die Selektierten durch den Hunger und das lange Warten auf den Tod meist völlig zermürbt und apathisch.«

---

[53] Widmann, A.: »Die Arbeit macht mir große Freude.« Varianten des Schreckens in einer umfangreichen Dokumentation zum Konzentrationslager Auschwitz, in: FR (Rezension, Datum unbekannt).

[54] Broszat, M. (Hrsg.): Kommandant in Auschwitz. Autobiographische Aufzeichnungen des Rudolf Höß, Deutscher Taschenbuch Verlag, München 1987, S. 164 (11. Aufl.).

[55] Lifton 1988, S. 212–215.

Am späten Abend wurden sie dann in der Regel auf Lastautos verladen – je 80 auf einen - und abtransportiert.«[56] Die Frauen wurden nackt auf einem Kipplaster transportiert und dann wie »Kohle abgekippt« oder »wie Kies auf der Chaussee«.

Wolken versuchte zusammen mit einem jüdischen Schreiber, Häftlinge, die bereits »selektiert« wurden, zu retten: Sie gaben den Menschen Namen von Toten, oder sie versuchten, einen Namen von der »Selektionsliste« zu streichen. Er habe auch einmal, schrieb Wolken, vor den Augen eines Lagerarztes einen Haufen Berichte gestohlen, »aus denen die Nummern für die Vergasungsliste zusammengestellt werden sollten«.[57]

Otto Wolken war fünf Jahre lang in Auschwitz. Am 27. Januar 1945 gegen 14 Uhr kamen die ersten sowjetischen Befreier ins Lager. Otto Wolken bat einen russischen Offizier, der Jiddisch sprach, in die Baracken, damit er dort Häftlinge begrüßte, die zu schwach waren aufzustehen.[58] Nach der Befreiung blieb Wolken noch ein paar Monate im Lager, um die Häftlinge ärztlich zu versorgen. Dann ging er nach Wien zurück und nahm ein Kind, Luigi Ferri, mit. Es hatte seine Eltern verloren. Otto Wolken adoptierte den Jungen.[59]

Hans Münch ging nach seinem Krakauer Freispruch nach Bernbeuren, Oberbayern. Am 17. November 1947 wurde er als Zeuge der Verteidigung in dem Nürnberger Prozess gegen die IG Farben angehört.[60] Zunächst einmal wurde er gefragt, was der Grund für seinen Freispruch in Krakau war. Münch antwortete, dass er ohne Rücksicht auf seine eigene Sicherheit Häftlinge geschützt habe, ohne Beachtung von deren »Rasse« oder Nationalität, und dass er das Vertrauen aller Häftlinge besaß. – Wie er zur SS gekommen sei? Münch sagte, dass er als Bakteriologe zur SS eingezogen wurde. – Ob er etwas gegen die Einberufung hätte unternehmen können? Münch verneinte die Frage. Nachdem er aufgefordert worden war, im SS-Hygiene-Institut zu arbeiten, wäre die einzige Möglichkeit, dem Wunsch der SS zu entgehen, gewesen, sich freiwillig zur Wehrmacht zu melden.

---

56 Friedler, E./Siebert, B./Kilian A.: Zeugen aus der Todeszone, zu Klampen Verlag, Lüneburg 2002, S. 158f.

57 Lifton 1988, S. 215.

58 Piper E.: 7.650 Überlebende, in: FR vom 27.1.2005.

59 Wojak, J.: (Hrsg.): Auschwitz-Prozess 4 Ks 2/63 Frankfurt am Main, Snoeck Verlagsgesellschaft, Köln 2004, S. 761.

60 Trials of War Criminals before the Nuernberg Military Tribunals, The Farben Case, U.S. Government Printing Office, Washington, D.C. 1953, Vol. VIII, S. 312–321.

Das war etwas wahrheitswidrig: die SS hatte ihn nicht »aufgefordert«, in Auschwitz zu arbeiten! Er war u.k. gestellt zur Versorgung von Landarztpraxen und wollte weg von da.

Münch sollte sodann zu der Frage Stellung nehmen, ob die Zivilbevölkerung Kenntnisse über die Vergasungen in Auschwitz hatte. Münch verneinte auch diese Frage. Niemand außerhalb des Auschwitz-Komplexes hätte etwas von den Vergasungen gewusst. Es sei bei Androhung von Strafe verboten gewesen, etwas über Auschwitz zu erzählen. Er selbst hätte sich bei seinen häufigen Heimataufenthalten strikt an diese Vorgabe gehalten.

Zuletzt wurde Münch nach den Verhältnissen im Monowitzer Krankenbau befragt. Ob es stimme, dass Patienten, die längere Zeit im Krankenbau gelegen hätten, nach Auschwitz-Birkenau gebracht wurden?

Münch bestätigte das.

Frage: »Warum wurden die Leute nach Auschwitz-Birkenau gebracht?«

Antwort: »Wenn diese Leute Juden waren, muss ich sagen, wurden die meisten vergast.«

Hans Münch überstand weitere Ermittlungen in der Bundesrepublik folgenlos. 1959 ermittelte die Frankfurter Staatsanwaltschaft gegen ihn, stellte das Verfahren aber ein: »Es hat sich ergeben, dass Dr. Münch nicht an menschlichen Versuchen beteiligt war.«[61]

Im Frühjahr 1964 wurde Münch im ersten Frankfurter Auschwitzprozess als Zeuge vernommen. Er sagte, es sei eine Charakterfrage, ob sich ein SS-Arzt dazu kommandieren ließ, bei den Massenmorden mitzumachen. Aber er meinte auch, »menschlich reagieren konnte man in Auschwitz nur in den ersten Stunden«. Wenn man erst mal eine Zeit lang dort gewesen sei, »war es unmöglich, noch normal zu reagieren. Nach dem Reglement hatte dort jeder Dreck am Stecken. Er war gefangen und musste mitmachen.«[62] Die Ernährung der Häftlinge – so Münch weiter – sei so katastrophal gewesen, dass jeder Häftling nach drei bis sechs Monaten zum lebenden Skelett wurde, sofern er nicht einen Weg fand, sich zusätzliche Nahrung zu organisieren. Als die Ungarn-Transporte Mitte 1944 kamen, hätten weitere Lagerärzte eingestellt werden müssen, weil die anderen die Selektionen nicht mehr schafften, sie hätten sich beschwert, dass sie »überlastet« seien.[63]

---

61 FBI, Smlg StA Ffm 124, Einstellungsbeschluss Ermittlungsverfahren.

62 Naumann 1968, S. 105.

63 Klee 1997, S. 399 u. 416.

In den 1980er-Jahren untersuchte die Frankfurter Staatsanwaltschaft die Sache erneut, stellte aber auch diese Ermittlungen ein: »Keine neuen Erkenntnisse.«

1978/1979 wurde Hans Münch in seinem Allgäuer Zuhause von dem amerikanischen Psychoanalytiker Robert Jay Lifton aufgesucht. Dieser führte mit Hans Münch fünf Interviews, die insgesamt ungefähr 30 Stunden dauerten. Er fand »ein menschliches Wesen in SS-Uniform« vor.[64]

Hans Münch hatte ein merkwürdiges Bedürfnis, sich mitzuteilen und sein Gewissen rein zu waschen und sich zu entlasten. Dabei gab er seinen Erzählungen eine Wendung, die es ermöglichte, ihn zu exkulpieren. Als die britische Journalistin Gitta Sereny (1921–2012) Münch 1982 aufsuchte, fand sie einen Arzt vor – wie sie schrieb - , der ein »unausweichliches Bedürfnis« hatte zu reden. Sie resümierte, dass Münch als Arzt »selbst in der Hölle von Auschwitz eine moralische Haltung behaupten konnte«. Sie sah in Münch einen »außergewöhnlichen deutschen Arzt«, der »mit seinem Gewissen kämpfte«.[65]

Münch erzählte ihr, dass er zu Beginn des Kriegs Arztpraxen im Allgäu zugeteilt bekam, »doch Ende 1942 wurde ihm die Vorstellung peinlich, dass er in Sicherheit war, während andere in den Streitkräften dienten«. Er habe damals gar nicht gewusst, was Auschwitz war. »Ich war so ahnungslos«, sagte er, »dass ich meine Frau bis zum Bahnhof Auschwitz mitreisen ließ; dort gingen wir etwas essen, und sie fuhr zurück.«[66]

---

[64] Lifton 1988, S. 349. Christian Pross (Liftons große Beichte der Nazi-Ärzte, in: Beiträge zur Nationalsozialistischen Gesundheits- und Sozialpolitik Nr. 6, Rotbuch Verlag, Berlin [West] 1988, S. 188–193) problematisiert eine Forschungsmethode, bei der man sich »gemütlich zusammen beim Kaffee« hinsetzt und »einen Pakt mit seinem Gesprächspartner« eingeht, der einem »die Hände bindet«.

[65] Sereny 1997, S. 539–543. Serenys Kritikunfähigkeit war möglicherweise ihrer Methode geschuldet, die anlässlich ihres berühmtesten Buchs, über Albert Speer, deutlich wurde: Sie war öfter Gast in Speers Haus, auch in seinem Zweithaus in den Allgäuer Alpen. Sie saß mit den Speers »an einem Frühlingsabend an deren Esstisch in der Küche«, oder sie saß in »tiefen Armsesseln im großen Salon«. Sie half der Hausfrau »beim Kochen und Abwaschen«, sodass sich zwischen den beiden Frauen eine »gewisse Nähe entwickelte«. Diese Quasi-Freundschaft raubte Sereny die Kritikfähigkeit, die eine gewisse Distanz benötigt. Ebenda, S. 18f., 31 u. 55.

[66] Etwa vier Jahre zuvor hatte Münch seinem Interviewer Lifton gesagt, dass er zusammen mit seiner Frau im offenen Wagen durchs Lager fuhr, wobei seine Frau entsetzt gewesen sei. Bruno Weber habe ihn aufgefordert, »seine Frau heimzuschicken«, und fragte ihn, »wie um alles in der Welt er sie hatte herbringen können«. Lifton 1988, S. 351. Ein anderer Widerspruch besteht darin, dass Münch 15 Jahre später seinem Interviewer Schirra (s. u.) mitteilte, dass er im Allgäu »versauerte« und unbedingt weg wollte.

Alle Mitarbeiter der Einrichtung Rajsko – »71 Männer und ein paar Frauen« – seien außer einem zweiten SS-Mann Häftlinge gewesen. Viele von ihnen waren in Polen und Frankreich Wissenschaftler. »90% von ihnen waren Juden.« Ein Überlebender habe später im deutschen Fernsehen erklärt: »Er [Münch] behandelte uns als Menschen und redete uns mit ›Herr Doktor‹ oder ›Herr Professor‹ an.« Das ist aber schon deshalb unglaubwürdig, weil kein deutscher Arzt einen anderen Arzt mit »Herr Doktor« anredet.

Münch beteuerte gegenüber Gita Sereny, deren deutsche Mutter jüdische Vorfahren hatte und deren Vater aus Ungarn stammte,[67] dass seine »Injektionen und Impfungen völlig harmlos« waren. »Im Gegenteil, die Patienten bekamen zusätzliche Rationen.« Er sagte, er habe sich geweigert, »Vergasungen mit anzusehen«, er habe aber »schon gesehen, wie Menschen in die Gaskammern gestoßen wurden, und einmal, im Vorübergehen, hatte er ihr Todesstöhnen gehört«. Gitta Sereny fragte, ob er »die Notwendigkeit anerkannt habe, die Juden aus der westeuropäischen Gesellschaft zu entfernen«. Münch antwortete: »Ich würde gern mit ›nein‹ antworten … Aber ich war ja dort, und ich habe mitgemacht.« Anders als in Nürnberg sagte Münch: »Jedermann im Umkreis von Kilometern (um Birkenau) wusste Bescheid.«

Verstörend ist, was Münch über Josef Mengele erzählte, der »für ihn kein Ungeheuer war«. Gitta Sereny notierte, was Münch über Mengele sagte: »Mengeles Wissen über Medizin war außerordentlich. Vom wissenschaftlichen Standpunkt aus war er dort der einzige hoch qualifizierte SS-Arzt. Für mich war es sehr lohnend, mit ihm zu reden.« Mengele war Ideologe mit Leib und Seele – so Münch weiter –, deshalb habe Mengele die Vergasungen »als einzige vernünftige Lösung« betrachtet; »und da die Juden ohnehin sterben würden, sah er keinen Grund, warum er sie nicht vorher für medizinische Experimente benutzen sollte.« Mengele habe ihn »fasziniert«, sagte Münch: »er war vollkommen einzigartig. Sein Geist war für mich unwiderstehlich.« Er sei gern mit Mengele zusammen gewesen.

Dieses Urteil von Münch über Josef Mengele ist nun in der Tat bemerkenswert, wurde aber von Gitta Sereny nicht weiter problematisiert. Denn Einmütigkeit besteht heute unter Ärzten darüber, dass Mengeles Experimente unsinnig waren und jeglicher medizinischen Logik entbehrten[68] - ganz abgesehen von der Brutalität und dem Sadismus, mit denen sie ausgeführt wurden.

---

[67] Wikipedia (29.10.2022),

[68] Lifton 1988, S. 423–426.

Mengele und Münch waren fast gleich alt. Sie wurden 1911 geboren, Mengele war zwei Monate älter als Münch. Sie waren beide Anfang 30, als sie sich in Auschwitz trafen. Da hatte Mengele schon zwei Doktortitel – einen philosophischen wegen einer anthropologischen Arbeit in München und einen medizinischen aus Frankfurt am Main über die Erbbedingtheit der Lippen-Kiefer-Gaumenspalte. Auch diese Arbeit war methodisch unzureichend, indem Mengele Fakten durch persönliche Vermutungen ersetzte.

Münch wurde mit einer 20 Zeilen langen Arbeit über die »Entstehung des einheimischen Nährbodens für bakteriologische Kulturen« promoviert.[69] Mengele war wissenschaftlicher Assistent der Goethe-Universität in Frankfurt, war also auf dem Weg zu einer akademischen Karriere, den Münch auch gern beschritten hätte. So bewunderte er wohl den Doppeldoktor.

Münchs Einlassungen über seine eigene Qualifikation zeugten von Übertreibungen. Gegenüber dem amerikanischen Arzt Lifton (der sicher keine genaueren Kenntnisse über Form und Gestaltung des deutschen Medizinstudiums hatte) gab Münch an, nach dem Studium »eine sehr begehrte Assistenzarztstelle an der Klinik seiner Universität« erhalten zu haben und »weiterhin zusätzlich in der Bakteriologie tätig« gewesen zu sein. Fünfzehn Jahre später sagte Münch einem letzten Interviewer, dass ihm nach dem Studium keine wissenschaftliche Stelle angeboten wurde. Es handelte sich also bei Münchs erwähnter Tätigkeit nach Beendigung seines Studiums 1938 wahrscheinlich um die vorgeschriebene einjährige Medizinalpraktikantenzeit, die vor Erteilung der Approbation absolviert werden musste. 1939 begann der Krieg, und Münch wurde als Hilfskassenarzt aufs Land geschickt. Er hatte keine fachärztliche Weiterbildung. Den promovierten Häftlingen in Rajsko fiel auf, dass »Münch die Linie fehlte. Er startete fast jeden Tag ein neues Projekt«. Sie bezeichneten das, was Münch tat, »als inkonsequente Dummheit«.[70]

Zwischen 1985 und 1987 gab Münch ein weiteres Interview. Der Interviewer war der israelische Psychologieprofessor Dan Bar-On (1938–2008), dessen Eltern 1933 aus Deutschland nach Palästina geflohen waren und der jetzt an der Ben-Gurion-Universität lehrte. Münch, damals Mitte 70, arbeitete immer noch als Arzt. Bar-On, dessen Mutter aus Hamburg stammte, »fand in Münch einen intelligent aussehenden Mann« – er nannte Münch

[69] Ebenda, S. 363.
[70] Ebenda, S. 330.

»gebildet«. Man hatte Bar-On gesagt: »Besuchen Sie den netten alten Mann, Sie werden ihn mögen.«[71]

Dem war aber nun nicht so! Dan Bar-On fragte sich nach dem Gespräch mit Münch: »Er versuchte, von der Unmenschlichkeit wegzukommen [...] Wieso ist er nicht zusammengebrochen? Ich hätte verstanden, wenn er geweint oder irgendeine menschliche Regung gezeigt hätte. Stattdessen versucht er, möglichst vernünftig zu klingen. In mir steigt der Gedanke auf, dass ich leicht eine dieser Schnecken hätte sein können [...]«, die er wenige Stunden später bei der Arbeit in seinem Gemüsegarten zertreten würde. »Eine nach der anderen, auch die letzte. Ich hätte leicht eine dieser Schnecken sein können, wenn mein Vater Deutschland nicht verlassen hätte.«[72]

Hans Münch bestand in den Gesprächen mit Lifton und mit Bar-On auf Anonymität, aber Münch ist leicht an seinem Lebenslauf zu erkennen. Nur Gitta Sereny offenbarte den Namen »Münch«. Ihre Publikation erschien 1995 auf Englisch. Da lebte Münch noch. Gut möglich, dass »Der Spiegel« dadurch auf Hans Münch aufmerksam wurde.

Als der »Spiegel«-Journalist Bruno Schirra 1998 einen Artikel über den »letzten noch lebenden KZ-Arzt« schrieb, über Hans Münch, kam allerdings eine Lawine ins Rollen.[73] Es gab einen Aufruhr in der Gemeinde, sagte der Bürgermeister. Die Haushälterin klagte: »Was wir haben durchmachen müssen!«[74]

In einem ersten Interview, das Schirra mit Münch im Jahr 1997 führte, kam Folgendes zur Sprache.[75] Bruno Schirra fragte:

»Wie sieht so ein Malaria-Experiment aus?«

Darauf antwortete Münch:

»Also, das ist gar nicht so einfach. Die Malariaexperimente, die waren sowieso nicht schlimm. Die Malariageschichte, das waren [...] Ich glaub, die Malaria kann man ganz weglassen, das ist ganz harmlos. Es wurde keine Malaria eingespritzt, gelt, sondern es wurde nur versucht, einen Test zu machen. Ist der Mann gegen Malaria immun oder nicht, nicht wahr. Das spielt eine Rolle, ob man gegen Malaria impfen kann zum Beispiel. Das ist das eine. Aber das andere, das waren Malaria-Sachen. Also, die kann ich jederzeit rechtfer-

---

[71] Bar-On 1996, S. 67 u. 81.

[72] Ebenda, S. 80.

[73] Schirra, B.: Die Erinnerung der Täter, in: Der Spiegel Nr. 40: 1998, S. 90–92.

[74] Franzen 1999.

[75] FBI, Smlg StA Ffm 124, 1. Interview Schirra/Münch 1997, Transkription des Interviews.

tigen. Die Malaria-Versuche sind ähnlich [wie die Rheuma-Versuche], das geht auch mit Hauttests […]«

Auf die Frage von Schirra, was es mit den Rheuma-Versuchen auf sich habe, antwortete Münch:

»Und dann haben wir also Versuche gemacht, bei denen man von diesen Zahngranulomen Extrakte machte, und diese Extrakte, die steril sind, also keine Infektion mehr machen können, aber die können allergische Reaktionen machen […] Und in diesem Sinn habe ich also die Zahngranulome genommen, hab die extrahiert und verschiedene Portionen gemacht. Und dann in die Haut, steril, wo also infektionsmäßig überhaupt nichts mehr passieren kann, aber wo allergisch, wo man sehen kann, ob eine Allergie damit auszulösen ist […]«[76]

In der publizierten gekürzten Fassung des Interviews war zu lesen, was Münch über die Zeugen der Malaria-Versuche aussagte: »Da marschierten sechs hysterische Weiber auf, darunter ein furchtbar giftiges Weib, die ist extra aus Amerika eingeflogen worden, und alle haben gejammert, was ich ihnen Grausames angetan hätte.«

Nach Erscheinen des »Spiegel«-Artikels ermittelte die Staatsanwaltschaft Kempten gegen Münch. Sie gab das Verfahren nach München ab.[77] Es wurde schließlich an die Staatsanwaltschaft Frankfurt am Main übergeben (AZ: 50 Js 31738.6/98). Denn der Bundesgerichtshof verwies Auschwitz-Verfahren routinemäßig an die Frankfurter Staatsanwaltschaft.

Münch wurde der Vorwurf gemacht, medizinische Versuche durchgeführt zu haben, indem er Malaria- und Fleckfiebererreger, Streptokokken und den Eiter aus Zahnwurzeln gesunden Personen injiziert habe: »Diese Versuche soll er zumindest teilweise in einem Labor im sogenannten Versuchsblock, dem Block 10 des Stammlagers Auschwitz, durchgeführt haben.« Die Vorwürfe basierten auf dem »Spiegel«-Artikel. »Zugegebenermaßen« habe der Beschuldigte über seine ärztliche Tätigkeit im Hygiene-Institut hinaus in Block 10 des Stammlagers ethisch zumindest zweifelhafte Versuche an Menschen durch-

[76] Natürlich sind Extrakte von Zahngranulomen und vereiterten Zahnwurzeln nicht steril. Münch ging es um die Bearbeitung der Frage, ob Streptokokken aus Zahnvereiterungen auf immunologischem allergischen Weg rheumatische Erkrankungen (rheumatisches Fieber) hervorrufen können. Die Versuchsanordnung war aber zur Klärung denkbar ungeeignet.

[77] Anonymus: Staatsanwalt ermittelt gegen ehemaligen KZ-Arzt, in: FR vom 15.10.1998. Die Staatsanwaltschaft in Kempten im Allgäu gab das Verfahren »wegen Sonderzuständigkeit für NS-Verbrechen an die Staatsanwaltschaft beim Landgericht München« ab (Huth 2015, S. 183).

geführt. Aber »Art und Zweck der Versuche mögen hier dahingestellt bleiben.« Denn zum jetzigen Zeitpunkt (1998) sei nur noch Mord strafbar, alle anderen Straftaten seien verjährt. »Dass durch diese Versuche des Beschuldigten auch nur in einem Fall der Tod der Versuchsperson eingetreten wäre, haben die Ermittlungen bislang nicht ergeben.«[78]

Hinsichtlich der Vorwürfe gegen den Beschuldigten wurde am 1. Januar 1999 eine erneute Zeugenaussage in Warschau eingeholt.[79] Der Zeuge J. Seweryn sagte:

»Ich begegnete dem Dr. Münch auf dem Gebiet von Block 20 in einem geschlossenen Raum bei Dr. Hans [richtig: Horst] Schumann,[80] der Versuche mit Männern durchführte. Sie entnahmen allen Männern Blut, und manchen Häftlingen wurden Spritzen gemacht. Ich hatte Fieber nach der Spritze, andere Häftlinge bekamen Aussatz. […] Münch und Schumann führten die Häftlinge in diesem Zustand auf den Block 10, wo wir irgendwelcher Wirkung von Röntgenstrahlen unterzogen wurden. Ich weiß nicht, was das war. Ich habe keine Ahnung, welcher Art Versuche Münch durchführte, ich weiß nicht, ob sie Rheumakrankheit oder Malaria betrafen. […]. Es wurde nur gesagt, dass man untersucht, wie Rheuma und Malaria entstehen. […] Ich sprach gut Deutsch und hörte, wie Wirths und Münch und Mengele sich unterhielten […]. Ich weiß von anderen Häftlingen, dass er (Münch) bei seiner Arbeit beim Hygiene-Institut verheimlichte, dass er an den Selektionen auf der Rampe beteiligt war […]. Ich bin der Meinung, dass Münch sich bei der Verhandlung in Krakau herausgelogen hat […].«

Jetzt gestand Münch, auch an Selektionen beteiligt gewesen zu sein. Er sagte, »er habe den Menschen einen Gefallen getan, ich gab ihnen Spritzen, damit sie nicht noch 14 Tage im Lager bleiben mussten«.[81]

Es lag ein psychiatrisches Gutachten von dem emeritierten Professor für Psychiatrie der TU München, Hans Lauter, vom 13. März 1999 vor.[82] Es war

---

[78] FBI, Smlg StA Ffm 124, Staatsanwalt b. Landgericht, Einstellungsbeschluss 4.1.2000.

[79] FBI, Smlg StA Ffm 177, Protokoll Zeugenvernehmung von J. Seweryn vom 15.1.1999 in Warschau.

[80] Horst Schumann (1906–1973), Amtsarzt aus Halle, kastrierte zwischen Herbst 1942 und Sommer 1944 mindestens 152 Versuchspersonen, meist Männer, mit Röntgenstrahlen (Klee 2003, S. 570f.).

[81] FBI, Smlg StA Ffm 175, Hygienisch-bakteriologische Untersuchungsstelle der Waffen-SS. (Autor unleserlich).

[82] Ebenda, Smlg StA Ffm 124, Gutachten Hans Lauter. Hans Lauter (geb. 1928) war von 1978–1996 Leiter der psychiatrischen Klinik der TU München. Er ist Mitbegründer der Deutschen Alzheimer-Gesellschaft und Mitglied der Leopoldina (Wikipedia, 25.11.2022).

ein privates Gutachten, erstellt auf Wunsch von Münchs Sohn Dr. Hans-Georg Münch, Oberarzt der universitären Kinderklinik München; er ist das jüngste von drei Kindern Münchs und wurde nach dem Krieg geboren. Der Gutachter diagnostizierte bei Hans Münch einen »Demenzprozess«. Im bildgebenden MRT habe sich eine fortgeschrittene Hirnatrophie dargestellt. Der Gutachter vermutete als Ursache eine Alzheimer-Erkrankung. Er meinte, die Ausführungen des Patienten »zum Block 10 blieben völlig unpräzise«. Wegen der Demenz sah der Psychiater »kein Unrechtsbewußtsein« bei Hans Münch.

Das Verfahren gegen Münch wurde am 4. Januar 2000 wegen Verhandlungsunfähigkeit des Beschuldigten eingestellt.[83]

Zu Beginn des Verfahrens hatte der bayerische Staat Münch die ärztliche Approbation entzogen. Die wollte er nun wiederhaben. Aber die Landesbehörde argumentierte, dass er wegen einer Demenz nicht verhandlungsfähig sei und dass er somit auch keine Patienten behandeln könne.

Mitte 2000 hatte Hans Münch im französischen Rundfunk erklärt, »für Roma und Sinti seien die Gaskammern die einzige Lösung gewesen«. Ein Pariser Gericht sprach ihn von dem Vorwurf der Aufstachelung zum »Rassenhass« frei. Das Gericht begründete seine Entscheidung damit, dass Münchs »rassistische Äußerungen durch eine psychische Störung bedingt seien, die ihm das nötige Feingefühl genommen hätte«.[84] Im Jahr danach starb Hans Münch.

---

[83] Anonymus: SS-Arzt Münch muss sich nicht verantworten, in: FR vom 13.3.2000.

[84] Anonymus: Freispruch für Ex-KZ-Arzt, in: FR vom 21.6.2000.

8. Die bakterielle Ruhr bei den Soldaten: Impfstoffe dringend gesucht

Nach dem Überfall der deutschen Wehrmacht auf Polen am 1. September 1939 bekamen die Sanitätsoffiziere noch vor dem Fleckfieber sehr bald Probleme, die sie auch nicht beherrschten. Denn die Ruhr brach unter den Soldaten aus.

Die Ruhr wird durch Bakterien hervorgerufen, die Shigellen heißen, und sie wird übertragen bei einem Mangel an Hygiene, wie er in Soldatenunterkünften im Feld vorkommt. Eine zweite Form der Ruhr entsteht durch Amöben, tierische Einzeller, die aber im Ostfeldzug keine Rolle spielte. Die Entdeckung der bakteriologischen Ursache der Ruhr gelang am Ende des 19. Jahrhunderts. Der Japaner Shiga machte als Erster 1898 die Mitteilung, dass er einen Bazillus gefunden habe, der die Ruhr genannte Krankheit hervorrufe. Walter Kruse (1864–1943), ein Bakteriologe aus Duisburg, konnte 1899 dieselbe Ursache für eine in der Rheinprovinz aufgetretene Seuche feststellen. Seither war der Shiga-Kruse'sche Bazillus als Erreger der epidemischen Dysenterie (Durchfallerkrankung) anerkannt: »Der Erreger der Ruhr ist ein kleines, plumpes Stäbchen mit zugespitzten Enden.«[1]

Die Truppen waren erst in Westpreußen, als schon die Ruhr ausbrach. Sie befiel dann auch das neu gegründete Ghetto in Litzmannstadt, vormals Łódz. Es hieß, dass es niemals zuvor eine endemische Ausbreitung der bakteriellen Ruhr in Polen gegeben habe und dass möglicherweise die deutschen Truppen die Ruhr eingeschleppt hätten. Dabei wurde die Seuche von den Wehrmachtsärzten zu spät diagnostiziert. Die deutsche Ärzteschaft hatte versagt, weil sie »die Ruhr weder erkannt noch genügend ernst genommen habe«.[2]

Litzmannstadt gehörte zu dem Teil des besetzten Polens, der in das Deutsche Reich eingegliedert wurde. Insofern nahmen Ärzte im Großdeutschen Reich zur Kenntnis, dass die Ruhr dort ausgebrochen war. In der »Medizinischen Klinik« vom 28. Februar 1941 konnte jeder Arzt lesen, was aus dem

---

[1] Fraenken, C.: Die Ruhr, in: Rubner u. a. 1913, S. 128–134.

[2] Eckart, W. U.: Medizinische Probleme der deutschen Wehrmacht während der Kampfhandlungen in Polen (September/Oktober 1939), in: Guth 1990, S. 101–108; Leven, K.-H.: Die bakterielle Ruhr im deutschen Heer während des Kriegs gegen die Sowjetunion, 1941–1945, in: Wienau/Müller-Dietz 1994, S. 82–97.

Staatlichen Hygienischen Institut in Litzmannstadt, dessen Direktor Prof. Dr. med. habil. Hans Großmann aus Greifswald war, berichtet wurde:

»Litzmannstadt ist eine junge Großstadtsiedlung [...]. Ein hoher Prozentsatz der Bevölkerung besteht aus Juden, die seit Februar 1940 aus allen Stadtteilen entfernt und in der ehemals hauptsächlich von Juden bewohnten Gegend im Norden von Litzmannstadt zusammengefasst wurden. Von der übrigen Bevölkerung sind sie vollkommen abgeschlossen [...]. Dieser nördliche Stadtteil, der schon früher fast ausschließlich von Juden bewohnt wurde, [war] schon immer als der eigentliche Seuchenherd innerhalb der Stadt anzusehen [...]. Da es eine zentrale Wasserversorgungsanlage nicht gibt, besitzt jedes Haus oder [besitzen] mehrere Häuser einen gemeinsamen, oft reparaturbedürftigen Brunnen. Flachbrunnen sind im Judenviertel vorherrschend. Das Fehlen der Kanalisation führt dazu, die Küchenabwässer in die Rinnsteine der Straßen zu leiten. Die Fäkalien werden in Gruben gesammelt, deren Dichtigkeit vielfach mangelhaft ist [...]. Im Verlauf der Epidemie wurden 9.769 Ruhrfälle (aus dem Judenviertel und den übrigen Stadtteilen) gemeldet, von denen 894 starben (Letalität 9,1%).«[3]

Die Krankheit verlaufe gerade im »Judenviertel« besonders schwer, hieß es, denn die Brunnen speziell im »Ghetto« seien oft in sehr schlechtem Zustand. Der Autor des Artikels verwendete das Wort »Ghetto«.

Auch im KZ Auschwitz nahe Kattowitz in Oberschlesien brach die Ruhr aus. Kattowitz und Auschwitz waren genauso wie Litzmannstadt 1939 ins Deutsche Reich integriert worden. Noah Klieger (1926–2018) wurde als 16-Jähriger nach Auschwitz-Monowitz (Auschwitz III) deportiert. Er stammte aus Straßburg. Er erkrankte an Ruhr und wurde in den Krankenbau eingewiesen. Zwei SS-Offiziere und ein Häftling kamen zur »Selektion«. Einer der SS-Offiziere war der Lagerarzt Josef Mengele; der Häftling war der jüdische Arzt Robert Waitz, ebenfalls aus Straßburg, jetzt Leiter des Krankenbaus im Monowitzer SS-Lager. Robert Waitz gehörte dem französischen Widerstand an und wurde am 10. Oktober 1943 ins KZ Auschwitz-Monowitz deportiert.[4] Noah Klieger wurde von Mengele nach »links« geschickt, zu den Todgeweihten. Er verhandelte mit Mengele um sein Leben. Mengele richtete sich schließlich an Prof. Waitz: »Willst du ihn haben?« Waitz sagte:

[3] Buch, E.: Die Ruhr in Litzmannstadt im Jahre 1940, in: Medizinische Klinik 37: 1941, S. 217; Siedek, H.: Zeitschriftenschau, in: Wiener Klinische Wochenschrift 54: 1941, S. 576.

[4] Stock, J.: Der Auftrag des Lebens, in: Der Spiegel Nr. 16: 2015, S. 52–57.

»Sehr gern.« Darauf Mengele: »Dann nimm ihn!« So überlebte Noah Klieger. Er starb 2018 in Tel Aviv.[5]

Robert Waitz wurde nach der Evakuierung des Lagers im Januar 1945 nach Buchenwald verbracht, wo er (siehe Kapitel 6) im Fleckfieberblock eingesetzt war.[6]

Beim weiteren Vormarsch 1939 nach Osten wurde die Seuche dann auch bei den deutschen Soldaten unbeherrschbar. Ferdinand Hoff war internistischer Lazarettarzt, später Beratender Internist einer Armee und ab 1941 Professor in Graz und ab 1950 Ordinarius in Frankfurt am Main. Er war Mitglied von NSDAP und SA. Er schrieb seine Erfahrungen mit der Ruhrepidemie auf. In Radom in Zentralpolen, das zum Generalgouvernement wurde, fanden die Deutschen ein gut eingerichtetes Krankenhaus vor, das sie beschlagnahmten. Hoff richtete eine Innere Abteilung ein:

»Es gab […] eine Baracke, die mit etwa 60 Ruhrkranken schon überbelegt war. Der Zustrom von inneren Krankheiten war wohl noch größer als der der Verwundeten. Die meisten litten an der Ruhr […]. Etwa 200 Kranke konnte ich in den sauberen Räumen der Ortskrankenkasse auf dem Fußboden der Büros unterbringen […]. Das Elend war unbeschreiblich, die Ruhrkranken mit ihren dauernden blutigen Durchfällen verunreinigten […] die Säle, selbst die Treppen. Ein scheußlicher Geruch erfüllte bald das ganze Haus, der widerliche Geruch der Ruhrseuche. In diesen Tagen in Radom kam keiner von uns aus den Kleidern […]«.[7]

Dann wurde auch die Schule in ein Lazarett verwandelt, »in das wir in den nächsten Tagen etwa 300 Kranke aufnahmen, in erster Linie Ruhrkranke […]. Als wir die Lastwagen ausluden, waren zahlreiche Verwundete und manche Ruhrkranken schon tot […]. Allein auf meiner Station«, schrieb Ferdinand Hoff, »haben wir während des Einsatzes in Polen beinahe 2.000 Ruhrkranke behandelt.«

»Anfang Dezember [1939] war unsere Arbeit im Wesentlichen getan«, so Hoff weiter in seinem Bericht, »die Ruhrepidemie war abgeflaut. Ich setzte durch, dass eines der ersten Kriegsverdienstkreuze an den braven Installateur und Klosettreiniger verliehen wurde […]. Ich wüsste keinen, der in der Bekämpfung der Ruhrseuche mehr geleistet habe als dieser brave Lokusreiniger. Der Mann bekam seinen Orden.«

---

5 Würger, T.: »Es war so. Ich war dabei«, in: Der Spiegel Nr. 8: 2021, S. 118f.

6 Wikipedia (10.1.2023).

7 Hoff 1971, S. 350f.

Mit den ruhrkranken Juden wurde nicht so sorgfältig umgegangen. Im Wald in der Nähe von Chełm wurden 600 Juden erschossen, nachdem in einem Deportationszug, der in Richtung des Flusses Bug unterwegs war, die Ruhr ausgebrochen war. Der SS-Führer ordnete den Massenmord an, denn »wir waren uns klar, dass es ein Verbrechen wäre, die verseuchten und verwanzten Juden im Kreisgebiet Chełm auszusetzen«.[8]

Im Herbst 1941 konnte der Amtsarzt der Stadt Radom, Erich Waizenegger (der aus Saulgau in Württemberg stammte), berichten, dass »bei Polen und Juden dieses Jahr erfreulicherweise die Ruhr [nur] in mäßigen Grenzen aufgetreten« sei.[9]

Nach diesen Erfahrungen war klar, dass die Wehrmacht einen Impfstoff haben wollte. Und so berichtete bereits auf der Tagung der Beratenden Ärzte am 3./4. Januar 1940 in der Scharnhorststraße Prof. Dr. Friedrich Sartorius (1896–1983), Leiter der hygienisch-bakteriologischen Abteilung der Militärärztlichen Akademie, über den »Stand der Frage der Impfung« bei der Ruhr.[10]

Auf der Tagung des Wissenschaftlichen Senats für das Heeressanitätswesen hielt Rudolf Prigge am 2. Dezember 1940 einen Vortrag zum Thema: »Ist die Einführung einer allgemeinen Ruhrschutzimpfung notwendig? Welcher Impfstoff ist zu benutzen?« Der Abteilungsleiter im Paul-Ehrlich-Institut sprach über Erfahrungen mit der Ruhrschutzimpfung.[11] Er betonte die Schwierigkeiten, einen geeigneten Impfstoff zu finden. Er forderte deshalb weitere Forschungen, die zentral gesammelt und ausgewertet werden sollten. Prigges Publikationsliste 1941 bis 1945 verweist auf »experimentelle Untersuchungen« über Ruhrbazillen. Bis eine Schutzimpfung vorläge, würde mit »gerade erst entwickelten Ruhrseren« experimentiert.[12]

Diese Seren wurden an polnischen Kriegsgefangenen des Lagers Korotschin (Posen) klinisch erprobt. Hans Schloßberger, der bis Kriegsbeginn die Serologische Abteilung im RKI kommissarisch leitete, war an der Testung von polyvalenten Ruhrseren an polnischen Kriegsgefangenen beteiligt, worüber 1940 ganz offen publiziert wurde. Der Beitrag war betitelt: »Aus ei-

---

[8] Schneider, G.: Verdrehte Logik (Rezension), in: FAZ vom 29.6.2015.

[9] Dreßen, W./Rieß, V.: Ausbeutung und Vernichtung. Gesundheitspolitik im Generalgouvernement, in: Frei, N. (Hrsg.), Medizin und Gesundheitspolitik in der NS-Zeit, Oldenbourg Verlag, München 1991, S. 166.

[10] BA-MA, RH 12-23, Nr. 2070, Beratendentagung 3./4.1.1940, Tagesordnung. Siehe auch Neumann 2005, S. 217f.

[11] Ebenda, S. 217; UAF, Abt. 14, Nr. 2815, Bl. 67-100, Publikationsliste von Prigge vom 14.12.1953.

[12] Eckart 1990, S. 104f.

nem Kriegsgefangenenlager in Polen«.[13] Diese Tests seien nötig, schrieben Schloßberger und sein Co-Autor, »weil sich der Einsatz dieser Eiweißstoffe als nicht unproblematisch erwiesen und relativ oft zu starker Serumkrankheit oder zu anaphylaktischen Reaktionen mit Schockwirkung geführt hatte und damit eine erhebliche Gefahr für die Patienten bedeutete«.[14]

Am 22. Juni 1941 überfiel die Wehrmacht die Sowjetunion. Rumänien kämpfte an der Seite Deutschlands. Die Einsatzgruppe D (eine bewaffnete Formation aus SS und Polizei) marschierte durch Rumänien in Richtung auf die Schwarzmeerküste. Am 4. Juli 1941 war sie in Pietra Neamt in den Karpaten, und der Arzt der Gruppe, der Österreicher Schnopfhagen, impfte die Männer gegen die Ruhr, um der in der Gegend grassierenden Ruhr vorzubeugen.[15]

Die Einsatzgruppe D marschierte in die Südukraine, auf die Krim und in den Kaukasus. Sie folgte der Heeresgruppe A, die Teil der Heeresgruppe Süd war. Friedrich Sartorius war Beratender Hygieniker der 17. Armee der Heeresgruppe A, die die Ölfelder im Kaukasus erobern wollte. Am 20. September 1942 versuchte Oberstabsarzt Sartorius, 1.538 tuberkulöse Kinder aus einem Kinderheim in Teberda (an der Grenze zu Georgien) zu retten. Er wollte das Heim in die Obhut der Wehrmacht nehmen, um es vor der SS bzw. der Einsatzgruppe D zu schützen. Aber am 22. Dezember 1942 wurden dennoch 54 schwerkranke Kinder vom Einsatzkommando (Ek) 12 der Einsatzgruppe D vergast.[16] In Gaswagen.[17]

Ein Beratender Internist beklagte im September 1941 aus einem Kriegsgefangenenlager in Biala-Podlaska, das im Generalgouvernement lag, aber vor allem mit sowjetischen Kriegsgefangenen belegt war, dem Stammlager (Stalag) 307, dass angesichts des »Massenmaterials« keine hinreichenden statistischen Auswertungen hätten vorgenommen werden können über die Wirksamkeit der Ruhrimpfstoffe.[18] Er hoffe aber, dass in anderen Kriegsgefangenenlagern »das wirklich interessante Material« nicht verloren gehe.

Karl-Heinz Leven schreibt, dass vier verschiedene Impfstoffe zum Schutz gegen die Ruhr zum Einsatz kamen. Es waren darunter eine Vakzine aus

---

13 Ebenda, S. 105.

14 Ebenda.

15 Angrick, A.: Besatzungspolitik und Massenmord. Die Einsatzgruppe D in der südlichen Sowjetunion 1941–1943, Hamburger Edition, Hamburg 2003, S. 140.

16 Ebenda, S. 645 u. 651.

17 Kogon u.a. 1986, S. 107.

18 Neumann 2005, S. 219.

dem Paul-Ehrlich-Institut nach Otto und zwei Impfstoffe aus den Behringwerken. Erprobt wurden sie 1942 in einem Kriegsgefangenenlager. Der Beratende Hygieniker Franz Klose (1887–1978), Amtsarzt aus Kiel und in der Bundesrepublik erster Präsident des Bundesgesundheitsamts, anschließend als CDU-Mitglied gesundheitspolitischer Spitzenpolitiker im Bundesinnenministerium,[19] meinte dazu, »dass die bei der Wehrmacht zur Anwendung kommenden Ruhrimpfstoffe vor der Ausgabe im Tierreich, wenn möglich an Menschen laufend auf die Wirksamkeit und Verträglichkeit kontrolliert werden«.[20] Denn offenbar war es bei einer Erprobung an 430 Testpersonen zu sehr vielen Nebenwirkungen gekommen, so dass es hieß, dass »auf Grund ihrer starken Reaktionen die getesteten Impfstoffe für die praktische Verwendung ausfielen«.[21]

Es waren Wehrmachtsärzte, die die Untersuchungen in Kriegsgefangenenlagern durchführten. Es gab aber auch Experimente mit Ruhrimpfstoffen in Konzentrationslagern. Der Historiker Ulrich Schneider und der Mitarbeiter der DDR-Buchenwald-Gedenkstätte Harry Stein wiesen bereits 1986 darauf hin, »dass die Behringwerke schon Ende 1939 [...] Impfstoff gegen die Ruhr-Epidemie im Konzentrationslager Buchenwald testen ließen«. Anfang 1940 erbaten die Behringwerke vom KZ Titerbestimmungen aus dem Blut der »Geimpften«. Am 2. Februar schickte das KZ 60 Venülen mit Häftlingsblut von *beiden* Impfstoffen. In einem Begleitschreiben hieß es, der *neue* Impfstoff sei sehr gut wirksam und fast optimal verträglich.[22]

Thomas Werther verweist jedoch darauf, dass die Behringwerke erstmals im Mai 1941 Ruhr- und Typhus-[Fleckfieber-?] Präparate über Mrugowsky ans KZ Buchenwald geschickt hätten. Ab dem Frühjahr 1941 seien die IG-Farben also »direkt mit dem obersten SS-Hygieniker im Geschäft.«[23] Zuvor war auf einer Besprechung am 3. April 1941 erläutert worden, dass Bieling die Absicht habe, »auf der Rückreise zu seinem Truppenteil im Laufe der nächsten Woche in Berlin bei Mrugowsky vorzusprechen.«

Mrugowsky berichtete ferner auf der 1. Arbeitstagung Ost der Beratenden Ärzte im Mai 1942. Es seien in KZ verschiedene Impfstoffe zur Ruhrprophy-

---

19 Kreller/Kuschel 2022, S. 60–62.

20 Leven, K.-H.: Quellen zur Geschichte des Sanitätswesens der deutschen Wehrmacht im Bundesarchiv-Militärarchiv Freiburg, in: Guth 1990, S. 25–33, hier: S. 29; ders. 1994, S. 87.

21 Werther 2001, S. 532.

22 Schneider/Stein 1986, S. 40–42.

23 Werther 2004, S. 191.

laxe zur Anwendung gekommen: Bei 12.400 Personen hätte der Impfstoff von Behring keinerlei Wirkung gezeigt, während drei andere Impfstoffe bei insgesamt 23.000 Personen »sehr effektiv« gewesen seien.[24]

Das Jenaer Hygiene-Institut

An einem aktiven Impfstoff gegen die bakterielle Ruhr arbeitete auch Hans Schloßberger. Denn die Verwendung antikörperhaltigen Serums zur passiven Impfung barg zu viele Nebenwirkungen in sich und war nicht praktikabel. Er war seit 1941 Professor für Hygiene der Universität in Jena. Er hatte den Sprung vom RKI an die Universität geschafft. Die DFG finanzierte ihm eine Studie über »Experimentelle Untersuchungen über Ruhrschutzimpfungen«.[25] Er war 1942 guter Dinge, dass ein aktiver Impfstoff gegen die Ruhr entwickelt werden könne. »Die neueren Versuche haben jetzt einige schöne Erfolge gezeitigt, so dass die Hoffnung berechtigt ist, dass damit die Bekämpfung der Ruhr in ein neues Stadium eingetreten ist.«[26] Er gab Ende 1944 aber zu, nie einen brauchbaren Impfschutz gegen die Ruhr gefunden zu haben.[27]

Schloßberger war »direkt mit den Zuständen im KZ Buchenwald konfrontiert«. Denn Jena lag nur 17 km von dem KZ entfernt.[28] Hans Schloßberger stammte aus dem Schwarzwald als Sohn eines Sanitätsrats.[29] Nach dem Studium bekam er 1913 die ärztliche Approbation und promovierte im selben Jahr und legte 1919 das »Physikatsexamen« für die staatliche ärztliche Tätigkeit in Württemberg ab. Als Medizinalpraktikant war Schloßberger (vor der Approbation) von Juli bis September 1912 unter Paul Ehrlich im Königlichen Institut für experimentelle Therapie in Frankfurt tätig. 1914 ging er (nach der Approbation) ans Marburger Institut für experimentelle Therapie unter Emil von Behring. Ab 1917 war Schloßberger wieder am Paul-Ehrlich-Institut beschäftigt.[30] Von 1922 bis 1933 war er Mitglied der DNVP.[31] 1929 ging

[24] Neumann 2005, S. 220; Feuck 1987.

[25] Klee 2001 (Deutsche Medizin), S. 234; ders. 2003, S. 540.

[26] Kolle/Hetsch 1942, S. 168.

[27] Schloßberger, H.: Kriegsseuchen, Verlag von Gustav Fischer, Jena 1945, S. 67. Das Vorwort ist vom Oktober 1944.

[28] Zimmermann, S.: Die Medizinische Fakultät der Universität Jena während der Zeit des Nationalsozialismus, VWB-Verlag für Wissenschaft und Bildung, Berlin 2000, S. 183.

[29] IfG, Lebenslauf von Schloßberger vom 10.10.1945.

[30] Wikipedia (30.4.1022).

[31] Hinz-Wessels 2021, S. 151.

Schloßberger als Regierungsrat ins Reichsgesundheitsamt und arbeitete im Serologischen Labor; 1935 wechselte er ins RKI und leitete wie gesagt kommissarisch die Serologische Abteilung; 1937 war er Oberregierungsrat und hatte den Amtstitel eines Professors.[32]

1941 erhielt Hans Schloßberger den Ruf auf die Hygiene-Professur der Universität Jena. Er war nicht habilitiert. Susanne Zimmermann verweist darauf, dass die Berufung von Nichthabilitierten eigentlich nur mit Unterstützung der Parteikanzlei möglich war.[33] Schloßberger wurde Nachfolger von Friedrich Weyrauch (1897–1940), der sich am 16. November 1940 erschossen hatte. Ursachen für den Freitod ließen sich – so Susanne Zimmermann – nicht finden. Möglicherweise hingen sie mit Kontakten zum KZ Buchenwald zusammen, die Weyrauch hatte. Das Jenaer Hygiene-Institut war schon 1938 an bakteriologischen Untersuchungen im KZ beteiligt, denn unter den Angehörigen des SS-Wachpersonals waren Paratyphuserkrankungen aufgetreten.[34]

Als Hans Schloßberger am 1. Oktober 1941 nach Jena berufen wurde,[35] lagen also Kontakte des Hygiene-Instituts zum KZ vor. Das Buchenwalder Abwasser gefährdete im Frühjahr 1942 die Gesundheit der umliegenden Gemeinden. »In diesem Zusammenhang ist eine im Sommer 1942 erfolgte Besichtigung des KZ zu sehen.«[36] Aber die Abwasserentsorgung blieb »trotz Bemühungen der Verantwortlichen problematisch«. Im März 1945 erbrachten Untersuchungen des Abwassers »nördlich des KZ erneut den Nachweis von Typhuserregern. Prof. Schloßberger sah Abhilfe nur in einer prinzipiellen Verbesserung der Klärung und in einer ausreichenden Chlorierung«.[37] Da diese nicht möglich waren, plädierte er für Impfungen.

Die Kontakte, die Schloßberger zum KZ Buchenwald hatte, lassen es als unmöglich erscheinen, dass er von den Fleckfieberversuchen dort nichts wusste. Schloßberger war Beratender Hygieniker der Wehrmacht. Er nahm aber offensichtlich nicht an der 3. Arbeitstagung der Beratenden Ärzte im Mai 1943 teil, auf der Ding-Schuler den Vortrag über die Fleckfieberexperimente hielt. Jedenfalls steht Schloßberger nicht auf der Teilnehmerliste des Tagungssegments »Hygiene und Tropenhygiene«, in dessen Rahmen Erwin

---

32 Verz. 1937, S. 218.
33 Zimmermann 2000, S. 41.
34 Ebenda, S. 180–184.
35 Ebenda, S. 41.
36 Ebenda, S. 183.
37 Ebenda.

Dings Referat stattfand.[38] Schloßberger wusste aber offensichtlich von den Versuchen. Denn er schrieb 1944, dass »hinsichtlich ihrer Wirksamkeit die [...] genannten Impfstoffe anscheinend etwa gleichwertig sind«. Er zitierte Ding-Schuler. Er nannte den Weigl-Impfstoff, den Impfstoff aus bebrüteten Eidottersackkulturen und den Impfstoff von Durand und Giroud.[39] Er war also informiert.

Am 22. Juni 1945 wurde Hans Schloßberger von den Amerikanern interniert und nach Heidenheim an der Brenz, Württemberg, gebracht. Zur selben Zeit suchte die Frankfurter Goethe-Universität einen neuen Professor für Hygiene. Der NS-belastete Emil Küster war entlassen worden.

Weil Robert Kudicke zu alt und Richard Bieling unentschlossen waren,[40] fragte der Frankfurter Dekan Bernhard de Rudder, der seit 1935 die Kinderklinik leitete,[41] bei Hans Schloßberger an: »Das Institut für Hygiene wird gegenwärtig von Herrn Prof. Dr. Kudicke kommissarisch geleitet, der aber mit Rücksicht auf sein Alter für eine Berufung nicht in Frage kommt. Wenn Sie im Prinzip einverstanden sind, so wäre ich Ihnen dankbar, wenn Sie mir einen kurzen Lebensabriss, auch in politischer Hinsicht, schicken wollen. Wir dürfen nämlich nur Nichtparteigenossen für neue Berufungen vorschlagen. Im Übrigen hoffe ich, dass es Ihnen gut geht, obwohl Sie Ihre ganze Habe in Jena zurücklassen mussten [...]«.[42]

Hans Schloßberger zeigte Interesse, vor allem daran, freizukommen. Er schrieb, dass er »zur Zeit noch hier in Heidesheim festgehalten werde«, weil er bis zum 27.8.1939 dem Institut Robert Koch angehört habe, »das während des Kriegs Versuche an Menschen (in Irrenanstalten und Konzentrationslagern) angestellt haben soll [...]«[43] Er teilte dem Dekan vertraulich mit, dass er auch wegen der Besetzung des Direktorenpostens mit dem Frankfurter Institut für experimentelle Therapie in Verhandlungen stünde, weil der »Direktorenposten ja auch neu besetzt werden soll«. Soweit er orientiert sei, sei bereits von dort ein Antrag an die Militärregierung gestellt worden, »mich

---

[38] Klee 1997, S. 311.

[39] Schloßberger 1945, S. 60.

[40] IfG, Dekan Ffm. an Kuratorium der Uni., vom 20.11.1945, Berufung auf das Ordinariat für Hygiene.

[41] Beddies, Th.: Besetzung pädiatrischer Lehrstühle ... nach dem Zweiten Weltkrieg, in: Monatsschrift Kinderheilkunde 2016, S. 21–26.

[42] IfG, de Rudder an Schloßberger vom 27.10.1945.

[43] Ebenda, Schloßberger an de Rudder vom 8.11.1945.

frei zu lassen«. Schloßberger beteuerte, nie der NSDAP angehört zu haben.[44] Aber es dauerte dann noch ein knappes Jahr, bis Schloßberger frei kam und am 28. September 1946 den Ruf auf die Frankfurter Stelle eines Ordinarius für Hygiene erhielt.[45]

Der Frankfurter Oberbürgermeister hatte sich für ihn bei der amerikanischen Militärregierung eingesetzt, Schloßberger sei »politisch unbelastet«.[46]

Hans Schloßberger wurde Ordinarius für Hygiene. 1952/1953 war er Dekan. 1954 erkrankte Schloßberger schwer und starb 1960 in Stuttgart.[47]

Die Impfstoffe gegen die Ruhr waren nicht wirksam

In einem Bericht an die Beratenden Internisten hieß es im Juli 1942, dass noch abzuwarten bleibe, »wie sich die Ruhrschutzimpfung hinsichtlich der Erkrankungsfälle auswirken wird«. Über die Bewertung der durch die Impfung wahrscheinlich beeinflussten Resultate werde informiert, »sobald genügend Erfahrungen vorliegen«.[48]

Wenige Tage später, Ende Juli 1942, legte Kurt Gutzeit in einem Bericht dar: »Auf Befehl des Heeressanitätsinspekteurs werden vor der nächsten Ruhrsaison im Osten und Südosten sowie in Afrika Ruhrschutzimpfungen mit polyvalenter Vakzine durchgeführt werden. Da die vorhandenen Impfstoffe nicht ganz gleichartig sind, wird es wichtig sein, einerseits bei der Impfung genaue Soldbucheintragungen über den Zeitpunkt der Impfung, die Art des Impfstoffs und die Dosierung durchzusetzen, andererseits die Zahl der Erkrankungen in den einzelnen Divisionen und Armeen in Verhältnis zur Iststärke festzustellen und bei Lazarettaufnahme in den Krankenblättern Zeitpunkt und Dosierung der Impfung sowie die Art des verwendeten Impfstoffs genau zu notieren. Nur so wird man zu einem Urteil über die Wirksamkeit der verschiedenen Impfstoffe kommen können.«[49]

---

[44] Allerdings schrieb Ernst Klee (2003,S. 540), dass Schloßberger 1937 der NSDAP beigetreten sei. Annette Hinz-Wessels erwähnt zweimal (2021, S. 36 u. 40), dass Schloßberger »möglicherweise« NSDAP-Mitglied war. An anderer Stelle (2009, S. 82) bezeugt sie, dass Schloßberger »formell« der NSDAP angehörte.

[45] IfG, Kuratorium an Dekan vom 28.9.1946, betr. Ruf an Schloßberger.

[46] Ebenda, Oberbürgermeister an Militärregierung vom 22.1.1946.

[47] IfG, Rektor Goethe-Uni.,Nachruf Schloßberger.

[48] BA-MA, RH 12-23, Nr. 45, Armeearzt 18 aus den Berichten der Beratenden vom 25.7.1942.

[49] Ebenda, Nr. 118, Gutzeit an Beratende vom 29.7.1942.

Am 28. Januar 1943 hatte eben dieser Heeressanitätsinspekteur, Generaloberstabsarzt Handloser, den Vorsitz einer Berliner Zusammenkunft des Wissenschaftlichen Senats für das Sanitätswesen.[50] Die Beratenden Ärzte gaben Stellungnahmen ab zur Ruhrimpfung. Der Beratende Pathologe der 6. Armee, Oberstabsarzt Prof. Dr. Ernst Dormanns,[51] wies an Hand von Statistiken nach, dass die tödlichen Verläufe der Ruhr in der 6. Armee von 1941 zu 1942 deutlich zugenommen hätten. Diese Zunahme (die auch bei anderen Infektionskrankheiten zu verzeichnen war) sei bereits vor der Einkesselung der 6. Armee in Stalingrad am 20. November 1942 aufgetreten; der Pathologe führte sie auf eine insgesamt geschwächte Widerstandsfähigkeit der Truppe durch schlechte Ernährung und durch starke Belastungen zurück. Einen Erfolg der Schutzimpfung sah er nicht.[52] Er empfahl den Austausch der Soldaten. Aber dazu war es jetzt zu spät. Denn fünf Tage nach der Zusammenkunft, am 2. Februar 1943, kapitulierte die 6. Armee, und 90.000 oder 100.000 Wehrmachtssoldaten gingen in Stalingrad in sowjetische Gefangenschaft.

Im Dezember 1944 berichtete Gutzeit, dass die Amöbenruhr keine große Rolle spiele. Im Jahr 1943 seien in Griechenland nur »19 Fälle seziert« worden. Sie stammten aus dem »hygienisch sehr ungünstigen Westgriechenland«.[53]

Im selben Bericht führte Gutzeit aus, dass die bakterielle Ruhr »weder 1943 noch 1944 als Kriegsseuche in irgend einem Einsatzgebiet Bedeutung gehabt« habe. »Ob und inwieweit übrigens die im letzten Jahr recht lückenhaft durchgeführte Impfung von Einfluss auf den Rückgang der Morbidität gewesen ist, ist nicht zu entscheiden.« Prof. Dr. Ernst Wilhelm Baader, Beratender Internist in Belgien, schrieb am 14. Mai 1943 in seinem Tätigkeitsbericht, dass er »die weitere Durchführung der Ruhrimpfung im Westen angesichts ihrer problematischen Erfolge und ihrer unangenehmen Nebenwirkung für unangebracht halte«.[54]

Kurz vor Kriegsende, bevor die Alliierten sämtliche Schriftstücke in die Hände bekämen, wurden am 13. Februar 1945 von Gutzeit etliche »Geheimakten« vernichtet. Dazu gehörten auch die »Erfahrungsberichte über Ruhrschutzimpfung 1944«.[55] Was den Verdacht bestärkt, dass es sich dabei um

[50] Schneider-Janessen 1993, S. 130–132.

[51] Verz. 1937, S. 397. Ernst Dormanns, 1924 approbiert, war außerordentlicher Professor und Leiter des Pathologischen Instituts der Städtischen Krankenanstalt in Solingen.

[52] Neumann 2005, S. 221.

[53] BA-MA, RH 12-23, Nr. 118, Gutzeit an Beratende vom 8.12.1944.

[54] Ebenda, Nr. 24, Baader Tätigkeitsbericht vom 14.5.1943.

[55] Ebenda, Nr. 230, Liste der vernichteten Geheimakten vom 13.2.1945.

Berichte von Experimenten an Unfreiwilligen handelte, von denen die Sieger keine Kenntnis haben sollten. Bekamen sie aber doch. Denn Kurt Gutzeit, der die Liste mit den »vernichteten Geheimakten« unterzeichnete, vergaß, die Liste zu vernichten. Sie ist überliefert.

In den letzten Apriltagen des Jahrs 1945 begann die Ruhr, bei der Zivilbevölkerung in Ostpreußen um sich zu greifen.[56] Die gefangenen Zivilisten wurden in einem Lager auf den Fußboden gelegt, »sie liegen auf Brettern und ausgehängten Türen oder direkt auf dem Zementboden, zum Teil halb bekleidet und ohne Decke [...]. Die Kranken scheinen nur noch wenig bewusst zu empfinden. Die meisten Kranken waren zu schwach, um sich noch von der Stelle zu bewegen, und lassen einfach unter sich. Der Zustand des Fußbodens ist unbeschreiblich.« Am 28. April gab es den ersten Toten.

Im September 1948 wurde Gutzeit nach dreijähriger Internierung in München »als Vertreter hohen Menschentums« entnazifiziert. Danach Chefarzt eines Privatsanatoriums. Ordinarius einer Universität wurde er nicht mehr. 1954 wurde Gutzeit aber Mitglied der Leopoldina. 1957 sollte er Honorarprofessor der Universität Marburg werden, starb aber kurz vorher.[57]

[56] Schneider-Janessen 1993, S. 341.
[57] Klee 2001 (Deutsche Medizin), S. 283 u. 304; Forsbach/Hofer 2018, S. 50–52.

9. Choleraausbruch in der Ukraine und auf Haiti

»In Mariupol gibt es einen Choleraausbruch«, berichtet das Fernsehen in den Nachrichten am 11. Juni 2022. Der Krieg in der Ukraine und die Not der Zivilbevölkerung führen zu katastrophalen hygienischen Zuständen. Am 20. November 2022 zeigt das Fernsehen Bilder aus Haiti von einer Choleraepidemie: 800 Infizierte, mehr als 100 Tote und über 8.000 Verdachtsfälle.

Das eigentliche Heimatland der Cholera war das Gangesdelta. Robert Koch entdeckte den Verursacher bei seinen zuerst in Ägypten, dann in Indien durchgeführten Untersuchungen im Jahr 1882.[1] Der Erreger hatte die Form eines Kommas und wurde deshalb »Kommabazillus« genannt. Lateinisch: Vibrio.

Es gab in den vergangenen zwei Jahrhunderten etliche Choleraepidemien. Die erste breitete sich 1817 in ganz Asien aus, die zweite drang 1826 bis nach Persien vor, die dritte kam 1831 bis nach Westeuropa und wütete hier bis 1838. Von 1846 bis 1857 suchte die nächste Cholerawelle wieder Europa heim, vor allem betraf sie die Krim, wo gerade Krieg war. Eine letzte Choleraepidemie dauerte in den 1860er-Jahren rund zehn Jahre. Aber abgesehen von Russland war Europa seit 1868 weitgehend frei von der Seuche.[2]

Dann brach im heißen Sommer 1892 die Cholera erneut in Hamburg aus. »Die Schulen wurden geschlossen, die wohlhabenden Bürger flüchteten aus Hamburg.«[3] In den Gängevierteln, wo die Armen lebten, ging der Tod um. Man trank das Leitungswasser, das unmittelbar aus der Elbe kam. »Oft genug kam es vor, dass im Leitungswasser kleine Fische, Aale oder tote Mäuse den Hahn verstopften.« Von der Obrigkeit wurde die Epidemie zunächst totgeschwiegen, aber dann musste sie doch Maßnahmen zur Eindämmung treffen. Der Senat holte Robert Koch nach Hamburg. Auf öffentlichen Plätzen ließ der Senat Kochstellen für Wasser einrichten. Die Bevölkerung wusch sich in Wasser, das einen Zusatz von Kresol hatte. Desinfektionskolonnen gingen von Haus zu Haus, in dem ein Krankheits- oder Todesfall eingetreten war. Aufklärungsschriften wurden in jeden Haushalt verteilt. Der bürgerliche Senat nahm dazu die Dienste der bis dahin verpönten sozialdemokra-

[1] Kolle/Hetsch 1942, S. 101.
[2] Schloßberger 1945, S. 40–43.
[3] Schult, J.: Lebenserinnerungen, unveröffentlichtes Manuskript, Hamburg 1964.

tischen Partei in Anspruch, die allein in der Lage war, sämtliche Bewohner der Arbeiterviertel zu erreichen. Ein Notstandskomitee kümmerte sich um Hungernde und Kinder.[4]

Robert Koch verordnete eine Kanalisation, die es in diesen Stadtteilen nicht gab, und er sorgte für Filtriergeräte, um das Trinkwasser zu klären. Hinsichtlich der Prophylaxe wurde der Schutz vor infiziertem Wasser als Goldstandard gesehen. Denn die epidemiologischen Aufzeichnungen von der Hamburger Choleraepidemie 1892 hatten den Vorrang der Wasserqualität vor allen anderen hygienischen Maßnahmen gezeigt: Die aufgelisteten und in einen Stadtplan eingezeichneten Cholerafälle häuften sich in den armen Hamburger Ortsteilen, die ihr Trinkwasser aus unfiltriertem Elbwasser bezogen, das mit menschlichen Fäkalien verunreinigt war. Demgegenüber hatte die selbstständige Nachbarstadt Altona, die bis 1937 preußisch war und erst mit Gesetzeswirkung ab 1. April 1938 nach Hamburg eingemeindet wurde, eine Wasserversorgung mit sorgfältig filtriertem Elbwasser; es gab kaum Cholerafälle auf der Altonaer Seite. Die Grenzlinie zwischen beiden Städten war die Grenzlinie der Cholerafälle. 17.000 Fälle in Hamburg standen 100 Fällen in Altona gegenüber.[5]

Die Methode der Aufzeichnung: woher nahmen die Cholerakranken bzw. die Nicht-Erkrankten ihr Trinkwasser? – ging zurück auf den Briten John Snow (1813–1858). Der Arzt hatte Mitte des 19. Jahrhunderts, als in England eine Choleraepidemie wütete, aufgelistet – er ging von Haus zu Haus –, aus welcher Pumpe die Bewohner ihr Trinkwasser holten. Und er fand, dass die Kranken alle denselben Brunnen benutzten.[6]

Mit Beginn des 20. Jahrhunderts hatte die Cholera im Wesentlichen ihren Schrecken verloren. Zivilisatorische und hygienische Maßnahmen verhinderten Ausbrüche. Aber 1911 gab es dann doch noch mal eine Epidemie in Italien. Thomas Mann war dort und floh vor der Seuche.[7] Die Cholera war in Palermo und Neapel aufgetaucht, und »Mitte Mai diesen Jahres fand man zu Venedig […] die furchtbaren Vibrionen in ausgemergelten Leichnamen

[4] Ebenda.

[5] Gotschlich, E.: Cholera asiatica, in: Rubner u. a. 1913, S. 300–392.

[6] Snow, J.: Über die Verbreitungsweise der Cholera, London 1855, 2. Aufl. Übersetzt aus dem Englischen von D. Aßmann, Quedlinburg 1857. Zitiert nach Gotschlich 1913, S. 362.

[7] Kertész, I.: Galeerentagebuch, Rowohlt Taschenbuch Verlag, Reinbek bei Hamburg 2016, 3. Aufl., S. 70.

von zwei Personen«.[8] Thomas Mann schrieb, dass die Seuche zunächst bagatellisiert wurde, um der Gastronomie und dem Tourismus nicht zu schaden. Schließlich drohte die Quarantäne, die Verhängung einer Sperre über die ganze Stadt. Gerüchte drangen zu den Touristen durch, die schnell ihre Koffer packten und abreisten. Aber der Protagonist in Thomas Manns Novelle starb – wie wir wissen. Die Cholera tötete diesen nobilitierten Abkömmling preußischer Offiziere. Mit ihm starb eine ganze Epoche.

Nach dem Ersten Weltkrieg kam es zwar 1922 nochmals zu Choleraausbrüchen, die Seuche blieb jedoch auf Russland beschränkt. Seit 1923 gab es in Westeuropa keine Cholerafälle mehr.[9] In Preußen trat die Cholera seit 1921 nicht mehr auf.[10] Die Deutschen kamen erst im Zweiten Weltkrieg wieder mit den Choleraerregern in Kontakt, als sie 1941 die Sowjetunion überfielen.

Im August 1942 brach eine Choleraepidemie in einer sowjetischen Division aus. Diese befand sich in der Stadt Astrachan am Kaspischen Meer und sollte die deutschen Truppen auf ihrem Weg in den Kaukasus aufhalten. Die Seuche wurde von den sowjetischen Ärzten angeblich erfolgreich mit »Bakteriophagen« bekämpft.[11]

Der deutsche Kriegschirurg Richard Meyer-Jungcurt berichtete am 15. Oktober 1942 in einem Brief an die Heimat, dass vier Tage zuvor in einem Gefangenenlager in Makejewka eine Choleraepidemie ausgebrochen sei. Die Stadt lag nahe bei Stalino (Donezk). Über die Stadt und die Umgebung wurde eine Quarantäne verhängt. In der Bevölkerung und in dem Gefangenenlager habe es Todesfälle gegeben.[12]

---

[8] Mann, Th.: Der Tod in Venedig, Fischer Taschenbuch, Frankfurt am Main 2021, S. 119–122 [Erstveröffentlichung 1913].

[9] Kolle/Hetsch 1942, S. 101.

[10] Solbrig, O.: 25 Jahre Preußische Medizinalverwaltung seit Erlass des Kreisarztgesetzes 1901–1925, in: Zeitschrift für Medizinalbeamte 40: 1927, S. 693–698.

[11] Schneider-Janessen 1993, S. 123. Bakteriophagen oder »Phagen« sind virusähnliche Gebilde. Die Sondergruppe des OKH für Seuchenbekämpfung experimentierte mit Phagen von August bis November 1941 in einem sowjetischen Kriegsgefangenenlager in Molodeczno (Operationsgebiet der Heeresgruppe Mitte) an fast 1.400 ruhrkranken Gefangenen, sah aber keinen Erfolg (Neumann 2005, S. 218f.). Die Sterblichkeit war bei Behandelten und Unbehandelten gleich groß. Siehe auch BA-MA, RH 12-23, Nr. 118, 2. zusammenfassender Bericht von Gutzeit vom 29.7.1942. In den Ländern der früheren Sowjetunion werden Phagen offenbar bis heute eingesetzt, jetzt gegen antibiotikaresistente Bakterien (MDR, Weltspiegel Reportage, Film von Heike Bittner, ausgestrahlt von tagesschau 24 am 29.10.2022).

[12] Meyer-Jungcurt, R.: Zwischen Seine und Don – Ein Arzt erlebt den Zweiten Weltkrieg, Verlag H. M. Hauschild, Bremen 1985, S. 99 u. 103.

Ein erster Impfstoff gegen die Cholera lag bereits seit 1895/96 vor. Er ging (nach anderweitigen ausländischen Vorarbeiten) auf Wilhelm Kolle zurück. Die Vakzine tat im Ersten Weltkrieg gute Dienste; die Entstehung einer Choleraepidemie wurde vermieden. »Aber nicht jeder Einzelne wurde durch die Impfung vor der Erkrankung bewahrt.« Zudem bestand der Impfschutz nur ein halbes Jahr, dann musste nachgeimpft werden.[13]

So wurde im Zweiten Weltkrieg an einem verbesserten Impfstoff gearbeitet. Er wurde offenbar an sowjetischen Kriegsgefangenen ausprobiert. Der Beratende Hygieniker vom Stab Don der 11. Armee – wahrscheinlich war es der Sanitätsoffizier Oberstabsarzt Dr. Tietz – schrieb am 3. November 1942, dass der neue Choleraimpfstoff »keine (Neben-)Reaktion am Tierversuch und bei der Probeimpfung an Kriegsgefangenen« mache«. »Nur vereinzelt« seien »schwache örtliche (Neben-)Reaktionen« gesehen worden.[14]

Heinz G. Konsalik lässt in seinem Roman einen SS-Arzt in Minsk sagen: »Wir haben Cholerabazillen verpflanzt, um einen schnellen Wirkstoff gegen die Cholera zu finden [...] Die Versuche lassen sich nicht leugnen, wir stehen für sie gerade.«[15]

Kurt Gutzeit, der Beratende Internist beim Heeressanitätsinspekteur, hielt in einem Bericht vom 1. Februar 1943 fest, dass mehrere kleine Epidemien mit Cholera unter der russischen Bevölkerung im Süden Russlands aufgetreten seien.[16] Sie hätten aber durch schnelle bakteriologische Diagnosestellung und entsprechende Sicherungsmaßnahmen (»Schutzimpfung der Zivilbevölkerung der Stadt«) rasch beherrscht werden können. »Bei deutschen Soldaten ist eine echte Cholera nicht aufgetreten.«

An der Ostfront bei Charkow wurden die Soldaten 1943 gegen Cholera geimpft, bevor die Rote Armee im Juli/August 1943 Charkow endgültig zurückeroberte.[17]

Gutzeit meinte, dass es sich bei den Durchfallerkrankungen der Wehrmachtsangehörigen meist eher um eine Ruhr oder um einen Paratyphus B gehandelt habe als um einen Choleraausbruch.

---

[13] Kolle/Hetsch 1942, S. 112; Schloßberger 1945, S. 57.

[14] Kudlien, F.: Begingen Wehrmachtsärzte im Russlandkrieg Verbrechen gegen die Menschlichkeit? In: Ärztekammer Berlin (Hrsg.), Der Wert des Menschen, Edition Hentrich, Berlin (West) 1989, S. 333–356.

[15] Konsalik, H. G.: Der Arzt von Stalingrad, Hestia Verlag, Bayreuth 1984, S. 243.

[16] BA-MA, RH 12-23, Nr. 118, Gutzeit 4. Zusammenfassender Bericht vom 1.2.1943.

[17] Chroust, P.: Friedrich Mennecke. Innenansichten eines medizinischen Täters im Nationalsozialismus, in: Beiträge zur Nationalsozialistischen Gesundheits- und Sozialpolitik Nr. 4, Rotbuch Verlag, Berlin (West) 1987, S. 67–122, hier: S. 78.

10. Typhus und Paratyphus: Tests im KZ Mauthausen

Der Erreger des Typhus wurde 1880 von dem Hallenser Pathologen Karl Joseph Eberth (1835–1926) und von Robert Koch entdeckt. Georg Gaffky (1850–1918), Kochs späterer Nachfolger als Direktor des RKI,[1] gelang es 1884, den Erreger, ein kleines, schlankes Stäbchen, auf Nährboden zu züchten.[2] Die Erreger heißen Salmonellen nach Daniel E. Salmon (1850–1914), einem US-amerikanischen Bakteriologen. 1896 wurden Paratyphusbazillen von zwei französischen Forschern beschrieben.[3] 1902 kam die Unterscheidung von Paratyphus A und B hinzu.

Der Paratyphus wird ebenfalls durch Salmonellen hervorgerufen, verläuft aber weniger dramatisch als der Typhus. In Mitteleuropa herrschte der Paratyphus B vor, während in Osteuropa und in den Mittelmeerländern der Paratyphus A vorkam. Und im Südosten der Paratyphus C.[4] Diesen neuen Erreger entdeckte Ludwik Hirszfeld während des Ersten Weltkriegs in Thessaloniki. Er wurde Salmonella hirszfeldi genannt.

Ein Impfstoff gegen Typhus/Paratyphus stand seit 1896 zur Verfügung, entwickelt von Wilhelm Kolle und Richard Pfeiffer (1858–1945) – beide Schüler von Robert Koch.[5] Aber »für Typhusimpfungen hatten bis 1904 in Deutschland kaum praktische Erfahrungen vorgelegen«. Das änderte sich erst mit dem Krieg der deutschen Schutztruppen in Deutsch-Südwestafrika gegen die Herero und Nama. »Das größte Problem der Kriegshygiene während des Herero-Feldzugs war der Typhus«.[6] »Eine Auswertung der Impfstatistiken setzte mit den Großversuchen in Deutsch-Südwestafrika ein und wurde vor

---

[1] Hüntelmann, A. C.: Biopolitische Netzwerke, in: Hulverscheidt/Laukötter 2009, S. 42–66.

[2] Fraenken, C.: Typhus abdominalis, in: Rubner u. a. 1913, S. 108–123.

[3] Ders.: Paratyphus, in: Ebenda, S. 123–128.

[4] Dennig 1964, Erster Band, S. 91; Hirszfeld 2018, S. 426.

[5] Pschyrembel, W.: Klinisches Wörterbuch, Walter de Gruyter, Berlin (West)/New York 1972, S. 1100. Richard Pfeiffer stammte aus der Provinz Posen, 1887–1891 Assistent bei Robert Koch. 1897 erforschte er in Indien die Pest und 1898 mit Koch die Malaria in Italien. 1899 Ordinarius für Hygiene in Königsberg, von 1909 bis zur Emeritierung 1925 in Breslau. Siehe Cottebrune, A.: Vom Ideal der serologischen Rassendifferenzierung zum Humanexperiment im Zweiten Weltkrieg, in: Eckart, W. U./Neumann, A. (Hrsg.), Medizin im Zweiten Weltkrieg, Ferdinand Schöningh, Paderborn u. a. 2006, S. 43–67.

[6] Eckart 1994, S. 7–9.

Lettow-Vorbeck-Straße
Kommandeur der Kolonialarmee von ehemals Deutsch-Ostafrika, beteiligt an der
schlagung des kommunistischen Aufstandes in Hamburg
am Kapp-Putsch
ANTIFA AREA

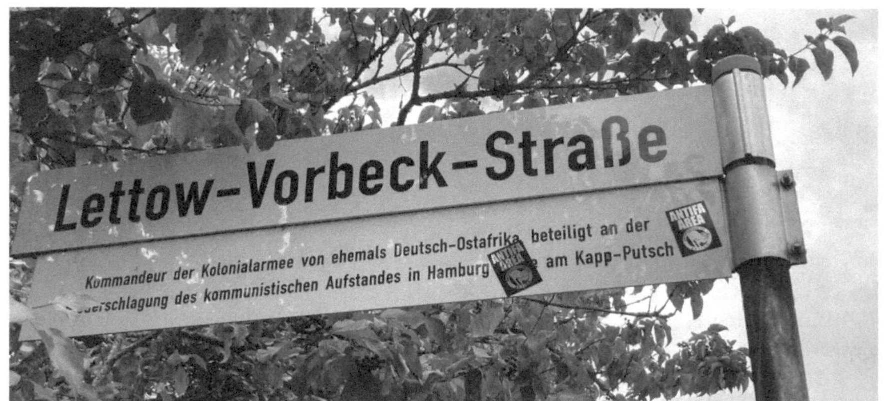

Straßenschild in Cuxhaven. Paul von Lettow-Vorbeck (1870–1964) war als Angehöriger der Schutztruppen am Völkermord an den Herero und Nama 1904–1906 in Deutsch-Südwestafrika beteiligt. 1914 war er Kommandeur der Kolonialarmee in Deutsch-Ostafrika. (Aufnahme von 2022)

allem vom Oberkommando der Schutztruppen nachhaltig vorangetrieben. Die Ergebnisse waren verblüffend. Schon wenige Monate nach den ersten Massenimpfungen [der Schutztruppen] zeigte sich, dass die Rate der Todesfälle, die bei Nichtgeimpften mehr als 10% betragen hatte, durch die Impfung auf weniger als 5% gesenkt werden konnte [...]. Damit war den Schutztruppenärzten ein wirksames Instrument zur Bekämpfung der wichtigsten Kriegsseuche in Deutsch-Südwestafrika in die Hand gegeben worden.«

Dank der Impfung war der Typhus im Ersten Weltkrieg bei den Soldaten beherrschbar.[7] Auch die französischen Soldaten wurden gegen Typhus geimpft. »Beim Impfappell in der Nähe des Dorfs Somme-Suippe standen alle Schlange und hielten diskret und bebend ihr Hinterteil der Nadel hin.«[8]

Obwohl also ein aktiver Impfstoff gegen Typhus zur Verfügung stand, wurden Experimente mit Vakzinen gegen Typhus und Paratyphus A und B während des Zweiten Weltkriegs in KZ durchgeführt. Ein Teil dieser Versuche wurde von Erwin Ding-Schuler im Block 46 des KZ Buchenwald gemacht. Die Experimente wurden nach der Zeugenaussage von Eugen Kogon in derselben Manier wie die Fleckfieberimpfversuche angelegt, »das heißt 75% erhielten Einspritzungen und wurden später infiziert, während die verblei-

[7] Schloßberger 1945, S. 47.
[8] Echenoz, J.: 14, Berlin Verlag Taschenbuch, Berlin 2015, S. 98.

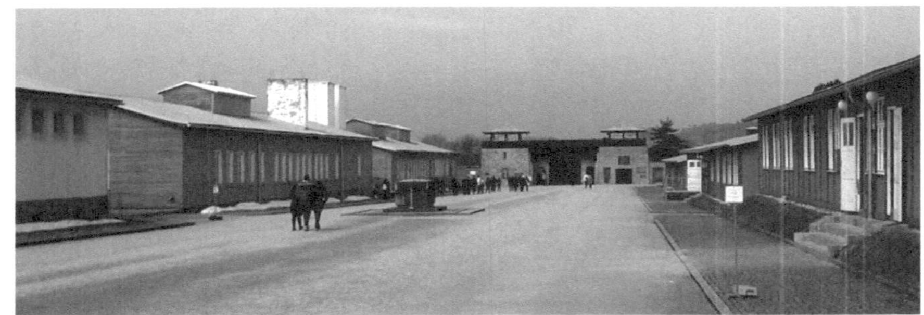

KZ Mauthausen bei Linz in Österreich. Hier fanden an Häftlingen Impfversuche mit Typhuserregern statt. (Aufnahme von 2010)

benden 25% nur infiziert wurden«.[9] Allerdings verweist das Ding-Tagebuch bezüglich der Typhus/Paratyphus-Impfungen lediglich auf einen Großversuch im März/April 1943 an 45 Personen hin, die innerhalb von vier Wochen mit sechs unterschiedlichen Impfstoffen gegen verschiedene Krankheiten geimpft wurden.[10]

Die 3. Arbeitstagung der Beratenden Ärzte vom 24.–26. Mai 1943 hatte einen Schwerpunkt über Impfungen. Der ganze Vormittag des 24. Mai war reserviert für Vorträge über die Wirkungen unterschiedlicher Vakzine. Unter dem Vortragssegment »Hygiene und Tropenhygiene« referierte Karl Josef Gross über die »Adsorbatimpfstoffe gegen Typhus, Paratyphus A und B«.[11]

Karl Josef Gross (1907–1967) war Österreicher und SS-Sturmbannführer. Vom 5. Februar bis zum 18. April 1943 führte er im Auftrag des SS-Hygiene-Instituts Berlin im KZ Mauthausen bei Linz Versuche mit Typhus- und Paratyphus-Adsorbat-Impfstoffen und mit einem Doppelimpfstoff Typhus-Tetanus des Anhaltischen Seruminstituts an 1.700 Häftlingen durch. Einige Personen starben dabei. Der Zeuge Hans Maršálek (1914–2011), der davon berichtete, sagte, dass er selbst zu den Versuchspersonen gehörte.[12]

Nach 1945 hatte Karl Josef Gross eine ärztliche Praxis in Linz.[13]

---

[9] Bartel/Trostorff 1983, S. 369.

[10] Klee 1997 (Auschwitz), S. 329.

[11] BA-MA, RH 12-23, Nr. 247, 3. Arbeitstagung 24.–26.5.1943, Tagungsverlauf.

[12] Maršálek, H.: Die Geschichte des Konzentrationslagers Mauthausen, edition Mauthausen, Wien 2006, 4. Aufl., S. 225. Der Enkel des Kommunisten und ehemaligen Mauthausen-Häftlings Hans Maršálek ist Jan Maršálek (geb. 1980). Er ist der Hauptbeschuldigte in dem Wirecard-Skandal, er befindet sich seit 2020 auf der Flucht. Jan M. brach die Schule vor dem Abitur ab und gründete mit 19 Jahren eine Softwarefirma (Wikipedia, 27.8.2022).

[13] Klee 2003, S. 203.

Kurt Gutzeit, der Beratende Internist in der Scharnhorststraße, ermahnte am 15. Dezember 1943 seine Kollegen, dass »Wiederholungsimpfungen gegen Typhus innerhalb der befohlenen Zeit nicht versäumt werden dürfen«.[14] Denn Todesfälle kämen bei länger zurückliegenden Impfungen gehäuft vor. Bei Frischgeimpften gebe es hingegen nur leichtere Verläufe. Bei einer Epidemie im Raum Biarritz (Südfrankreich) wurden 60 Männer während der Infektionszeit geimpft, und die Erkrankung »verlief auffallend leicht«. Im Falle des Ausbruchs einer Epidemie sollte also eine Wiederholungsimpfung »stets angeordnet werden«. Zum Abfangen der Spätherbstwelle wäre eine Impfung im August zu erwägen. Trotzdem kämen auch noch bei den Geimpften schwere Typhuserkrankungen mit stärkster Benommenheit, Delirien und häufigen Rezidiven vor. Nach der Ruhr stellten die Paratyphusfälle die häufigsten Durchfallerkrankungen dar. Bei einem explosionsartigen Ausbruch einer Paratyphus-B-Epidemie habe die Impfung vier Wochen zurückgelegen.

Doch die Impfung schützte nicht restlos vor dem Typhus. Der KZ-Arzt in Auschwitz, Paul Kremer (1883–1965), verließ sich nicht auf die aktive Schutzimpfung. Er notierte am 3. Oktober 1942 in sein Tagebuch, dass er sich gleich zu Beginn seines Aufenthalts in Auschwitz »die erste Serumspritze gegen Abdominaltyphus verabfolgen« ließ.[15] Das Lager stand wegen mehrerer Epidemien unter Quarantäne, als Kremer am 30. August 1942 für acht Wochen nach Auschwitz versetzt wurde. Er war SS-Mitglied, Oberarzt und Professor der Anatomie in Münster. Kremer tötete Alte und Kranke, um »lebendfrisches« Material zu haben. Er wurde 1947 in Krakau zum Tode verurteilt, aber zu lebenslanger Zuchthausstrafe begnadigt und 1958 in die Bundesrepublik abgeschoben. Hier wurde er auf freien Fuß gesetzt.[16]

Der Reichsstatthalter vom Warthegau verordnete im April 1943 gegen die grassierende Typhusseuche eine Impfpflicht, die mit Polizeigewalt durchgesetzt wurde.[17] Die polnischen Bewohner des Warthegaus wurden aufgefordert, sich in einer Schule zur Impfung gegen Typhus zu melden.[18] Gutzeit, inzwischen Generalarzt, berichtete am 8. Dezember 1944, dass es anderenorts zu einer Typhusepidemie mit 376 Kranken gekommen sei.[19]

---

[14] BA-MA, RH 12-23, Nr. 118, Gutzeit 7. Zusammenfassender Bericht vom 15.12.1943.

[15] Bromberger/Mausbach 1985, S. 191.

[16] Naumann 1968, S. 139; Kogon u.a. 1986, S. 198 u. 317; Percival, R.: Lebendfrisches aus Auschwitz, in: Die Zeit vom 14.4.1989.

[17] Thießen 2017, S. 174.

[18] Romey. St.: Ein KZ in Wandsbek, VSA: Verlag, Hamburg 2016, S. 82.

[19] BA-MA, RH 12-23, Nr. 118, Gutzeit 9. Zusammenfassender Bericht vom 8.12.1944.

11. Impfstoffe gegen Diphtherie und Scharlach: auch Kombiimpfstoffe gegen Tetanus

Diphtherie

Die Ursache der Diphtherie wurde 1885 von Friedrich Löffler (1852–1915) in Gestalt eines besonderen Stäbchens entdeckt. »Der Bazillus lässt sich auf gekochten Eiern züchten.«[1] Löffler war später Direktor des RKI von 1913 bis 1915.

»Behring veröffentlichte 1890 seine berechtigtes Aufsehen erregenden Beobachtungen über die Möglichkeit, mit dem Blut oder Serum von Kranken den Zustand der Unempfänglichkeit gegen die Bazillen auf andere Tiere zu übertragen und schon mit den Erregern geimpfte, also erkrankte Individuen zu heilen. Damit war die Serumtherapie in den Grundzügen geschaffen. Namentlich durch die Beihilfe besonders von Ehrlich gelang es, alle die nicht geringfügigen Schwierigkeiten, die sich anfänglich in den Weg stellten, zu überwinden und ein Mittel zu gewinnen, dessen Benutzung auch für den Menschen mit größtem Erfolg möglich wurde.«[2] Seit 1894 stand das Antitoxin für die Therapie zur Verfügung.[3]

Emil von Behrings Weltruhm gründete sich auf das Heilserum gegen Diphtherie, das er erfand. Er immunisierte Tiere, und das aus ihnen gewonnene antikörperreiche Blutserum wurde den diphtheriekranken Personen gespritzt. Noch wichtiger war aber, ein Schutzmittel für eine aktive Impfung zu gewinnen. 1913 stellte Behring auf dem Kongress für Innere Medizin ein Diphtherieschutzmittel für eine aktive Immunisierung vor. Allerdings hatte der Impfstoff viele Nebenwirkungen und konnte sich nicht durchsetzen. Auch die perorale Gabe eines Behring-Bieber'schen Impfstoffs Mitte der 1920er-Jahre war wirkungslos.[4] Erst mit der Entwicklung eines Toxin-Antitoxin-Gemisches durch zwei US-Amerikaner bzw. eines »Toxoidimpfstoffs« durch

---

[1] Fraenken, C.: Diphtherie, in: Rubner u.a. 1913, S. 92–108.

[2] Ebenda.

[3] McKeown, Th.: Die Bedeutung der Medizin, edition suhrkamp, Frankfurt a.M. 1982, S. 85.

[4] Gumbrecht: Zur Frage der peroralen Diphtherieimmunisierung, in: Zeitschrift für Medizinalbeamte 40: 1927, S. 505f.

den Franzosen Gaston Ramon im Jahr 1923 gab es eine brauchbare prophylaktische aktive Impfung.[5]

Die anfangs zögerliche Anwendung des aktiven Diphtherieimpfstoffs änderte sich nach einem großen Krankheitsausbruch 1926 in Deutschland. Anfang des Jahrs 1926 änderte sich plötzlich der Charakter der Krankheit. »Die Diphtherie wurde bösartig.« Kinder und Erwachsene starben trotz hoher Serumgaben.[6]

Meine Mutter, 1910 geboren, erzählte, wie sie während dieser Epidemie als 16-Jährige an Diphtherie erkrankte. Sie lebte mit ihren Eltern in ärmlichen Verhältnissen im Arbeiterviertel Berlin-Neukölln, und sie kam ins nahe gelegene Kreuzberger Krankenhaus Am Urban. Auf Reklamezetteln, auf den leeren Rückseiten, führte sie ein Tagebuch, das sich erhalten hat. Sie schrieb, wie eines Tages ein kleiner fünfjähriger Junge mit Diphtherie eingeliefert wurde. Er kam zu anderen Kindern aufs Zimmer. Aber als sein prekärer Zustand mit Atemnot erkannt wurde, wurde er in ein Einzelzimmer gelegt, wo er starb. Das laute Wehklagen und Weinen der Mutter seien auf dem Flur zu hören gewesen.

Nach dieser Diphtheriewelle 1926 mit schnell ansteigenden Krankheitszahlen wurde das Robert-Koch-Institut ein Befürworter der aktiven Impfung.[7] Die Impfung war freiwillig, sie wurde aber von den Gesundheitsämtern stark beworben.[8] In manchen Regionen betrug die Impfquote fast 90%.[9]

Hilfreich bei der Propagierung war ab 1933 das Radio, der »Volksempfänger«. Die Nationalsozialistische Volkswohlfahrt (NSV) trieb die Immunisierung gegen die Diphtherie voran, indem die Impfung in den NSV-Heimen zur Pflicht gemacht wurde. Ende 1941 nahm die NSV nur noch Kinder in ihre Einrichtungen auf, die gegen Diphtherie geimpft waren. Ab 1943 wurde diese Maßnahme auf die gesamte Kinderlandverschickung ausgeweitet, sodass nur immunisierte Kinder berücksichtigt wurden.[10] Dass die Impfung

---

[5] Enke 2015; Hinz-Wessels 2021, S. 89; Solbrig, O.: Über Erfahrungen bei der Prophylaxe der Diphtherie mit dem Ramonschen Anatoxin, in: Zeitschrift für Medizinalbeamte 40: 1927, S. 687.

[6] Solbrig, O.: Über gehäuftes Auftreten ungewöhnlich bösartiger Diphtherie, in: Zeitschrift für Medizinalbeamte 40: 1927, S. 687.

[7] Hinz-Wessels 2021, S. 88–99.

[8] Süss, W.: Der »Volkskörper« im Krieg, Oldenbourg Verlag, München 2003, S. 221.

[9] Thießen 2017, S. 136–139 u. 160–164.

[10] Ebenda, S. 170–173.

nicht als Pflicht für die gesamte Bevölkerung deklariert wurde, lag wohl an der Knappheit des Impfvorrats.[11]

Scharlach

Seit Kriegsausbruch 1939 – so Malte Thießen – nahmen die Scharlachausbrüche stark zu. Eine wirksame Therapie in Form von Antibiotika gab es gegen diese Streptokokkeninfektion noch nicht. Seit Einführung von Prontosil 1935 (einem Sulfonamid) war aber mit einem Heilmittel ansatzweise eine Therapie möglich.[12]

Seit 1926 gab es in Budapest Versuche, einen Impfstoff gegen Scharlach zu entwickeln.[13] Ein Impfstoff stand seit 1941 durch den Ungarn Faragó zur Verfügung, dessen Wirkung allerdings umstritten war.[14] Deshalb kam es im Sommer 1942 zu einem »Feldversuch« mit der Schutzimpfung. Denn die Krankheit betraf fast jeden zehnten Bürger, rund 161.000 Personen waren 1940 erkrankt, 1939 seien 1.800 Menschen an Scharlach gestorben. Sowohl die Behringwerke als auch das »Anhaltische Serum-Institut« in Dresden (Asid) stellten eine Vakzine gegen Scharlach her.[15]

Erprobt wurde dieser Impfstoff in Kinderheimen und Fürsorgeeinrichtungen, »in denen die Zustimmung der Erziehungsberechtigten keine Rolle spielte«. Getestet wurde ein Impfstoff auch an sogenannten »Ausschuss-Kindern« u. a. in der Kinderfachabteilung Brandenburg-Görden. Hans Heinze (1895–1983), Chefarzt der Landesanstalt Brandenburg-Görden, ließ den Impfstoff der Behringwerke an behinderten Kindern ausprobieren.[16] Anschließend fielen die Kinder der Euthanasie zum Opfer.

»Aus Württemberg berichtete ein Arzt über die Impfung gegen Scharlach von 10 Kleinkindern und 100 Mädchen, die indes wenig erfolgreich verlaufen sei. Neben erheblichen Reaktionen stellte der Mediziner anhaltende Störungen des Allgemeinbefindens fest.« Erfolgreicher seien die Versuche je-

---

[11] Hinz-Wessels 2021, S. 99.

[12] McKeown 1982, S. 85.

[13] Solbrig, O.: Scharlachschutzimpfungen mit Streptococcus haemolyticus, in: Zeitschrift für Medizinalbeamte 40: 1927, S. 22.

[14] Pschyrembel 1972, S. 1101.

[15] Thießen 2017, S. 166f. u. 182.

[16] Selg, P.: Heilpädagogik oder »Kindereuthanasie«? Verlag des Ida Wegmann Instituts, Tübingen 2021, S. 64 u. 349; Klee 2001, S. 108 u. 121f.

doch in Umsiedlungslagern für Volksdeutsche verlaufen, in denen Gerhard Rose vom RKI zwischen 1939 und 1943 erstmalig aktive Schutzimpfungen gegen Scharlach bei Jugendlichen in großem Ausmaß durchführte, »sodass die Impfung empfohlen wurde«. Ab 1942 impften schließlich die Gesundheitsämter im gesamten Reich gegen Scharlach.[17] Gerhard Rose war Leitender Hygieniker bei der SS-Umsiedlungsaktion aus dem Baltikum und anderen östlichen Gebieten; so hielt er sich 1942 in Charkow auf.[18]

Ernst Wilhelm Baader, Oberstabsarzt und Beratender Internist für Belgien und Nordfrankreich, beurteilte die Scharlachimpfung äußerst kritisch. In seinem Tätigkeitsbericht vom 14. Mai 1943 erwähnte er, dass »mehrere große Scharlachepidemien beobachtet werden konnten«, besonders nannte er eine Epidemie vom März 1943 in Nordfrankreich. Er sah Männer, die vier bis sechs Wochen nach der Impfung an Scharlach erkrankten. »Ich habe den Eindruck«, schrieb er, »dass die Impfung wertlos ist.« Baader verwies außerdem auf die ungünstigen Erfahrungen mit den Scharlachschutzimpfungen bei der Kinderlandverschickung im »Protektorat«.[19]

Hans Schloßberger, Hygieneprofessor in Jena, war auch skeptisch hinsichtlich der Wirkung. Ein endgültiges Urteil über die Wirksamkeit war seiner Ansicht nach auch Ende 1944 noch nicht möglich.[20] Er riet von einer allgemeinen Durchführung der Scharlach-Impfung ab.

Attraktiv waren Mischimpfstoffe, mit deren Hilfe gegen zwei oder drei Krankheiten geimpft wurde. Denn die kamen bei der Bevölkerung gut an wegen der Verringerung von Impfterminen. 1943 berichtete der Gesundheitsamtsarzt von Kattowitz von einem Kombiimpfstoff gegen Scharlach und Diphtherie. Erprobt wurde er an 85.000 Kindern in Ost-Oberschlesien.[21] Getestet wurde der neue Kombiimpfstoff gegen Scharlach und Diphtherie im Rahmen der Kinderlandverschickung, außerdem an Schulen, ferner in einzelnen Truppenteilen, so in der 12. SS-Panzerdivision »Hitler-Jugend«.[22]

Der Amtsarzt von Kattowitz verwies darauf, dass ein erster Zweifach-Kombiimpfstoff, und zwar der gegen Diphtherie und Tetanus, bereits 1925/26

---

[17] Thießen 2017, S. 167.

[18] Heilmann, H. D.: Aus dem Kriegstagebuch des Diplomaten Otto Bräutigam, in: Beiträge zur Nationalsozialistischen Gesundheits- und Sozialpolitik Nr. 4, Rotbuch Verlag, Berlin (West) 1987, S. 123–187, hier: S. 155 u. 182.

[19] BA-MA, RH 12-23. Nr. 24, Tätigkeitsbericht Baader vom 14.5.1943.

[20] Schloßberger 1945, S. 63; Kolle/Hetsch 1942, S. 278.

[21] Steuer, E.: Die kombinierte Diphtherie-Scharlach-Schutzimpfung im Landkreis Kattowitz O/S, in: Der öffentliche Gesundheitsdienst 9: 1943, S. A 277ff.

[22] Thießen 2017, S. 167.

vorlag. Getestet wurde nun auch ein Dreifachimpfstoff gegen Scharlach, Diphtherie und Tetanus.[23] Auf der 3. Arbeitstagung der Beratenden Ärzte im Mai 1943 wurde sogar über einen Tetra-Kombiimpfstoff berichtet.[24]

Als aber nach dem Krieg Penicillin als wirksames therapeutisches Mittel gegen Scharlach zur Verfügung stand, wurde die wenig effektive Scharlachimpfung aufgegeben. Die wirksamen Impfungen gegen Diphtherie und Tetanus werden bis heute angewandt. Ein Dreifachimpfstoff enthält neben einer Vakzine gegen Diphtherie und Tetanus eine Komponente gegen den Keuchhusten (Pertussis, DTP). Dass Scharlachinfektionen heutzutage zunehmen,[25] ist schlimm; aber glücklicherweise wirkt Penicillin immer noch dagegen.

Exkurs über die Tetanusimpfung

Dem 22-jährigen Medizinstudenten Arthur Nicolaier (1862–1942) gelang es 1884, den Tetanuserreger zu isolieren.[26] Dieser ist ein schlankes, zylindrisches Stäbchen mit einer Spindelform und wurde deshalb Clostridium tetani genannt. Als krankmachend erwies sich nicht der Tetanusbazillus, sondern das Toxin, das der Erreger abgibt. Die Starrkrampferreger sind typische Toxinbildner.

Es war danach Emil von Behring, der die Impfstoffherstellung vorantrieb und ein Toxin-Antitoxin-Gemisch herstellte. Die Tetanusimmunität ist eine antitoxische Immunität. So wurde ein antitoxisches Serum gewonnen: Als Produzent eignete sich am besten das Pferd. So sicher das Antitoxin im prophylaktischen Schutzversuch wirkte, so unsicher war seine Wirkung als Heilfaktor bei bereits eingetretenen klinischen Tetanussymptomen.[27]

Schon im Ersten Weltkrieg nutzten Sanitäter dieses Heilserum bei den verwundeten Soldaten, wie wir aus dem Roman von Erich Maria Remarque »Im Westen nichts Neues« wissen: Da hat der Protagonist des Romans, der Ich-Erzähler, einen Schuss ins Knie gekriegt. »Die Hose ist blutig, ebenso

[23] Ebenda, S. 282.

[24] BA-MA, RH 12-23, Nr. 247, 3. Arbeitstagung 24.–26.5.1943, Tagungsverlauf.

[25] FAZ vom 11.1.2023.

[26] Ohnhäuser, T.: Invictus – Unbesiegt…? In: Deutsches Ärzteblatt 110: 2013, S. C 248f. Nicolaier studierte am Hygienischen Institut Göttingen, er wurde 1901 Professor der Berliner Universität. Entzug der Lehrbefugnis in der NS-Zeit, weil Jude. Selbstmord 1942, als er die Aufforderung zur Deportation bekam.

[27] Friedberger, E./Ungermann, E.: Tetanus, in: Rubner u. a. 1913, S. 174–186; Schloßberger 1945, S. 61.

der Arm. Ich kann nur noch etwas kriechen und rufe einen vorüberfahrenden Leiterwagen an, der uns mitnimmt. Er ist voller Verwundeter. Ein Sanitätsgefreiter ist dabei, der uns eine Tetanusspritze in die Brust jagt.«[28]

Die aktive Impfung gegen Tetanus mit einem Tetanus-Toxoid gab es wohl schon 1917.[29] Aber in der Wehrmacht war die passive Tetanusimpfung »gut bewährt«. Bei der Vorbereitung zur 3. Arbeitstagung der Beratenden im Mai 1943 wurde vorgeschlagen, die »aktive Tetanusimpfung« auf der Konferenz zu behandeln.[30] Dazu sagte Generalarzt Walter Schreiber (1893–1970), Chef der Abteilung Wissenschaft und Gesundheitsführung der Heeressanitätsinspektion, »dass die Einführung dieser aktiven Schutzimpfung schwer ist«. Die Impfstoffherstellung dauere lange. Außerdem sei es psychologisch ungeschickt, »plötzlich eine neue Impfmethode einzuführen, nachdem sich die passive Tetanusschutzimpfung bisher gut bewährt hat«.

Verletzte Soldaten der Wehrmacht bekamen das Tetanusserum »praktisch immer sofort vom Truppenarzt« an der Front. »Kein Verwundeter durfte im deutschen Heer vom Hauptverbandsplatz weiter transportiert werden, ohne vorher das Gegengift gegen [das Gift der] Erreger des Wundstarrkrampfs gespritzt bekommen zu haben.«[31] Der Wundstarrkrampf kam nur bei solchen Verwundeten zum Ausbruch, die viele Stunden bis einige Tage lang unversorgt im Niemandsland oder in einer schwer überschaubaren Gegend gelegen hatten. Dann unterblieb die rechtzeitige Verabreichung des Tetanus-Antitoxins, und mancher verwundete Soldat wurde dann mit schon deutlichen Zeichen eines Wundstarrkrampfs zum Verbandsplatz gebracht. Viele überlebten den Wundstarrkrampf nicht. »Wenn die ersten Symptome bereits ein bis fünf Tage nach der Verletzung auftraten, waren die Chancen eines Verwundeten, einen Wundstarrkrampf zu überleben, gering.« Die Wirkung des Tetanusserums dauerte zehn bis 15 Tage und musste danach im Bedarfsfall wieder aufgefrischt werden.

Von der Luftwaffe wurde mitgeteilt, dass bei einer Division eine aktive Tetanusschutzimpfung durchgeführt wurde, die »Beobachtungen aber noch nicht abgeschlossen sind«. Die aktive Schutzimpfung sollte auf der 3. Arbeitstagung der Beratenden bei den Hygienikern in Anwesenheit der Inter-

---

[28] Remarque, E. M.: Im Westen nichts Neues, Kiepenheuer & Witsch, Köln 2009, S. 166 (Erstveröffentlichung 1928).

[29] Pschyrembel 1972, S. 1101.

[30] BA-MA, RH 12-23, Nr. 247, Vorbesprechung 3. Osttagung.

[31] Schneider-Janessen 1993, S. 454–457.

nisten behandelt werden. Aber das endgültige Programm der 3. Arbeitstagung enthält keinen Vortrag über die aktive Impfung gegen Wundstarrkrampf.[32]

Die Soldaten der sowjetischen, französischen und der britischen Armeen hingegen wurden im Zweiten Weltkrieg aktiv gegen den Wundstarrkrampf geimpft. Bei ihnen wurde die passive Impfung mit Serum durch eine aktive mit Tetanustoxoid ersetzt.[33]

---

[32] BA-MA, RH 12-23, Nr. 247, 3. Arbeitstagung Ost der Beratenden vom 24.–26.5.1943, Tagungsverlauf.

[33] McKeown 1982, S. 148; Schloßberger 1945, S. 62.

12. Impfstoffe gegen Gelbsucht, Gelbfieber & Grippe: Vakzine gegen Viren

Heutzutage kennt jeder das Wort »Virus«. Es stammt aus dem Lateinischen und heißt »Gift«. Denn es war im 18. Jahrhundert zwar bekannt, dass zum Beispiel die Pocken von einem Menschen auf den anderen übertragen wurden. Aber wie das geschah, war lange nicht klar. Ein »Gift« konnte es sein.

1892 vermutete ein russischer Botaniker, Dmitri Ivanovsky, dass es sich um ein unsichtbares Agens handelte, das sich nicht auf dem üblichen Nährboden züchten ließ und durch ein Bakterienfilter hindurch ging. Mit der Erfindung des Elektronenmikroskops 1931 durch den Heidelberger Physiker Ernst Ruska (1906–1988) konnten die Viren dann sichtbar gemacht werden.[1] Sie sind Eiweißmoleküle. Aber durch die Apparatefeindlichkeit der Nazis wurde das Elektronenmikroskop zuerst in Amerika wirksam eingesetzt. Die NS-Medizin hatte bei der Verwendung moderner Geräte gegenüber den USA das Nachsehen.[2]

Hepatitis epidemica: Gelbsucht

Im besetzten Frankreich häuften sich 1940 an einigen Orten Fälle von Leberkrankheiten mit Gelbsucht. »Das waren Vorläufer einer Epidemie der durch Virusinfektion hervorgerufenen Leberentzündung, der Hepatitis epidemica«, schrieb der Beratende Internist Ferdinand Hoff später in seiner Autobiografie.[3]

Er war von der Ostfront, wo er als Sanitätsoffizier die Ruhr bekämpft hatte, als Beratender für die 1. Armee nach Frankreich versetzt worden. Die Hepatitis-Epidemie habe sich über ganz Europa und auch auf Amerika aus-

---

[1] Brockhaus Enzyklopädie, 5. Bd., F. A. Brockhaus, Wiesbaden 1968, S. 431; ebenda, 16. Bd., 1973, S. 258; Spinney, L.: 1918. Die Welt im Fieber, Piper Verlag, München 2022, 3. Aufl., S. 39; Honigsbaum, M.: Das Jahrhundert der Pandemie, Piper Verlag, München 2022, S. 50.

[2] Baumann, T.: Die Deutsche Gesellschaft für Kreislaufforschung im Nationalsozialismus, in: Krischel u. a. 2016, S. 197–208.

[3] Hoff 1971, S. 357.

gebreitet, Hunderttausende seien von der Seuche erfasst worden. Meist heilte diese Krankheit zwar völlig aus, schrieb er, aber es starben doch Tausende von Menschen an »akutem Leberzerfall« oder an einer »Schrumpfleber, an Leberzirrhose«. Ferdinand Hoff und der Beratende Hygieniker Rudolf Bieling fuhren häufiger nach Paris, um sich von den Gelehrten am Pasteur-Institut beraten zu lassen. »Natürlich nahmen wir auch die Gelegenheit wahr, uns Paris genauer anzusehen«, schrieb Ferdinand Hoff in seiner Nachkriegsautobiografie.

Auf ihrem Vormarsch durch die Sowjetunion ab 1941 erkrankten viele Wehrmachtssoldaten an dieser Gelbsucht (an dem Ikterus). In manchen Truppenteilen fielen 60% der Mannschaft aus.[4] So ließ sich schlecht Krieg führen! Der oberste Beratende Internist der Wehrmacht, Kurt Gutzeit, war alarmiert.

Bereits von Oktober bis November 1941 reiste er nach Russland. Er fand, dass etliche Soldaten an einer fiebrigen Magen-Darm-Erkrankung litten – im Mittel waren 5% der Landser betroffen. Gutzeit meinte, die Symptome glichen einer Grippe. Er sah viele Abortivformen. Er schrieb in seinem Bericht über die Reise:[5]

»Einem meiner Assistenten ist es gelungen, bei oralen und parenteralen Übertragungen von Duodenalsaft, Serum und Urin eines Ikteruskranken auf gesunde oder psychisch kranke Empfänger in zehn Fällen siebenmal eine Leberschädigung zu setzen […]«[6] Gutzeit war seit 1934 Ordinarius für Innere Medizin in Breslau; der Name seines Assistenten war Hans Voegt.[7] Diese Untersuchungsergebnisse könne man so deuten – Gutzeit weiter –, dass es gelungen sei, die Krankheit »Hepatitis epidemica« auf andere Menschen zu übertragen.

Von russischen Ärzten erfuhr er, dass die Krankheit in Russland vor allem eine Kinderkrankheit zu sein scheine mit zahlreichen Abortivformen. »So er-

---

4 Medical Case, Vol. I, S. 434.

5 BA-MA, RH 12-23, Nr. 226, Gutzeit Bericht von Dienstreise 29.10.–19.11.1941.

6 Zu diesen Versuchen in Gutzeits Breslauer Klinik siehe Mitscherlich/Mielke 1947, S. 70. Es wird nicht deutlich, ob es sich um freiwillige oder unfreiwillige Versuchspersonen gehandelt habe. Siehe auch Klee 1997, S. 260, der darauf hinwies, dass die psychisch Kranken aus der psychiatrischen Klinik von Prof. Werner Villinger stammten, der in der Bundesrepublik Berater der »Lebenshilfe« wurde. Harro Jenss nennt sechs Patienten mit »psychiatrischen Erkrankungen«. Siehe Jenss, H.: Die Deutsche Gesellschaft für Gastroenterologie, Verdauungs- und Stoffwechselkrankheiten 1933–1945, in: Krischel u. a. 2016, S. 209–218.

7 Ebenda, S. 213. Voegt wurde 1935 approbiert, und er war 1937 Assistent im pathologischen Institut der Universität Hamburg. Verz. 1937, S. 225.

klärt sich auch die Tatsache, dass sich in drei Lagern, Gomel, Poltawa und Nikolajew, mit im Ganzen ca. 100.000 russischen Gefangenen kein einziger Fall von Ikterus fand bzw. im angegliederten Lazarett behandelt wurde.« Nach Gutzeits Schätzungen hätten mindestens zehn Fälle auf 1.000 Mann auftreten müssen entsprechend dem »Morbiditätsprozentsatz bei unseren Truppen«. Die Tatsache, dass die Russen nicht erkrankt waren, war nach Gutzeits Ansicht umso erstaunlicher, als die Russen doch in einem körperlich geschwächten Ernährungs- und Kräftezustand waren bei zudem »katastrophalen hygienischen Verhältnissen«. Die Russen seien wohl lebenslang immun, meinte Gutzeit.

Diese Tatsache einer lebenslangen Immunität befeuerte die Suche nach einem Impfstoff, sodass die Herstellung einer Vakzine vorangetrieben werden sollte. Auf der 2. Arbeitstagung Ost der Beratenden Ärzte vom 30.11. bis 3.12.1942 in der Militärärztlichen Akademie in Berlin referierte Prof. Dr. Hans Eppinger (1879–1946) über die Hepatitis epidemica.[8] Hans Eppinger war einer der führenden Internisten der NS-Zeit und ein Leberspezialist. Er wurde in Prag geboren, bekam 1926 einen Lehrstuhl in Freiburg, 1930 einen in Köln, ab 1933 war er in Wien. 1937 trat Eppinger schon vor dem Anschluss Österreichs ans Deutsche Reich in die NSDAP ein. Er war Leiter der Meerwasser-Versuche an »Zigeunern« im KZ Dachau und nahm sich nach dem Krieg, als er eine Vorladung zum Nürnberger Ärzteprozess erhielt, in Wien das Leben.[9]

Die Publikation des Nürnberger Ärzteprozesses enthält knapp 15 Seiten, auf denen die Experimente wegen der epidemischen Gelbsucht (epidemic jaundice) abgehandelt wurden:[10] Arnold Dohmen (1906–1980), SA-Führer, NSDAP-Mitglied, Sanitätsoffizier beim Heeressanitätsinspekteur und Mitarbeiter von Gutzeit, war demnach einer der ersten, dem es gelang, das Hepatitis-Virus zu isolieren. Dohmen wurde 1933 approbiert, und er war 1937 Assistenzarzt am Universitätskrankenhaus Hamburg-Eppendorf.[11] Er infizierte mit dem Virus, das er von Menschen gewonnen hatte, Tiere.[12] Aber im-

---

[8] BA-MA, RH 12-23, Nr. 810, 2. Arbeitstagung Ost 30.11.–3.12.1942, Tagungsverlauf.

[9] Klee 2003, S. 138; Forsbach/Hofer 2018, S. 136–168.

[10] Medical Case, Vol. I, S. 494–508.

[11] Verz. 1937, S. 583.

[12] Leyendecker, B./Klapp, B.: Deutsche Hepatitisforschung im Zweiten Weltkrieg, in: Ärztekammer Berlin (Hrsg.), Der Wert des Menschen, Edition Hentrich, Berlin (West) 1989, S. 261–293.

mer noch war unklar, ob die Krankheit wirklich durch Viren und nicht etwa durch Bakterien hervorgerufen wurde.

Stabsarzt Dr. Dohmen wurde am 20. Mai 1943 ins Führerhauptquartier kommandiert zum Vortrag über den Stand der Untersuchungen zur Ätiologie der Hepatitis epidemica.[13] Im Anschluss an den Vortrag erläuterte er Prof. Karl Brandt (1904–1948), Generalkommissar für das Sanitäts- und Gesundheitswesen, eingehend die noch notwendigen Untersuchungen. In dem von Dohmen unterzeichneten Protokoll führte Dohmen aus:

»Zur endgültigen Klärung bleibt die Rückübertragung des im Tierversuch fortgezüchteten Virusmaterials auf den Menschen bestehen. Es wurde weiterhin dargelegt, dass Versuche in Angriff genommen werden, um die Möglichkeit einer aktiven Immunisierung zu klären. Herr Generalarzt Prof. Dr. Brand [richtig: Brandt] stellt seine Hilfe für die Überwindung auftretender Schwierigkeiten in Aussicht [...] Insbesondere wurde hierbei die Rückübertragungsmöglichkeit auf den Menschen ventiliert [...] Am 1.6.1943 fand [...] eine Besprechung mit Herrn Generalleutnant Prof. Dr. Grawitz statt, die sich im Rahmen einer Fortführung der Anregungen von Herrn Generalarzt Prof. Dr. Brand [Brandt] bewegte. Gez. Dr. Dohmen.«

So wurden mit Himmlers Zustimmung bzw. mit der Zustimmung von Ernst Grawitz (1899–1945; Reichsarzt-SS) acht polnische Juden, die als Widerständler im KZ Auschwitz zum Tode verurteilt wurden, zur Verfügung gestellt für Experimente.[14]

Die Versuche führte Dohmen angeblich im KZ Sachsenhausen durch. Einige Versuchspersonen seien durch die Experimente gestorben. Gutzeit bestritt im Gerichtssaal in Nürnberg, dass die Experimente stattgefunden hätten. Allerdings war Gutzeit, so die Anklage, als SS-Mitglied eng mit Dohmens Arbeit verbunden. Unterlagen über die Experimente gibt es nicht.[15] Brigitte Leyendecker und Burghard Klapp vermuten aufgrund ihrer Recherchen, dass Gutzeit im Verhör gelogen habe.

Im KZ Sachsenhausen wurden ähnliche Versuche an elf jüdischen Kindern vorgenommen, die zuvor in Auschwitz ausgesucht wurden. Bei min-

---

[13] BA-MA, RH 12-23. Nr. 220, Bericht Dohmen über Sitzung am 20.5.1943 im Führerhauptquartier (ohne Datum); siehe auch Schmidt, U.: Hitlers Arzt Karl Brandt, Aufbau Verlag, Berlin 2009, S. 416–433.

[14] Siehe auch Lifton 1988, S. 347.

[15] Mitscherlich/Mielke 1947, S. 69.

destens einem Kind wurde eine Leberpunktion durchgeführt. »Ziel der Untersuchung war, die Virusgenese der Hepatitis nachzuweisen.«[16]

Kurt Gutzeit trat auch – aber erst Mitte 1944 – an Eugen Haagen in Straßburg heran wegen etwaiger Experimente; es ging immer noch um den Übertragungsweg der Hepatitisviren. Gutzeit wandte sich deshalb am 24. Juni 1944 an Haagen; er versuche, »Möglichkeiten dafür zu schaffen, das experimentum crucis der Übertragung ad hominem durchzuführen [...]«[17] Haagen schrieb am 27. Juni 1944 zurück, dass »ich Ihre Anfrage betr. der Humanversuche [...] vorläufig noch nicht endgültig beantworten [kann].« Er gehe allerdings davon aus, dass er Dr. Dohmen in Straßburg erwarte. Haagen sorgte sich darum, dass er die nötigen Versuchspersonen bekäme: »Ich weiß nicht, was für Männer Gutzeit zur Verfügung hat, Soldaten oder anderes Volk?«

Es gibt keine Zeugen für die hier angedachten Experimente.[18] Die Akten zeigten aber, dass Dohmen tatsächlich nach Straßburg ging, um mit Haagen zu arbeiten. Haagens und Gutzeits »Epidemische-Gelbsucht-Forschung« wurde als kriegswichtig und »dringlich« eingestuft.[19]

Noch Ende 1944 war nicht klar, dass die Hepatitis wirklich viral bedingt war.[20] Von einem Impfstoff konnte überhaupt nicht die Rede sein. Arnold Dohmen ließ sich 1945 als Facharzt für Innere Medizin in Lage/Lippe nieder.[21]

Im Nürnberger Ärzteprozess wurden Handloser u. a. angeklagt, »ungefähr von Juni 1943 bis ungefähr Januar 1945 in den KZ Sachsenhausen und Natzweiler im Interesse der deutschen Wehrmacht Experimente durchgeführt« zu haben, »um die Ursache der epidemischen Gelbsucht und Schutzimpfungen gegen sie zu ermitteln«. Einige Personen seien daran gestorben, so Telford Taylor im Namen der Vereinigten Staaten, »anderen wurden starke Schmerzen und Leiden verursacht«.[22]

Allerdings bestritt Haagen im Nürnberger Prozess am 18. Juni 1947, »Humanversuche« wegen der Hepatitis epidemica angestellt zu haben; er habe ausschließlich Tierversuche durchgeführt.[23] Die Anklage belegte allerdings,[24] dass im Juni 1944 von Handloser eine Tagung mit Fachleuten einberufen

---

16 Jenss 2016, S. 213.
17 Mitscherlich/Mielke 1947, S. 70.
18 Ebenda, S. 71.
19 StAN, KV-Prozesse, Fall 1, Nr. N-4, Anklageschrift Paul Rostock.
20 Schloßberger 1945, S. 8.
21 Forsbach/Hofer 2015, S. 7.
22 StAN, KV-Prozesse, Fall 1, Nr. B-4, Anklageschrift, S. 11.
23 Ebenda, Nr. N-5, Plädoyer für Paul Rostock vom Juli 1947, S. 22.
24 Ebenda, Nr. N-4, Anklageschrift gegen Paul Rostock vom 16. Juni 1947, S. 17–19.

wurde »zum Zweck der Gelbsuchtforschung«, die in Breslau stattfand. Walter Schreiber habe den Vorsitz geführt. Anwesend waren Handloser, Gutzeit und Haagen. Haagen gab während des Kreuzverhörs im Nürnberger Prozess zu, dass Versuche an lebenden Menschen besprochen wurden. Am 12. Juni 1944 hätte Haagen Schreiber ersucht, so der Ankläger weiter, »ihm Dohmen zur Arbeit zuzuweisen«. »Die Zustimmung zu diesen verbrecherischen Versuchen [wurde] am 16. Juni 1943 gegeben.« Die Hepatitis-Versuche hätten im Juni 1943 begonnen.[25] Der Reichsforschungsrat habe Haagen den Auftrag dazu erteilt. Schreiber hätte im Januar 1945 Mrugowsky persönlich ersucht, KZ-Häftlinge für Hepatitisversuche zur Verfügung zu stellen. Schreiber habe Gruppen von Ärzten bestimmt, die »zusammen an Gelbsuchtproblemen« zu arbeiten hätten. So der Nürnberger Ankläger.

Gelbfieber

Das Gelbfieber kommt nur in den Tropen vor, besonders in Westafrika und in Mittel- und Südamerika. Das Virus wird durch eine Stechmücke übertragen. Die Mücken bleiben nur bei hohen Temperaturen infektiös. Sie bewirken eine Schädigung der Nieren und der Leber, durch diese kommt es zu einer Gelbfärbung der Haut (Ikterus), darum der Name.[26] Manche tropischen Länder fordern bis heute vor der Einreise eine Impfung, sodass Vielreisende wissen, dass sie sich vor Reiseantritt gegen Gelbfieber impfen lassen müssen. Eine Auffrischimpfung nach zehn Jahren wird bei Exposition empfohlen.

Wo mögen sich die deutschen Landser im Zweiten Weltkrieg mit dem Gelbfieber infiziert haben? Wahrscheinlich in Nordafrika im Afrikakorps von Erwin Rommel. Sowohl die Behringwerke als auch das Krakauer Institut des OKH und das Robert-Koch-Institut stellten Impfstoffe her, die im KZ Buchenwald getestet wurden. Schon seit 1937 gab es einen Impfstoff gegen Gelbfieber, der an »mehreren Tausend Geimpften in Westafrika« überprüft wurde und der »gut immunisierend« war.[27] Aber offenbar hatte er Nebenwirkungen.

Ernst Klee zitierte ein Schreiben der Behringwerke vom 18. Februar 1943 an den Standortarzt im KZ Buchenwald. Es ging um Gelbfieberimpfstoffe,

---

[25] Ebenda, Nr. N-5, Plädoyer für Rostock Juli 1947, S. 22.
[26] Dennig 1964, Erster Band, S. 187.
[27] Kolle/Hetsch 1942, S. 721.

und es hieß:[28] »Wir werden wie üblich unseren Boten entsenden, dass er mit dem Zug um 12.53 Uhr in Weimar eintrifft, und bitten Sie, zu diesem Zeitpunkt den Impfstoff auf dem Bahnhof in Weimar abholen zu lassen [...]«. Die Tests wurden im KZ Buchenwald durchgeführt.[29]

Ding-Schuler hatte am 10. Januar 1943 in sein Diensttagebuch eingetragen, dass Impfstoffe gegen Gelbfieber geprüft würden. Da es sich um »lebende« Viren handle, sei sicherheitshalber »von jeder Impfcharge eine Prüfung an je fünf Personen durchzuführen«.[30]

Die Überprüfungen fanden in der Zeit vom 13. Januar bis zum 17. Mai 1943 statt. Dann hieß es, »die Produktion wird auf Grund der militärischen Lage vorläufig eingestellt«.[31] Denn das Afrikakorps von Rommel hatte am 13. Mai 1943 kapituliert.

Die Gelbfieberimpfstoffversuche in Buchenwald waren Gegenstand der Verhandlung im Nürnberger Ärzteprozess. Die Anklage in Nürnberg bestätigte, dass auch Eugen Haagen in Struthof/Natzweiler involviert war in Forschungen zum Gelbfieber. Auf der 3. Arbeitstagung Ost im Mai 1943 gab es vormittags ein Referat über die Gelbfieberimpfung.[32] Titel des Vortrags: »Gelbfieberschutzimpfung mit und ohne Kombination mit Pocken«.

Exkurs über die Pockenschutzimpfung

Schon drei Jahre nach Jenners erfolgreichem Versuch mit der Pockenschutzimpfung kam die Vakzination 1799 aufs Festland. Die ersten »begeisterten Nachfolger« auf dem Kontinent fanden sich in Wien und in Mailand. Dank verwandtschaftlicher Beziehungen zwischen den Königshäusern wurde die Impfung in Deutschland zunächst in Hannover propagiert. In Preußen war die Impfung noch 1801 streng verboten, weil man ihrer Schutzkraft nicht traute.[33]

---

28 Klee 1997, S. 282.
29 Bartel/Trostorff 1983, S. 369.
30 Klee 1997, S. 328.
31 Ebenda, S. 329.
32 Ebenda, S. 527; Hinz-Wessels 2021, S. 56-58; BA-MA, RH 12-23, Nr. 247, 3. Arbeitstagung der Beratenden 24.–26.5.1943, Tagungsverlauf.
33 Meder: Aus der Zeit der Einführung der Schutzpockenimpfung in Preußen, in: Zeitschrift für Medizinalbeamte 40: 1927, S. 255–258.

Aber schon ein Jahr später wurden die preußischen Medizinalpersonen angewiesen, die Impfung zu empfehlen, und unter dem 31.10.1803 »wurde entschieden für sie eingetreten«. Von 17.000 Geimpften konnten schließlich 8.000 Fälle hinsichtlich des Erfolgs evaluiert werden: »Man hatte die Geimpften nach einiger Zeit mit Pocken [in Kontakt gebracht], mit Pockenkranken in ein Bett gesteckt, ihnen Hemden mit Pockeneiter angezogen, ja sogar Pockeneiter aufs Butterbrot geschmiert, ohne dass auch nur ein einziger die Pocken gefangen hätte.«[34]

1834 wurde die Pflichtimpfung in Preußen bei den Rekruten eingeführt, und damit »waren die Pocken beim Militär so gut wie erledigt«. In der Zivilbevölkerung flammten Ausbrüche immer wieder auf, weil es Impflücken gab.

Mit Gesetz vom 1. April 1874, das am 1. Januar 1875 in Kraft trat,[35] war die Pockenschutzimpfung eine gesetzliche Pflichtimpfung im Deutschen Reich. Letztendlicher Auslöser für das Gesetz war die Pockenepidemie in Deutschland 1870 bis 1873 mit 100.000 Todesfällen.[36]

Aber schon gut 50 Jahre später wurde in Preußen über eine Aufhebung der Impfpflicht diskutiert mit der Einführung einer »Gewissensklausel«, wie es sie in England gab. Die Gegner verwarfen die Impfung »vom rassenhygienischen Standpunkt«, weil durch die »Impfschädigungen die Konstitution gefährdet« sei, und sie sahen in der Impfung einen »Aberglauben aus vergangenen Zeiten«. Letztlich stimmte der preußische Landesgesundheitsrat am 10. Oktober 1925 aber gegen die Einführung einer »Gewissensklausel«; denn in England war es immer wieder zu Pockenausbrüchen gekommen. Stattdessen empfahl der Landesgesundheitsrat eine Entschädigung bei nachgewiesenem Impfschaden.[37]

Die Nationalsozialisten hielten an der Pflichtimpfung fest, wenngleich die Impfung nicht mehr überall mit Polizeigewalt zwangsmäßig durchgeführt wurde. Die Pocken waren in Deutschland so gut wie ausgerottet, sodass Zwang nicht mehr opportun erschien.[38]

Allerdings wurde der Pockenschutz in der Wehrmacht schon vor Kriegsbeginn »konsequent aufgefrischt«. Das diente der Kriegsvorbereitung. Be-

---

[34] Ebenda, S. 256.

[35] Fraenken, C.: Pocken, in: Rubner u. a. 1913, S. 455–469.

[36] Popp, W.: Hygiene und Stigmatisierung. Von der Lepra bis EHEC, in: Ingensiep, H./Popp, W. (Hrsg.), Hygiene und Kultur, Oldip-Verlag, Essen 2012, S. 10–43.

[37] Solbrig, O.: Pocken und Impfung. Über die Einführung einer Gewissensklausel in das Reichsimpfgesetz, in: Zeitschrift für Medizinalbeamte 40: 1927, S. 17f.

[38] Thießen 2017, S. 156.

Impfbezirk Hamburg.

Impfschein

über eine der gesetzlichen Pflicht genügende Pockenschutz-Erstimpfung.

Impfliste Nr. .... Hamburg, den 15 Jan 1945 194

Gina Elsner

(Vor- und Zuname des Impflings)

geboren 18 XII 1943, wurde am 30 XII 1944

zum I **ten Male** mit Erfolg gegen Pocken geimpft.

Durch diese Impfung ist der gesetzlichen Pflicht (gemäß Impfgesetz vom 8. April 1874) genügt.

36 Hamburg

Dr. Frida Berg

Bemerkung: Der Vordruck ist bei der Ausfertigung von dem betreffenden Arzte mit seiner Namensunterschrift zu versehen.

Vordr. V. J. 6b des Polizeipräsidenten in Hamburg.

Wenden!

Nachweis über die Durchführung meiner gesetzlichen Pockenschutzimpfung 1944. Der Vordruck »des Polizeipräsidenten Hamburg« musste nach erfolgter Impfung dem Polizeirevier zur Kontrolle vorgelegt werden. Auf der Rückseite des Impfscheins unterschrieb die Schutzpolizei »Nachweis erbracht«.

reits auf der Tagung der Beratenden Internisten im Herbst 1939 referierte Heinrich Gins (1883–1968), langjähriger Leiter der Pockenabteilung im Robert-Koch-Institut und Vorsteher der staatlichen Impfanstalt Berlins, über Pocken und über die »Gewinnung des Pockenimpfstoffs«.[39] Denn nach dem Überfall auf Polen am 1. September 1939 und beim Marsch gen Osten hatten die Wehrmachtsärzte Sorge, dass sie auf Pocken träfen. Im Ghetto Litzmannstadt (dem früheren Łódź) mussten alle Kinder gegen Pocken geimpft werden – anderenfalls erfolgte eine Bestrafung mit dem Entzug von Milch- und Lebensmittelkarten.[40]

---

[39] BA-MA, RH 12-23, Nr. 2063, Beratenden-Kurs Herbst 1939, Kalendarische Übersicht der Internisten.

[40] Bethke, S.: Tanz auf Messers Schneide, Kriminalität und Recht in den Ghettos Warschau, Litzmannstadt und Wilna, Verlag des Hamburger Instituts für Sozialforschung, Hamburg 2015, S. 115.

Auf dem Balkan traf die Wehrmacht dann auf die Pocken. »In Ostthrazien spielte sich seit Juni 1943 unter der Zivilbevölkerung, besonders unter den Zigeunern, eine Pockenepidemie ab«, schrieb Kurt Gutzeit am 16. Juni 1944. »Offenbar von den Türken eingeschleppt, zog sich die Welle bis in den Dezember hinein.« Von 800 Erkrankungen seien 443 tödlich verlaufen, also mehr als die Hälfte. »Zu späte Meldung, indolente Einstellung der Bevölkerung, Behörden und Ärzte verzögerten die Begrenzungs-, Isolierungs- und Absperrungsmaßnahmen.« Dank des Impfschutzes sei ein bedrohliches »Anschwellen« bei den Deutschen allerdings ausgeblieben. »Von den Zigeunern sprang die Seuche in Einzelfällen auch auf die Griechen über. Diese waren [nur] einmalig im Kindesalter geimpft.« Die in der Wehrmacht befohlene Wiederholung der Pockenschutzimpfung im Abstand von drei Jahren genüge aber – so Gutzeit –, »um eine Ausbreitung der Pocken zu verhindern«. Von 450 im Seuchengebiet eingesetzten deutschen Wehrmachtsangehörigen seien nur 15 erkrankt und davon nur drei gestorben.[41]

***

Da die Probleme im Zusammenhang mit den Pocken schließlich im Wesentlichen geklärt waren, suchte Heinrich Gins nach einem neuen Forschungsfeld. Er fand es in der Beschäftigung mit der Karies und ihrer bakteriellen Verursachung. Heinrich Gins führte im Rahmen seines zweiten Forschungsschwerpunkts, der Bakteriologie der Mundhöhle, im März und April 1945 Impfstoffversuche zur »Vermeidung der übertragbaren Zahnfleischentzündung« an Insassen zweier Lager in Mühldorf durch, die der Organisation Todt bzw. dem KZ Dachau unterstanden.[42] Mehr als 100 Häftlinge wurden einer dreimaligen Impfung unterzogen, die mit erheblichen Nebenwirkungen verbunden war.[43]

Deshalb wurde Gins' Entnazifizierung im Sinne einer Entlastung nach dem Ende des Dritten Reichs zunächst abgelehnt. »Seine Rehabilitierung erfolgte [aber] am 1. Februar 1949.«[44] Heinrich Gins blieb bis zu seiner Pensionierung im RKI beschäftigt. Er war – so Anja Laukötter – sicher kein enthusi-

---

41 BA-MA, RH 12-23, Nr. 118, Gutzeit 8. Zusammenfassender Bericht 16.6.1944.

42 Hinz-Wessels, A.: Das Robert-Koch-Institut im Nationalsozialismus, in: RKI (Hrsg.), Erinnerungszeichen, Museum im RKI, Berlin 2022, S. 25.

43 Laukötter, A.: Wie aus Pocken Karies wurde – Die Forschung von Heinrich A. Gins am Robert-Koch-Institut, in: Hulverscheidt/Laukötter 2009, S. 128–146.

44 Ebenda, S. 145.

astischer Nazi, aber er stellte doch zwischen »Rasse« bzw. »Juden« einerseits und Infektionen andererseits eine Verbindung her. So sprach er von der »Tuberkuloseresistenz« der Juden.[45]

Als sein ehemaliger jüdischer Kollege Walter Levinthal (1886–1963), der 1933 aus dem RKI entlassen wurde und nach Großbritannien emigrierte, nach dem Krieg in Edinburgh starb, beteiligte sich der offenbar geläuterte Gins an der Formulierung eines Nachrufs:[46] »Der Tod von Walter Levinthal [...] mahnt, nicht den Versuch zu versäumen, wenn irgend möglich, in der Vergangenheit begangenes Unrecht wiedergutzumachen und uns der Leistungen unserer ehemaligen Kollegen zu erinnern.«

Walter Levinthal war während seiner Zeit am RKI beteiligt an der Entwicklung eines Tests zur Diagnostik der »Papageienkrankheit«, einer hoch ansteckenden viralen Erkrankung, die durch Vögel übertragen wird.[47]

***

Die letzten Fälle von Pocken traten in der Bundesrepublik in den 1970er-Jahren auf. Ein 20-jähriger Elektriker aus Meschede im Sauerland reiste beispielsweise mit seinem VW-Bus nach Pakistan.[48] Als er zurück kam, brachte er die Pocken mit. Man sprach von »Pockenhippies«. Es gab 13 Erkrankte und vier Tote.

50 Jahre später erreichen die »Affenpocken« Europa. Nun rächt sich, dass alle deutschen Einwohner, die jünger als 50 Jahre alt sind, nicht mehr gegen Pocken geimpft wurden. Die Pockenpflichtimpfung endete in der Bundesrepublik 1976. Denn der »Rinderimpfstoff« soll auch gegen die »Affenpocken« schützen. Mehr als 2.700 mit Affenpocken Infizierte gab es in der Bundesrepublik im August 2022. Inzwischen sind die Zahlen rückläufig.[49]

---

45 Hinz-Wessels 2021, S. 72.

46 Dies. 2022, S. 16.

47 Honigsbaum 2022, S. 130.

48 Popp 2012, S. 21f.

49 Hoffmann, Chr./Jessen, H./Boesecke, Chr.: Affenpocken in Deutschland, in: Deutsches Ärzteblatt 119: 2022, S. 551–557; Deutsches Ärzteblatt 119: 2022, S. B 1881.

Grippe

Am Ende des Ersten Weltkriegs kam die »Spanische Grippe« nach Deutschland. Sie war im November 1918 schon am Abflauen. An ihr starben noch im letzten Kriegsjahr weltweit mehr als 40 Mio. Menschen. In Deutschland allein mehr als 300.000.[50]

Immer wieder gab es in der Folgezeit kleinere endemische Ausbrüche der Grippe. So schrieb die Vossische Zeitung am 28. Februar 1934: »Ein Dorf in Grippe-Quarantäne. In dem kleinen Dorf Marhoß in der Rhön wütet seit einer Woche eine gefährliche Lungengrippe, der bereits 21 Personen zum Opfer gefallen sind. An einem Tag starben kürzlich fünf Personen. Wegen Ansteckungsgefahr ist jeglicher Verkehr mit dem Dorf unterbunden.«

Noch 1942 war den Deutschen unklar, ob die Krankheit durch einen Bazillus oder durch ein Virus hervorgerufen wurde.[51] Als Antikörper im Blut nachgewiesen wurden, stieg jedenfalls die Hoffnung auf eine erfolgreiche Schutzimpfung.

1892 hatte Richard Pfeiffer einen Bazillus entdeckt, Haemophilus influenzae, der für die Entstehung der Grippe verantwortlich gemacht wurde. Die Überzeugung der deutschen Ärzte, dass die Grippe bakteriell verursacht wurde, blockierte sie, die Idee einer viralen Ursache zu verfolgen. Die Britin Laura Spinney spricht von einem »Treppenwitz« der Medizingeschichte. Der Amerikaner Thomas S. Kuhn hätte dieses Beharren der Deutschen auf einer veralteten Theorie wohl ein Paradigma genannt. Denn bereits 1933 konnten britische Forscher nachweisen, dass die Influenza von einem Virus hervorgerufen wurde. Der Russe A. A. Smorodintseff stellte 1936 einen Impfstoff her. 1940 wurde das Virus erstmalig mithilfe des Elektronenmikroskops sichtbar gemacht.[52]

Kurt Gutzeit schrieb am 20. September 1944, kurz vor Beginn des letzten Kriegswinters, an den Heeressanitätsinspekteur und schlug vor:

»Vorbereitung eines Grippeimpfstoffs durch die Behringwerke. Oberstarzt Prof. Bieling, zur Zeit Marburg, hat die Möglichkeit der Herstellung eines Stammimpfstoffs für sofort bejaht. Vorarbeiten für die Impfstoffherstellung sind auftragsgemäß durch [...] Prof. Haagen, Straßburg, geleistet worden.

---

[50] Eckart, W. U.: Kranke, Krüppel, Hungertote. Deutschland im November 1918, in: Hessisches Ärzteblatt Nr. 4: 2019, S. 244–246.

[51] Kolle/Hetsch 1942, S. 354.

[52] Spinney 2022, S. 39, 208 u. 216; Honigsbaum 2022, S. 35 u. 64.

Haltbarkeit, Verträglichkeit und Wirksamkeit sind bereits geprüft [...]«.[53] Prof. Haagen gab zu, mit einem von ihm entwickelten Influenzaimpfstoff 20 Frauen in Schirmeck geimpft zu haben.[54]

Die Vorbereitung für ein bis zwei Virustrupps sei in die Wege geleitet worden, »um bei Epidemiebeginn an Ort und Stelle epidemiegeeignete Stämme zur Impfstoffbereitung zu gewinnen«. Die Impfstoffherstellung erfolge dann unter der Aufsicht von Prof. Bieling in Marburg, so Gutzeit weiter. Der so hergestellte Grippeimpfstoff werde im Falle einer Epidemie nicht optimal sein. Er werde aber die erste große Gefahr zu bannen vermögen.

Hans Schloßberger war skeptischer. Er meinte im Oktober 1944, es gebe einige Infektionskrankheiten wie z. B. die Grippe, »gegen die wir noch nicht genügend gewappnet sind, die also durch unsere bisherigen Maßnahmen in ihrem Auftreten und ihrer Verbreitung nicht ausreichend beeinflusst werden können«.[55] Ein deutscher Impfstoff gegen die Grippe wurde während des Zweiten Weltkriegs nicht mehr produziert. Als die amerikanischen Truppen 1944 in Europa landeten, hatten sie die erste Massenimpfung mit einer Grippevakzine erhalten.[56]

---

[53] BA-MA, RH 12-23, Nr. 243, Gutzeit an Heeressanitätsinspekteur vom 20.9.1944.

[54] Mitscherlich/Mielke 1981, S. 126.

[55] Schloßberger 1945, S. V u. 67.

[56] Spinney 2022, S. 217.

13. Bis heute gibt es keinen Malariaimpfstoff. Oder?

Die deutschen Wehrmachtsärzte hatten keine Erfahrungen mit der Malaria. Ihre Kenntnisse über die Krankheit, die in Süd- und Südosteuropa grassierte, waren spärlich. Denn Deutschland gehörte seit 1918 nicht mehr zu den europäischen Kolonialmächten, deren Ärzte in den Tropen mit der Malaria konfrontiert wurden. Als Deutschland 1918 seine wenigen Kolonien verlor, blieb allerdings der Traum von der Wiederherstellung von Deutschland als Kolonialmacht bei vielen Forschern bestehen. Mit Beginn der NS-Zeit wurden diese Hoffnungen deutlicher.

Als die Verlängerung des Ermächtigungsgesetzes am 30. Januar 1939 in der Kroll-Oper anstand, forderte Hitler offensiv die Rückgabe der Kolonien an Deutschland; so müsse Deutschland seine nach dem Ersten Weltkrieg verlorenen Kolonien zurückerhalten. Kaum einer seiner Zuhörer glaubte allerdings, dass die anderen Kolonialnationen dem zustimmen und womöglich eigenen Besitz in Übersee freiwillig an Deutschland abtreten würden. Hitler ging es um die Ausweitung des Lebensraums »unseres« Volkes.

Noch im 19. Jahrhundert hatte es im sumpfigen Norden Deutschlands das »Sumpffieber« gegeben, wie die Malaria hier hieß. Aber mit dem Trockenlegen der Sümpfe und Moore verschwand die Krankheit.[1] Jedenfalls standen die Sanitätsoffiziere während des Zweiten Weltkriegs vor großen Herausforderungen, als ihre Truppen nach Südosteuropa und Nordafrika vordrangen.

An eine Schutzimpfung gegen Malaria, die durch Einzeller entsteht, wobei diese durch die Anophelesmücke übertragen werden, dachte zunächst niemand. Es ging stattdessen um eine chemische Prophylaxe des Krankheitsausbruchs mit Chinin, wie sie Robert Koch vorgeschlagen hatte, der sich auch damit unvergängliche Verdienste erwarb. Dabei handelte es sich eigentlich um eine Therapie und nicht um eine Verhütung der Krankheit. Weitere Forschung war also nötig.

Ein Mitarbeiter des Hamburger Tropeninstituts, »der gerade neu ernannte klinische Abteilungsleiter« Walter Menk, der bereits seit 1930 NSDAP-Mitglied war, führte dazu im Herbst 1941 Versuche an Patienten der psychiatri-

[1] Neuroth, W.: Rückkehr der Malaria durch Vernässung der Moore? In: Cuxhavener Nachrichten vom 2.7.2022; Kolle/Hetsch 1942, S. 600.

schen Klinik in Hamburg-Langenhorn durch.[2] Denn die dort stationär behandelten Patienten mit einer Paralyse (einer Spätform der Syphilis) erhielten als Therapie eine künstliche Malariainfektion, die sich günstig auf den Krankheitsverlauf auswirkte.[3] So gab es Patienten, an denen Heilmittel und Impfstoffe ausprobiert werden konnten.

Malaria in der Wehrmacht

Beim Vormarsch der Wehrmacht durch die Donsteppe trat etwa Ende Juli 1942 eine neue Krankheit in den Vordergrund: Malaria. Ein spezieller Fortbildungskurs wurde für einen Teil der Sanitätsoffiziere der 6. Armee am Don abgehalten.[4]

Am 20. Mai 1942 hatte die 11. Armee sowohl die Halbinsel Kertsch/Kerch auf der Krim als auch die Festung Sewastopol erobert.[5] »Malaria ist auf der Krim endemisch«, schrieb der Kriegschirurg Peter Bamm alias Curt Emmrich (1897–1975). Am Asow'schen Meer trafen die deutschen Soldaten auf eine Sumpflagune, »die Soldaten lebten halb im Wasser«. Die Malaria betraf sowohl die Truppe als auch die Zivilbevölkerung; alle erhielten Atebrintabletten. »Untersuchungen der Hygieniker hatten ergeben, dass nur etwa jede 10.000ste Mücke infektiös war. Aber das genügte, um eine an die Grenze einer Epidemie heranreichende Zahl von Erkrankungen hervorzurufen.«[6]

Aber auch in nördlichen Sumpfgebieten gab es unter den Wehrmachtssoldaten Malariafälle. Die 3. Panzerarmee operierte als Teil der Heeresgruppe Mitte westlich von Moskau und infizierte sich 1942 im Sumpfgebiet von Welikije luki mit Malaria.[7]

Auf der 2. Arbeitstagung Ost der Beratenden Ärzte vom 30.11. bis 3.12. 1942 war deshalb die Malaria ein wichtiges Thema der Erörterung. Peter Mühlens referierte am 2. Dezember 1942 über die »Malaria und Amöbenerfahrungen«.[8]

---

[2] Roth 1984, S. 124–130 u. 205.

[3] Kolle/Hetsch 1942, S. 609. (Siehe auch oben, Kapitel 3).

[4] Schneider-Janessen 1993, S. 130.

[5] Eickhoff, M./Pagels, W./Reschl, W.: Der unvergessene Krieg, Verlagsgesellschaft Schulfernsehen, Köln 1981, S. 84.

[6] Bamm, P.: Die unsichtbare Flagge, Kösel-Verlag, München 2007, 17. Aufl., S. 138, 195 u. 202f.

[7] BA-MA. RH 12-23, Nr. 25, Erfahrungsbericht Bansi vom 10.8.1943.

[8] BA-MA, RH 12-23, Nr. 810, 2. Arbeitstagung Ost 30.11.–3.12.1942, Tagungsverlauf.

Als Mühlens ein Jahr später, 1943, starb, hätte der Reichsgesundheitsführer Leonardo Conti gern Ernst Rodenwaldt (1878–1965) als Nachfolger auf dem Chefsessel des Tropeninstituts gehabt, wie Karl Heinz Roth schreibt. Er scheiterte aber am Widerstand Hamburgs. So wurde Rodenwaldt, der tropenmedizinische Erfahrungen aus seiner Regimentsarztzeit in den deutschen Kolonien in Westafrika, in Kamerun und Togo, hatte, stattdessen Leiter des Instituts für Tropenmedizin der Militärärztlichen Akademie in der Berliner Scharnhorststraße.[9] Heute residiert in dem Gebäude Robert Habeck, der Wirtschaftsminister.

Für Rodenwaldt war die Tropenmedizin eine »ausschließlich rassenbiologisch orientierte Medizin«, wobei der »kolonisierende« Europäer vor allem ein Problem zu lösen hätte: nämlich »eine klare Entscheidung über die Regelung der biologischen Beziehungen zwischen der kolonisierenden europäischen Rasse und den Rassen der Eingeborenen« zu treffen. Dementsprechend wurde 1940 das »Kolonialblutschutzgesetz« verabschiedet.[10]

Ein halbes Jahr nach der 2. Arbeitstagung war bereits die 3. Arbeitstagung der Beratenden. Sie fand Ende Mai 1943 ebenfalls in Berlin statt. Rodenwaldt referierte am 25. Mai vormittags über die »Malariagefährdung der deutschen Bevölkerung durch heimkehrende Soldaten«.[11] Konsequenz des Vortrags war, dass malariakranke Wehrmachtssoldaten nicht mehr in die Heimat verlegt, sondern in den Lazaretten vor Ort behandelt wurden.

So verfügte Kurt Gutzeit am 8. Dezember 1944, dass die »Rückverlegung der Malariakranken ins Heimatgebiet wegen auftretender Rezidive nun verboten ist«.[12] Diese Anordnung geschah von Gutzeit aber nicht, um etwa die deutsche Zivilbevölkerung zu schützen, sondern um die malariakranken Soldaten möglichst schnell wieder in Kampfhandlungen zu schicken. Gutzeit meinte, die Malaria gehöre zu den »leichtesten Infektionskrankheiten«, eine Malariabehandlung im Lazarett dürfe durchschnittlich 15 Tage »auf keinen Fall überschreiten«, denn eine lange Lazarettbehandlung und »gedankenlos verlängerte Erholungszeiten« führten zu einem »hierdurch verursachten Ausfall an Kampfkraft«. Zusammenfassend meinte Gutzeit, dass die Versu-

---

[9] Klee 2003, S. 501f.; Cottebrune, A.: Blut und »Rasse«, in: Hulverscheidt/Laukötter 2009, S. 114.

[10] Eckart 1989, S. 174.

[11] BA-MA, RH 12-23, Nr. 247, 3. Arbeitstagung Ost 24.–26.5.1943, Tagungsverlauf.

[12] Ebenda, Nr. 118, Gutzeit 9. Zusammenfassender Bericht vom 8.12.1944.

che, eine rezidivverhütende oder -vermindernde Therapie zu finden, als gescheitert angesehen werden müssten.[13]

Gutzeit sprach von einer »italienischen«, einer »griechischen« und einer »russischen« Malaria. Er erwähnte die Malariasaison 1942 und die auffallend lang anhaltende Malariaepidemie 1943. Er setzte weniger auf eine chemische Prophylaxe (mit Atebrin), sondern meinte, dass die »malariaerfahrenen Truppen in Malariagebieten« mehr auf Mückenschutz (Bettnetze, Zelte, Kopfschleier, Tropenhelme, Mückenhandschuhe usw.) achten sollten. In Griechenland gab es zunächst 194 Erkrankungen und dann noch weitere 501 Ersterkrankungen.

Der Beratende Hygieniker beim Heeresgruppenarzt E in Griechenland, Oberstarzt Dr. Schad, sah Ende 1943 im Bereich der Heeresgruppe E 14.500 Malariafälle.[14] Das waren 8,7% der Gesamtstärke des Heers. Dabei waren gerade die »kämpfenden Einheiten bedeutend höher befallen« als die Versorgungseinheiten, was die »Kampfkraft« stark beeinträchtigte. Manche Bataillone, Batterien oder Aufklärungsabteilungen der Divisionen hatten demnach zum großen Teil Ausfälle über 25%, manche bis zu 40%. »Das [Straf-]Bataillon 999 lag auf dem Flugplatz Aroxos [im Norden des Peloponnes] und hatte auf Grund neuester Meldungen insgesamt 80% Ausfälle, allerdings in der Gesamtmalariazeit. Es muss gesagt werden, dass gerade bei diesem Bataillon zur Bekämpfung alles geschah, was in der seinerzeitigen Lage und bei der hohen Malariagefährdung möglich war.«

Seit Mitte 1942 wurden politische Gefangene nach Verbüßung ihrer Zuchthausstrafen in die Strafdivisionen gesteckt.[15] Mitte 1942 wurden alle Bataillone dieser Art – es waren über 30 Bataillone – unter der Ziffer 999 gegründet. Der Jurist und Völkerrechtler Wolfgang Abendroth (1906–1985), nach dem Krieg Professor für Politologie in Marburg, war seit dem 3. Februar 1943 Soldat im

---

[13] Ebenda, Gutzeit 8. Zusammenfassender Bericht vom 16.6.1944.

[14] Ebenda, Nr. 228, Schad an Heeresgruppenarzt E vom 1.1.1944. Es handelte sich um Richard Schad, approbiert 1918, Medizinalrat, Amtsarzt u. Leiter des Staatlichen Gesundheitsamts in Bensheim/Hessen (Verz. 1937, S. 569). Bereits im März 1939 war er Teilnehmer einer Fortbildung in der Militärärztlichen Akademie, Berlin, für Sanitätsoffiziere, »die im Ernstfall für eine Verwendung als Beratende in Frage kommen« (BA-Ma, RH 12-23, Nr. 2070, Verzeichnis der Teilnehmer … vom 10.2.1939). Als Beratender Hygieniker der Wehrmacht nahm Schad an der 3. Arbeitstagung im Mai 1943 teil, auf der Erwin Ding über die Fleckfieberversuche im KZ Buchenwald informierte (Klee 1997, S. 311).

[15] Abendroth, W.: Ein Leben für die Arbeiterbewegung, edition suhrkamp, Frankfurt am Main 1977, S. 184.

Strafbataillon 999 und kam nach Griechenland – auf die Insel Lemnos. Er infizierte sich mit Malaria. An der Malaria litt er noch in der Nachkriegszeit.[16]

Wolfgang Abendroth erläuterte später, dass zunächst nur politische Gefangene in die Strafbataillone gesteckt wurden. Doch aufgrund schlechter Erfahrungen mit diesen Einheiten (Abendroth z. B. nahm Kontakt zum kommunistischen griechischen Widerstand auf) wurde schließlich jeder Einheit eine Anzahl Krimineller beigegeben, »um die Politischen unter Aufsicht halten zu können«. Bei guter Führung konnten die Kriminellen wieder »wehrwürdig« werden und sogar Urlaub bekommen. »Diese Möglichkeiten hatten wir Politischen nicht«, sagte Abendroth.

Im vierten Kriegsjahr 1942/43 wurden insgesamt 17.000 Malariakranke unter den deutschen Soldaten im Südosten Europas gezählt.[17]

Am 1. Januar 1945 schrieb Rodenwaldt, inzwischen Generalarzt, in seiner Eigenschaft als Beratender Sanitätsoffizier für Tropenhygiene an den Heeressanitätsinspekteur. Er meinte, es käme alles darauf an, »die Malaria zu bagatellisieren«. Es müsse den Ärzten klargemacht werden, dass es sich bei der Malaria um keine Krankheit von »besonderem, etwa gefährlichen oder folgenschweren Charakter« handle. Es gebe eine viel zu lange Behandlungsdauer, zu lange Lazarett-Aufenthalte. Dass ein Malariakranker durchschnittlich 39 Tage im Lazarett liege, sei eine »geradezu groteske Tatsache«. Somit werde dem Feldheer ein wesentlicher Teil seines Bestands »fahrlässig und unnötig entzogen«.[18]

***

Ich kann mich an einen malariakranken Lehrer erinnern. Es war Mitte der 1950er-Jahre. Ich war in der Mittelstufe, der Krieg lag gut zehn Jahre zurück. Es war unser Erdkundelehrer, mit dem wir einen Schulausflug machten. Da bekam er einen Malariaanfall. Die begleitende Lehrerin lief kopflos umher. Sie musste sich um ihren kranken Kollegen kümmern und gleichzeitig die Klasse mit den erschreckten Teenagern beruhigen. Sie sagte uns, der Lehrer habe die Malaria aus dem Krieg mitgebracht. Der Ausflug wurde abgebrochen.

---

[16] Mündliche Mitteilung von Elisabeth Abendroth am 31.1.2023.

[17] Hinz-Wessels 2021, S. 68.

[18] BA-MA, RH 12-23, Nr. 230, Rodenwaldt an Heeressanitätsinspektion vom 1.1.1945.

Malariaversuche in Dachau

Hans Münch führte im malariaverseuchten Auschwitzer Gebiet Versuche wegen eines Malariaimpfstoffs durch, über die nichts Näheres zu erfahren ist, wie in Kapitel 7 dargestellt wurde. Die bekanntesten Experimente wegen eines Impfstoffs gegen die Malaria fanden jedoch im KZ Dachau statt. Die Bemühungen der Ärzte, der Malaria Herr zu werden, beschränkten sich zunächst auf Therapien. Gesucht wurde nach Chemikalien, die die Malaria heilen oder ihre Symptome verhindern konnten.

Dabei wurden Experimente an Insassen von psychiatrischen Heilanstalten gemacht.[19] Hamburg-Langenhorn war nicht die einzige psychiatrische Krankenanstalt, deren Patienten benutzt wurden. Man schlug dabei zwei Fliegen mit einer Klappe. Denn die Malariainfektion galt als wirkungsvolle Therapie der Paralyse. So diente die Malariainfektion zum einen der Therapie der Syphilis-Kranken, zum anderen wurden die Patienten benutzt als Versuchspersonen für einen Impfstoff oder für therapeutische Chemikalien.

Es gab Experimente an KZ-Häftlingen jenseits von Auschwitz. Diese Malariaversuche waren Gegenstand der Erörterung im Nürnberger Ärzteprozess. Claus Schilling (1871–1946) hatte praktische Erfahrungen als Tropenmediziner in der deutschen Kolonie Togoland sammeln können.[20] Später war er Abteilungsleiter im Robert-Koch-Institut. Er war schon pensioniert, als er im Februar 1942 mit den Versuchen im KZ Dachau begann. Er beendete sie erst wenige Wochen vor der Kapitulation. »Er war vor allem damit beschäftigt, eine Form der Immunisierung gegen die Malaria zu entwickeln,« so hieß es in Nürnberg. Annähernd 1.200 KZ-Häftlinge wurden in seine Experimente einbezogen, wovon 30 direkt durch die Maßnahmen starben und weitere 300–400 als Folge von Komplikationen.[21] Schilling suchte dazu passende Männer zwischen 20 und 45 Jahren aus; auch polnische Geistliche wurden zu den Experimenten in Dachau hinzugezogen.[22] Albert Durand, ein Franzose aus Paris, der Häftling in Dachau war, bestätigte, dass »polnische

---

[19] Vondra, H.: Die Malaria – ihre Probleme und Erforschung in Heer und Luftwaffe, in: Guth 1990, S. 109–126.

[20] Hinz-Wessels 2021, S. 15; Hulverscheidt, M.: Die Beteiligung von Mitarbeitern des Robert-Koch-Instituts an Verbrechen gegen die Menschlichkeit – tropenmedizinische Menschenversuche im Nationalsozialismus, in: Hulverscheidt/Laukötter 2009, S. 147–168, hier: S. 152–158; Grill, B.: Wir Herrenmenschen, Pantheon-Verlag/Random House, München 2021, S. 116f.

[21] Medical Case, Vol. I, S. 278–314.

[22] Kogon 1999, S. 196f.

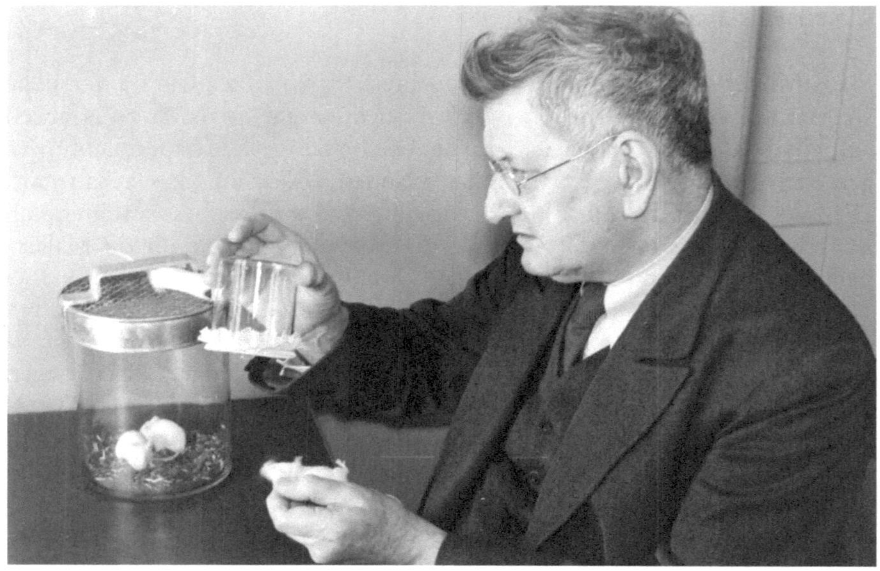

Claus Schilling vom Robert-Koch-Institut bei Forschungen im Kampf gegen die Tsetse-Fliege, Deutschland 1930er-Jahre.

Priester mit Malaria« infiziert wurden. »Auch ein deutscher Priester erhielt zweimal Spritzen mit Malariamikroben.«[23]

Schilling bat 1937 die »Notgemeinschaft« (die heutige Deutsche Forschungsgemeinschaft, DFG) um eine finanzielle Unterstützung zur Entwicklung einer »Schutzimpfung«. Er wollte die Immunisierung durch eine steigende Gabe von Erregermaterial erreichen.[24] Er schrieb, dass er Tieren eine sehr kleine Menge an lebenden Erregern eingespritzt habe. Werde die Menge allmählich erhöht, so trete eine Erhöhung der Widerstandsfähigkeit ein. Schilling führte zunächst Versuche an Freiwilligen durch. Dann benutzte er die Insassen von psychiatrischen Kliniken, Paralytiker, für seine »Malariaexperimente«.

Ab 1942 setzte Schilling seine »Malaria-Immunisierungen« im KZ Dachau fort. SS-Hauptsturmführer Kurt Plötner, Schillings ärztlicher Assistent, war jedoch skeptisch. Plötner glaubte nicht daran, dass Schillings Immunisierungsversuche »ihr Ziel« jemals erreichten. Er könne es deshalb auch nicht

---

[23] Französisches Büro … 1988, S. 143.

[24] Hinz-Wessels 2021, S. 59–64; Klee 1997, S. 115–135.

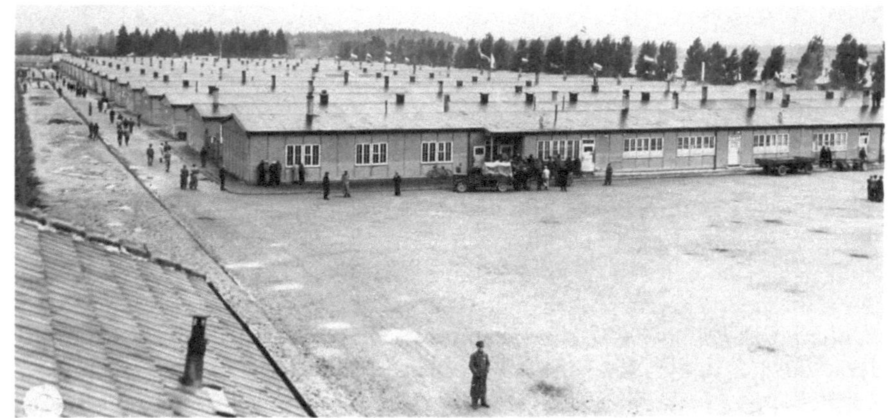

Blick auf die Lagerbaracken, einige Tage nach der Befreiung des KZ Dachau durch die US-Armee, 3. Mai 1945.

verantworten, »auch nur einen SS-Mann gegen Malaria nach dem Verfahren von Prof. Schilling zu impfen«.

Schilling wurde im ersten Dachauer Militärgerichtsprozess der Amerikaner im Dezember 1945 zum Tode verurteilt und am 28. Mai 1946 hingerichtet.[25]

So saß er nicht mehr auf der Nürnberger Anklagebank, als der Ärzteprozess im Oktober 1946 begann. Statt seiner wurde Gerhard Rose, Schillings Nachfolger im RKI, angeklagt, der als führender Tropenmediziner des Robert-Koch-Instituts und als Beratender Arzt der Luftwaffe in Malariaexperimente eingebunden war.[26] Allerdings wurden diese Versuche nicht bei seiner Verurteilung zu lebenslanger Haft berücksichtigt.[27]

Unterlagen aus dem Dachauer Prozess gegen Schilling fanden Eingang in das Nürnberger Verfahren. Hier wurden die Ausführungen über die »Immunisierungsversuche« von Claus Schilling zur Kenntnis genommen:[28]

»Schillings Forschungen hatten den Zweck, eine Immunisierung im Fall von Malaria zu erlangen oder eine Behandlung derselben. Schilling verlangte

---

25 Klee 2003, S. 535.

26 Hinz-Wessels 2021, S. 65–71. Im KZ Natzweiler/Struthof soll es auch Versuche mit Malaria gegeben haben (Ziegler 1986, S. 93). Eine Versuchsperson, an der Fleckfieberexperimente durchgeführt wurde, nannte »Versuche über … Malaria«.

27 Hinz-Wessels 2021, S. 132; Hulverscheidt, M.: Fiebrige Auseinandersetzungen – Malariaforschung in der deutschen Armee während des Zweiten Weltkrieges, in: Eckart/Neumann 2006, S. 93–111, hier: S. 109.

28 Medical Case, Vol. I, S. 289–292 (Übersetzung G. E.).

Versuchspersonen und bekam polnische Häftlinge […]. Keine der 1.200 Versuchspersonen hatte eingewilligt oder machte es freiwillig. Priester wurden oft für diese Versuche ausgewählt. Einer, Pater Koch, beschrieb einen Versuch. Er wurde in einen Raum geführt und bekam eine Schachtel mit Mücken, die er für etwa eine halbe Stunde in der Hand halten sollte. Das passierte täglich während einer Woche. Jeden Abend wurde eine andere Box zwischen seine Beine gestellt, während er im Bett lag […]. Die Häftlinge wurden durch die Mücken mit Malaria infiziert. Danach wurden sie unterschiedlich behandelt. Einige, wie Pater Koch, bekamen Chinin. Andere bekamen Neosalvarsan, Pyramidon, Antipyrin […]. Einige Personen starben […].«[29]

Nico Rost (1898–1967), ein holländischer Journalist, der wegen seines Widerstands gegen die Nazis im KZ Dachau inhaftiert war, wurde am 13. Dezember 1944 Nachtpfleger auf der Malariastation. In seinem authentischen veröffentlichten Tagebuchbericht hielt er fest:

»Diese Nacht werde ich nie vergessen. Es schien doch alles so einfach: dreimal in der Nacht Fieber messen, Puls fühlen und die Ergebnisse in die Fiebertabellen eintragen. Weiter nichts. Doch ich hatte sofort ein eigenartiges Gefühl, als ob hier irgendwo und irgendwie Gefahr drohte. Um neun Uhr machte ich meine erste Runde. 50 Patienten, 50mal Fiebermessen und 50mal den Puls fühlen. Viele von ihnen hatten über 40 Grad Fieber und phantasierten […]. Als ich fertig war, winkte mich aus einer Ecke ein älterer Deutscher an sein Bett […]. Er erzählte, er habe hier schon viele Hunderte sterben sehen […] als Resultat von Schillings Versuchen […]. Jeden Morgen Punkt 10 Uhr: Voran Professor Schilling, der hier das Kommando führt (ein alter, bärbeißiger Kerl, vor dem alle Angst hatten), gefolgt von zwei Pflegern, und hinter ihnen August[30] (der dicke Pfleger von der Malariabaracke) mit seinen – durch eine Art Käseglocke überdeckten – Fliegen, die er so vorsichtig und feierlich vor sich her trägt, als ob er in einer Prozession schritte […]. Diese Fliegen werden dazu genutzt, um hier bei Häftlingen – zur Zeit fast ausschließlich Italiener, Zigeuner und Russen – Malaria hervorzurufen. Versuche, an denen noch viele, viele sterben werden […]. Der Pole […], den ich um seine Meinung fragte über das, was sie hier tun, nannte es ›wissenschaftliche Untersuchungen zum Besten der Kolonien‹. Dabei haben sie gar keine Ko-

[29] Es gab neben Chinin und Atebrin mehrere Malariaheilmittel. Siehe Kolle/Hetsch 1942, S. 625f.

[30] August Vieweg, der Häftlingsgehilfe von Schilling, war im April 1942 mit Malaria infiziert und anschließend mit Chinin u. a. behandelt worden. Er sagte im Nürnberger Ärzteprozess 1946 aus, dass er auch vier Jahre nach der Infektion nicht ausgeheilt sei.

lonien mehr und werden wohl auch niemals wieder Kolonien bekommen!!! Der alte Deutsche flüsterte mir zu, mich vor allem vor August in acht zu nehmen. Dann warnte er mich auch noch vor dem Professor! ›Schilling‹, sagte er, ›kontrolliert nämlich jeden Morgen sehr genau die Fiebertabellen und ist unerbittlich. Für den kleinsten Fehler fliegt man sofort in den Bunker oder bekommt 25 auf den Hintern. Hier im Revier hat er mehr zu sagen als der Kommandant. Er untersteht nämlich direkt Berlin‹.«[31]

Schilling, der zum Zeitpunkt seiner Einvernahme durch das amerikanische Militärgericht im Dachauer Prozess 74 Jahre alt war und weder der NSDAP noch der SS angehörte, sagte, dass der »Zweck seiner Versuche war, eine Vakzination gegen Malaria zu finden«. Denn es gab damals keine Impfung gegen die Malaria, »except the one discovered by Schilling«.[32] Er benutzte Chinin, Atebrin und Neosalvarsan und ein Mittel »Nr. 2516«, das die Menschen angeblich immunisierte; um das zu prüfen, musste er die Versuchspersonen nochmals infizieren.

Es ist schwer zu durchschauen, was wirklich geschah. Wahrscheinlich handelte es sich nicht um einen Versuch zur wirklichen Immunisierung in dem gebräuchlichen Sinn, dass ein Antigen eingespritzt wird und der Körper dagegen Antikörper bildet und immun wird. Die Schilling'schen Versuche deuten zum größeren Teil darauf hin, dass Mittel wie Chinin gegeben wurden, um die zuvor herbeigeführte Infektion im Keim zu unterdrücken, dass es sich dabei also eher um eine Postexpositionsprophylaxe handelte, also um eine Form der Frühtherapie.

Wolfgang Uwe Eckart interpretierte Schillings Experimente so: »Auf der Suche nach einem Impfstoff gegen die Malaria infizierte Claus Schilling seine Probanden immer wieder, um sie dann mit überhöhten Atebrin- und Plasmochindosen[33], mit Pyramidon und Neosalvarsan zu traktieren, ihr Serum zu gewinnen, es wiederum mit Parasiten zu mischen und dann zu reinfizieren.«[34]

Das macht aber keinen Sinn! Es ist nicht ersichtlich, welchen medizinischen Nutzen dieses Procedere hätte haben sollen. »Bei zahlreichen durch-

---

[31] Rost, N.: Goethe in Dachau, Fischer Taschenbuch Verlag, Frankfurt a.M. 1983, S. 140–142.

[32] Medical Case, Vol I, S. 292.

[33] Atebrin und Plasmochin waren synthetische Antimalariamittel der Bayer-Werke in Wuppertal-Elberfeld (Hinz-Wessels 2021, S. 63).

[34] Eckart, W. U.: Tropenhygiene und Militarismus, in: Fahrenbach, S./Thom, A. (Hrsg.), Der Arzt als »Gesundheitsführer«, Mabuse-Verlag, Frankfurt am Main 1991, S. 25–38, hier: S. 34f.

geführten Versuchen ist es kaum möglich, einen vernünftigen Sinn zu erkennen«, bestätigt Hanna Vondra.[35]

Die meisten Tropenmediziner waren damals sowieso davon abgekommen, nach einer Schutzimpfung gegen die Malaria zu fahnden, aber Schilling »verfolgte beharrlich seine Theorie der Möglichkeit der Immunisierung gegen Malaria weiter«. Schilling meldete 1943 für die Jahrestagung der Deutschen tropenmedizinischen Gesellschaft (DTG) in Wien einen Vortrag an mit dem Titel »Nachweis von Antikörpern im Serum von Malariakranken«.[36]

Am 2. April 1945 kam aus Berlin der Befehl zur Auflösung der Malariaversuchsstation. Da hatte sich Claus Schilling aber bereits abgesetzt. Am 29. April morgens um 5.28 Uhr kamen die Amerikaner ins Lager: »Hello boys, here we are.« Nico Rost, der inhaftierte Holländer, dachte nur: Es wurde auch verdammt Zeit![37]

---

35 Vondra, H.: Malariaexperimente im KZ Dachau, in: Thom/Rapoport 1989, S. 80–83.

36 Hulverscheidt, M.: Die Deutsche Gesellschaft für Tropenmedizin und ihr schwieriges Erbe. Zum Umgang mit Claus Schilling und Gerhard Rose, in: Krischel u. a. 2016, S. 71–84.

37 Rost 1983, S. 244.

14. Tuberkuloseimpfung gibt es nicht

»Am 24. März 1882 teilte Robert Koch in der Physiologischen Gesellschaft zu Berlin mit, dass er die Ursache der Tuberkulose gefunden und ihren Erreger in Gestalt eines eigentümlichen Bazillus in Händen habe. In der Tat war es ihm in ungefähr halbjähriger, unausgesetzter Arbeit gelungen, [...] einen besonderen Mikroorganismus nachzuweisen [...].«[1]

Er konnte ihn auf künstlichem Nährboden, nämlich auf erstarrtem Rinderblutserum, züchten und durch Verimpfen auf empfängliche Tiere wieder tuberkulöse Gewebsveränderungen hervorrufen. »Durch diese seine größte und unsterblichste [sic] Leistung hat Koch eigentlich erst die Wissenschaft der Mikrobiologie geschaffen.« Robert Koch dazu: »Wir können mit Fug und Recht sagen, dass die Tuberkelbazillen nicht bloß *eine* Ursache der Tuberkulose, sondern die *einzige* Ursache derselben sind, und dass es ohne Tuberkelbazillen keine Tuberkulose gibt.«[2]

Robert Koch, der Entdecker der Tuberkelbazillen, war danach aber mit seinem »Tuberkulin« nicht erfolgreich. Er glaubte, 1890 ein Heilserum gegen die Schwindsucht gefunden zu haben. Koch meinte, »dass das heilende Prinzip eine lösliche Substanz sei, die aus den Tuberkelbazillenleibern durch die Körpersäfte ausgelaugt werde, und nannte diese Stoffe Tuberkuline«.[3] Aber die Patienten, denen er das Tuberkulin einspritzte, wurden nicht gesund, sondern eher stärker krank.

1912 entdeckte der jüdischstämmige Arzt Friedrich Friedmann (1876–1953) das sogenannte Friedmannsche Tuberkulosemittel, eine Art Vakzine, die die Heilung unterstützen sollte. Es wurde aber von der Mehrheit der Ärzte als wirkungslos und sogar gefährlich eingestuft und fand keinen Eingang in die Behandlung der Tuberkulose.[4] Die einzige Schülerin, die Robert Koch hatte, Lydia Rabinowitsch-Kempner (1871–1935), eine Tuberkuloseforscherin, war eine Gegnerin jenes Mittels und wurde deshalb von etlichen Kollegen verun-

---

[1] Fraenken C.: Tuberkulose, in: Rubner u. a. 1913, S. 59–91.

[2] Ebenda.

[3] Kolle/Hetsch 1942, S. 465.

[4] Schwoch, R. (Hrsg.): Berliner jüdische Kassenärzte und ihr Schicksal im Nationalsozialismus. Ein Gedenkbuch, Hentrich & Hentrich, Berlin/Teetz 2009, S. 262.

glimpft. Sie forderte in diesem Zusammenhang die staatliche Kontrolle für Herstellung und Abgabe solcher Mittel.[5]

Der erste Impfstoff, der gegen die Tuberkulose zur Verfügung stand, wurde von zwei französischen Wissenschaftlern entwickelt. Léon Charles Albert Calmette (1863–1933) und Camille Guérin (1872–1961)[6] fanden 1921 eine Möglichkeit, Neugeborene angeblich erfolgreich gegen die Tuberkulose zu impfen. Die nach ihnen benannte BCG-Impfung enthielt abgeschwächte Rindertuberkulosebakterien.[7] Die Impfung brachte allerdings keinen Schutz gegen die Tuberkulose bei Erwachsenen, allenfalls bei Kindern. In Deutschland kam es 1930 in Lübeck zu einer schweren Impfkatastrophe mit einem BCG-Impfstoff, bei der mindestens 76 Kinder starben und mindestens 151 oder vielleicht sogar 245 Kinder erkrankten.[8] Infolge einer fahrlässigen Verwechslung von Kulturen wurden virulente humane Bakterien verimpft.[9] Daraufhin wurden alle BCG-Impfungen ausgesetzt.

Hans Schloßberger hatte 1922 zusammen mit einem Augenarzt versucht, im Tierversuch eine Immunisierung durch Impfung mit Tuberkelbazillen zu erreichen.[10] Sie gelang nicht. »Von einer Immunität oder stärkeren Resistenzerhöhung kann im Allgemeinen nicht gesprochen werden«, allenfalls von einer »gewissen Hinauszögerung des Verlaufs«. Die Autoren schrieben, dass sie sich davor hüteten, »hier von einer Immunitätserscheinung zu sprechen«. Hingegen sahen sie, dass bei einer Impfung ein »allergischer Zustand« erzeugt werde. Insgesamt waren die Versuche hinsichtlich der Resultate »nicht genügend übereinstimmend«, dass letztendlich keine abschließende Aussage gemacht werden konnte, ob »Immunitätserscheinungen auftreten«.

Deshalb wurde im Zweiten Weltkrieg an der Entwicklung eines Impfstoffs gearbeitet. Georg Bessau (1884–1944), Ordinarius für Kinderheilkunde der Berliner Charité, testete einen Impfstoff mit abgetöteten Tuberkelbazillen. Seine Versuchspersonen waren behinderte Kinder der psychiatrischen Kin-

---

[5] Graffmann-Weschke, K./Kuntz, B.: Lydia Rabinowitsch-Kempner, Hentrich & Hentrich, Berlin/Leipzig 2022, S. 44.

[6] Wolters 2011, S. 24.

[7] BCG=Bacillus Calmette-Guérin.

[8] Wolters 2011, S. 25; Thießen 2017, S. 149–154 u. 169; Baader, G.: Versuch – Tierversuch – Menschenversuch, in: Osnowski, R. (Hrsg.), Menschenversuche: Wahnsinn und Wirklichkeit, Kölner Volksblatt Verlag, Köln 1988, S. 14–45.

[9] Kolle/Hetsch 1942, S. 472.

[10] Igersheimer, J./Schloßberger, H.: Tuberkulose-Studien. VII Über Reinfektionsversuche mit säurefesten Bakterien (nach Untersuchungen am Auge), in: Deutsche Medizinische Wochenschrift Nr. 30: 1922, S. 1001f.

derklinik Wiesengrund, einer Zweigstelle von Wittenau, der Berliner Heil- und Pflegeanstalt. Es waren Kinder, die zur Euthanasie vorgesehen waren.[11] Von diesen sogenannten »Reichsausschusskindern« starben mindestens 18 unmittelbar an den Impfexperimenten. Das war jedes dritte Kind. Versuche mit Tbc-Impfstoff gab es auch an der Wiener Kinderfachabteilung »Am Spiegelgrund«. An missgebildeten Kindern wurden, bevor sie getötet wurden, Tuberkulose-Impfstoffe getestet.[12]

Das RKI war an Tuberkuloseversuchen beteiligt. Der Leiter der Tuberkuloseabteilung Bruno Lange, der 1942 an einer Tuberkulose starb, war allerdings mehr daran interessiert zu erfahren, ob die Tuberkulose erblich sei[13] – ein Paradigma, das unter vielen Ärzten in der Nazizeit bestand. Bruno Lange führte dazu Tierversuche durch. »Eine besondere erbliche Tuberkulosehinfälligkeit hat sich nicht sicher nachweisen lassen.«[14] Die Tuberkulose habe zwar eine erblich-konstitutionelle Grundlage – so Bruno Lange –, die in dieser Anlage enthaltenen Gestaltungsfaktoren würden aber weitgehend von der sozialen Lage der Infizierten modifiziert.

Georg Hensel (1908–1079) war ein Schüler Bessaus. Schon während seiner Tätigkeit sowohl an der Charité als auch am Robert-Koch-Institut war Hensel an der Erforschung der Tuberkulose beteiligt. Er habilitierte sich 1940 an der Universität München mit einer Arbeit über »Tuberkuloseimmunisierung durch Impfung mit abgetöteten Tuberkelbazillen«.[15]

Am 1. September desselben Jahrs übernahm Hensel eine Oberarztstelle in der Kinderheilstätte Mittelberg im Allgäu. Nur 30 km von Mittelberg entfernt war die Kinderfachabteilung der Kaufbeurer Heil- und Pflegeanstalt, deren Chefarzt und Direktor Dr. Valentin Faltlhauser (1876–1961) war. Zwi-

---

[11] Beddies, Th.: Zur Entwicklung einer Tuberkulose-Schutzimpfung im »Dritten Reich«, in: Loddenkemper, R./Konietzko, N./Seehausen, V. (Hrsg.): Die Lungenheilkunde im Nationalsozialismus, Selbstverlag, Berlin 2018, S. 180–194; ders.: Zur Rolle des Robert-Koch-Instituts bei der Einführung einer obligatorischen Tuberkuloseschutzimpfung im Dritten Reich, in: Hulverscheidt/Laukötter 2009, S. 89–105; Radio Berlin Brandenburg (rbb), Die Charité – Medizin unterm Hakenkreuz, Dokumentation 2019, Sendung vom 22.2.2022. Demnach war der Kinderpsychiater Gerhard Kujaht (1908–1974) an den Experimenten beteiligt. 1952 war er Leiter der Kinderpsychiatrie der FU Berlin mit Lehrauftrag. Klee 2001 (Deutsche Medizin), S. 118.

[12] Selg 2021, S. 99; Niemann, H.: Ärzte als willige Vollstrecker des nationalsozialistischen Rassenwahns (Rezension: Dissertation Matthias Dahl), in: FR vom 7.6.1997.

[13] Hinz-Wessels 2021, S. 73–79.

[14] Kolle/Hetsch 1942, S. 459.

[15] Schweizer-Martinscheck, P.: »Nicht gerade körperlich besonders wertvolle Kinder«, in: Deutsches Ärzteblatt 105: 2008, S. A 1445f.

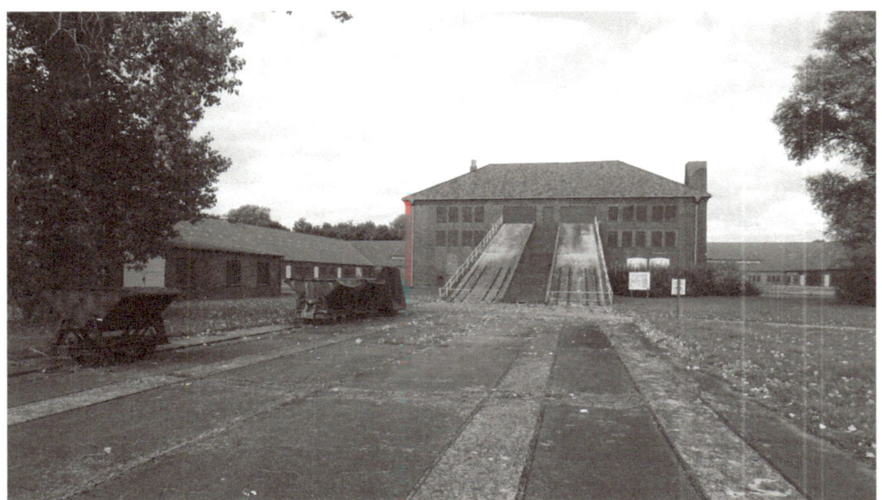

KZ Neuengamme bei Hamburg, in dem diverse Experimente an Häftlingen stattfanden. Hier das Klinkerwerk. (Aufnahme von 2022)

schen beiden Männern entstand eine Kooperation. Hensel experimentierte mit einem von ihm entwickelten Tbc-Impfstoff, den er Kindern, die zur Euthanasie vorgesehen waren, einimpfte. Anschließend infizierte er die Kinder mit Tuberkelbazillen. Es gab Kontrollkinder, die Hensel infizierte, ohne sie zuvor geimpft zu haben. Mindestens sechs Kinder starben. Ein gegen Hensel nach dem Krieg angestrebtes Ermittlungsverfahren endete mit einer Einstellung. Der Staatsanwalt meinte, es habe sich bei den Versuchen »dem damaligen Zeitgeist entsprechend nicht gerade um besonders wertvolle Kinder« gehandelt. Hensel wurde Chefarzt des katholischen Schutzengelheims in Lautrach.[16]

In der Lungenheilanstalt Hohenlychen in der Uckermark, die im Krieg SS-Lazarett wurde, arbeitete seit 1938 der Lungenfacharzt Kurt Heißmeyer (1905–1967).[17] Er war seit 1931 Mitglied der NSDAP, er gehörte der SS an.

Er experimentierte an Häftlingen des KZ Neuengamme zur Gewinnung eines Tbc-Impfstoffs. Er ließ sich dazu u. a. 20 jüdische Kinder aus Auschwitz kommen. Im KZ Neuengamme infizierte er die 20 Kinder mit Tuberkelbazillen. Anschließend operierte er die Achsellymphknoten der Kinder heraus, um die zellulären Reaktionen zu studieren. Die feingeweblichen Un-

---

16 Klee 2001, S. 110.

17 rbb-Fernsehfilm, Geheimnisvolle Orte. Hohenlychen, 2018 (ausgestrahlt am 19.4.2022).

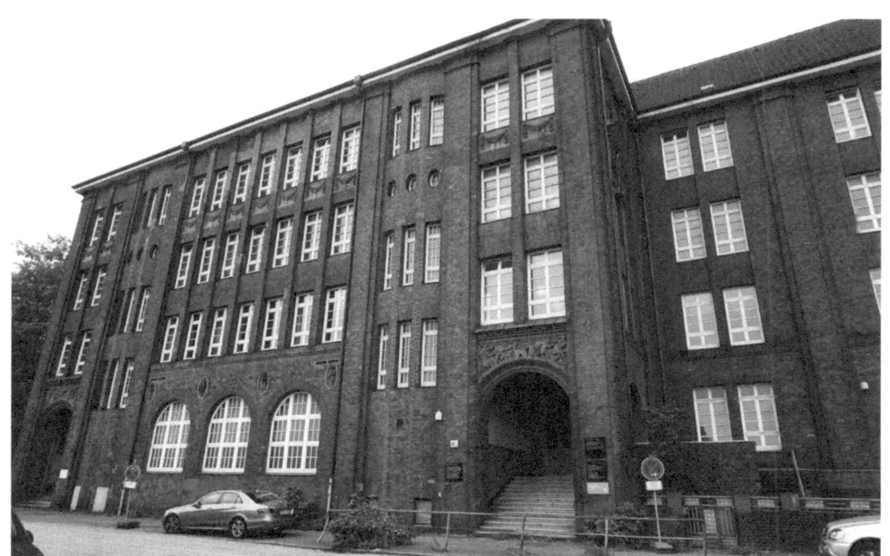

Schule am Bullenhuser Damm in Hamburg-Rothenburgsort, in der Kinder »wie Bilder an der Wand« aufgehängt wurden. (Aufnahme von 2022)

tersuchungen wurden im SS-Lazarett Hohenlychen durchgeführt. Der Pathologe Hans Klein (1912–1984)[18] sah keine Auffälligkeiten.[19]

Es wurde keine Tuberkulose gefunden. »Heißmeyers Therapiekonzept bestand darin, lebende Organismen mit Tuberkelbazillen zu infizieren. Es beruhte auf der abstrusen homöopathischen Theorie, dass eine Krankheit durch eine Dosis ihrer eigenen Erreger bekämpft werden könnte.«[20] Ein später im Strafverfahren erstelltes Sachverständigengutachten offenbarte jenseits der strafbaren Vornahme von Experimenten an Unfreiwilligen, »dass derartige Experimente für die Wissenschaft keinen Wert hatten und in keiner Position eine Bereicherung darstellten«.[21]

---

[18] Hans Klein wurde 1936 approbiert, er war 1937 Assistenzarzt am Pathologischen Universitätsinstitut Marburg (Verz. 1937, S. 353), 1949 Dozent, 1961 apl. Professor am Institut für gerichtliche Medizin Heidelberg (Klee 2003, S. 314).

[19] Ebbinghaus u. a. 1984. S. 56 u. 78 (Dokumentation).

[20] Kater, M.H.: Ärzte als Hitlers Helfer, Europa Verlag, Hamburg/Wien 2000, S. 209.

[21] Wieland, G.: Der Beitrag der DDR zur völkerrechtsmäßigen Ahndung der in der Nazizeit unter dem Deckmantel der Medizin verübten Kriegsverbrechen und Verbrechen gegen die Menschlichkeit, in: Thom, A./Spaar, H. (Hrsg.): Medizin im Faschismus. Sym-

Marek
James
aus Radom
Er wurde nur
sechs Jahre
alt
Wir werden
ihn nicht
vergessen
Seine
Freunde
Professor
GABRIEL
FLORENCE
1887
LYON
1945
HAMBURG
ER VERSUCHTE
DIE KINDER ZU
RETTEN UND
WURDE DES-
HALB VON
DER SS
GETÖTET
Paris

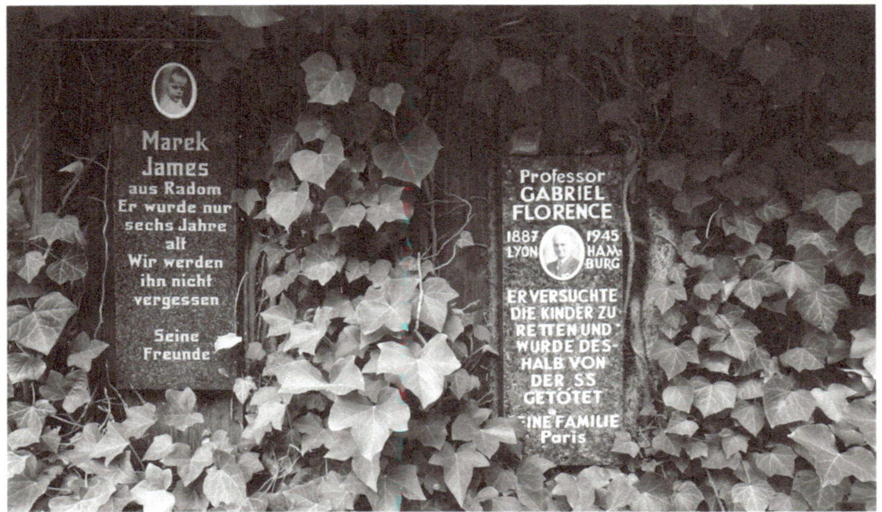

Gedenkstein für Marek James aus Radom am Bullenhuser Damm. (Aufnahme von 2022)

Als die Briten sich am Kriegsende näherten, wurden die Kinder von dem Rapportführer Wilhelm Dreimann (1904–1946) am 20. April 1945 in die Hamburger KZ-Nebenstelle in der Schule am Bullenhuser Damm im Stadtteil Rothenburgsort gebracht und dort (nach Betäubung mit Morphium) aufgehängt und getötet.[22] Die Kinder hingen »an Haken an der Wand wie Bilder«. Der Standortarzt des KZ Neuengamme, Alfred Trzebinski (1902–1946), und der stellvertretende Lagerführer vom Bullenhuser Damm, Johann Frahm (1901–1946), wurden von den Briten genauso wie der Rapportführer Dreimann zum Tode verurteilt und im Oktober 1946 gehenkt. Der für die Experimente verantwortliche Arzt Kurt Heißmeyer lebte bis 1963 unbehelligt in der DDR. Er wurde am 13. Dezember 1964 festgenommen und am 30. Juni 1966 zu lebenslanger Haft verurteilt und starb ein Jahr später.[23]

posium über das Schicksal der Medizin in der Zeit des Faschismus in Deutschland 1933–1945, Berlin (DDR) 1983, S. 308–319.

22 Schwarberg, G.: Der SS-Arzt und die Kinder. Bericht über den Mord vom Bullenhuser Damm, Verlag Gruner + Jahr, Hamburg 1979; ders.: Die Mörderwaschmaschine, Steidl Verlag, Göttingen 1990, S. 47–60; ZDF info, Das Nazi-Erbe. Trauma, Schuld, Verantwortung, Dokumentation 2021, ausgestrahlt am 15.9.2022.

23 ARD-Fernsehfilm, Nazijäger – Reise in die Finsternis, deutscher Dokumentarfilm 2021, Regie: Raymond Ley, ausgestrahlt am 16.1.2022; Hannemann, M.: Es könnten un-

***

1943 entwickelten die USA das Streptomycin, ein wirksames Antibiotikum gegen die Tuberkulose, das ab 1947 in England und ab 1949 in Deutschland zur Verfügung stand.[24] Die Anzahl der Tbc-Fälle ging zurück. Nach Ende des »Dritten Reichs« wurde die BCG-Impfung in der DDR und in den sowjetisch besetzten Ländern des Ostblocks pflichtgemäß verabreicht; in der Bundesrepublik wurde sie empfohlen und weitgehend angewandt.[25] Da beide Maßnahmen, sowohl die Impfung als auch das antibiotische Streptomycin, etwa zur selben Zeit eingeführt wurden, war es zunächst schwierig zu entscheiden, welches Mittel denn nun half. Beide Wirkungen konnten zunächst nicht voneinander getrennt beurteilt werden.[26] Es konnte nicht entschieden werden, welche Maßnahme den Rückgang der Krankheitsfälle bewirkt hatte. Schließlich riet die Ständige Impfkommission (Stiko) am Robert-Koch-Institut im Jahr 2003 von der BCG-Impfung ab.[27] Die Impfung war wirkungslos.

---

sere Kinder sein, in: FAZ vom 15.1.2022; Klee 2003, S. 241f.

[24] Schulte, L. L.: Leserbrief, in: Hessisches Ärzteblatt Nr. 4: 2011, S. 245.

[25] Mette, A./Winter, I.: Geschichte der Medizin, VEB Verlag Volk und Gesundheit, Berlin (DDR) 1968, S. 372.

[26] McKeown 1982, S. 83 u. 140.

[27] Beddies 2009, S. 89–105. Die Stiko war 1971 am Bundesgesundheitsamt eingerichtet worden (Thießen 2017, S. 207). »Sie ist ein im Infektionsschutzgesetz verankertes Expertengremium aus 12–18 Mitgliedern, das vom Bundesgesundheitsministerium alle 3 Jahre berufen wird.« (Stiko am RKI: Impfempfehlungen 2022, Börm Bruckmeier Verlag, Berlin 2022).

15. Impfstoff gegen den Schwarzen Tod – die Pest: Angst vor dem bakteriellen Krieg

»Wir lagen vor Madagaskar und hatten die Pest an Bord [...]« Diese Liedzeile ist heute noch aktuell, denn Madagaskar ist wohl der einzige Ort des Globus, an dem es Erkrankungen durch Pestbakterien gibt. Sie werden durch Rattenflöhe übertragen.

Die Pest, die in den Jahren 1346 bis 1353 Europa heimsuchte, war die erste moderne Seuche, die sich auf Handelswegen über Kontinente hinweg verbreitete. Sie kam von der asiatischen Steppe im heutigen Kirgistan und drang über den Handel zum Schwarzen Meer vor und gelangte übers Mittelmeer zu den Häfen Italiens (vor allem nach Messina) und Südfrankreichs.[1] Die gleichen Maßnahmen, die wir heute bei der Coronaepidemie anwenden, gab es gegen die Pest: Masken und Quarantäne. Diese wurde erstmalig im 14. Jahrhundert in Dubrovnik angewandt.[2] Die schnabelartigen Masken waren mit ätherischen (desinfizierenden) Essenzen gefüllt. Die Pestärzte trugen sie, als die Pest 1656 in Rom und Neapel wütete. Besonders betroffen war das römische Ghetto.[3]

Die Pest als die erste große Pandemie kann als Symbol für jegliche Seuchen oder Katastrophen dienen. Die verallgemeinernden Begriffe Pestilenz und Pestizide leiten sich zudem von der Pest ab. Zu Beginn der Coronaepidemie sah man oft Menschen im öffentlichen Nahverkehr sitzen und »Die Pest« von Albert Camus (1913–1960) lesen. Sie dachten, sie erführen etwas über das Gebaren und Wirken einer Epidemie. In Wirklichkeit beschrieb der Autor darin 1947, wie schleichend – wie Ratten – der Nationalsozialismus über die Menschen kam: »Am Morgen des 16. April trat der Arzt Bernard Rieux aus seiner Wohnung und stolperte mitten auf dem Flur über eine tote Rate [...] Er kehrte zurück, um den Hauswart zu informieren [...] Seine

---

[1] Dörhöfer, P.: Was Epidemien über die Gesellschaft aussagen (Rezension), in: FR vom 14.9.2020; Kleinhubbert, G.: Das Monster vom Yssykköl, in: Der Spiegel Nr. 25: 2022, S. 100–102; Anonymus: Ursprung der Pest in Kirgistan, in: FAZ vom 17.6.2022.

[2] Bredow, R. von: »Pandemiegeschichte ist auch eine Erfolgsgeschichte«, Interview mit Bernd Ingmar Gutberlet, in: Der Spiegel Nr. 43: 2021, S. 114f.

[3] Veltri, G.: Der Lockdown im Ghetto, in: FAZ vom 25.11.2020.

Haltung war übrigens eindeutig: es gab keine Ratten im Haus [...] «[4] Ein anderer Nobelpreisträger, der türkische Autor Orhan Pamuk, wählt 75 Jahre später dieselbe Seuche als Parabel in seinem neuen Roman.[5] In »Die Nächte der Pest« führt der Kampf gegen die Seuche zu politischen Umwälzungen.

Bereits 1922 verwandte Friedrich Murnau in seinem Film »Nosferatu – Eine Symphonie des Grauens« die Gleichsetzung von Ratten und Unglück. Ratten kommen aus dem Sarg Nosferatus (= Draculas), und der Vampir bringt die Pest mit sich;[6] der Stummfilm erschreckt den Zuschauer mit Schattenbildern in Schwarz-Weiß.

Gut ein Jahrzehnt später nahmen die Nazis die Symbolik auf. Und die Ratten, die aus den Abwasserkanälen zuhauf und in Massen herbei strömen und schließlich alles beherrschen, symbolisieren in dem Film »Der ewige Jude« die osteuropäischen Juden in Kaftanen und mit Schläfenlocken. Die Juden galten als »Volksschädlinge« und mussten deshalb »ausgerottet« werden wie Ratten, so die Botschaft des Films. Unterschwellig wurden die Ratten mit den Juden gleichgesetzt, die die Pestilenz über die Christen brächten. Als in der zweiten Hälfte des 14. Jahrhunderts die Pestseuche Europa heimsuchte, wurden die Juden beschuldigt, durch Vergiftung der Brunnen die Epidemie ausgelöst zu haben.[7]

»Unter allen Pestepidemien des Mittelalters hat die gewaltige Volksseuche, die im 14. Jahrhundert ganz Europa überzog und der etwa 25 Mio. Menschen, das heißt der vierte Teil der damaligen Bevölkerung, zum Opfer fielen, das furchtbarste Andenken hinterlassen; diese Seuche ist unter dem Namen des ›schwarzen Tods‹ bekannt geworden, offenbar wegen der schweren hämorrhagischen Symptome.«[8] Mit zunehmender Zivilisation und Verbesserung der Lebensverhältnisse wurde die Pest in Europa immer seltener und verschwand seit der Mitte des 18. Jahrhunderts dauernd. Die Pest war in Europa definitiv verschwunden.

1894 wurde der Pestbazillus durch den französischen Kolonialarzt Alexandre Yersin (1863–1943) aus dem Pariser Pasteur-Institut entdeckt, und der Erreger heißt deshalb Pasteurella oder Yersinia pestis. Die Rolle der Ratten-

---

[4] Camus, A.: Die Pest, Rowohlt Verlag, Reinbek bei Hamburg 1950, S. 7.

[5] Spiegel, H.: Die Insel, die den Rest der Welt aussperrte (Rezension Orhan Pamuk: Die Nächte der Pest), in: FAZ vom 23.2.2022.

[6] Riffi, A./Weiß, E.: »Million of Germs will Die«. Hygiene in Film und Fernsehen, in: Ingensiep/Popp 2012, S. 189–208.

[7] Hirszfeld 2018, S. 416.

[8] Gotschlich, E.: Pest, in: Rubner u. a. 1913, S. 208–279.

flöhe für die Übertragung von der Ratte auf den Menschen wurde erst zu Beginn des 20. Jahrhunderts u. a. von Emil Gotschlich (1870–1949) gefunden.

Richard Otto arbeitete 1902 bis 1904, als er zum Robert-Koch-Institut kommandiert war, an einem Schutzimpfungsverfahren mit lebenden avirulenten Pestbakterien.[9] Bereits Ende des 19. Jahrhunderts wurde in Indien ein Impfstoff entwickelt, der aber keine dauerhafte Wirkung entfaltete. Ein philippinischer Impfstoff mittels avirulenter Pestkulturen zu Beginn des 20. Jahrhunderts sollte eine bessere Wirkung erbringen.[10] Mitte der 1930er-Jahre lagen eine Vakzine aus Madagaskar und eine andere aus Paris vor.[11] Die europäischen Bemühungen um einen Impfstoff hielten sich in Grenzen. Denn die Pest war in Europa lange ausgerottet. Lediglich Wilhelm Kolle und Richard Otto beschäftigten sich mit einer Vakzine.[12]

Im Zweiten Weltkrieg bestand aufseiten der Deutschen die Angst, dass Pestbakterien als biologische Waffen eingesetzt würden. Die Angst bestand nicht nur bei der Wehrmacht, sondern wurde von den Alliierten geteilt. Nach einer Zeugenaussage von Generalarzt Walter Schreiber im Nürnberger Hauptkriegsverbrecherprozess wurde die deutsche Entscheidung, biologische Kampfstoffe zu erforschen, erst während einer geheimen Konferenz des Oberkommandos der Wehrmacht im Juli 1943 getroffen: »Es wurde entschieden, dass ein Institut zur groß angelegten Produktion von Bakterienkulturen aufgebaut und […] zur Erforschung von Seuchen benutzt werden sollte […].«[13]

Die Forschungen wurden hauptsächlich in Posen unter Leitung von Professor Kurt Blome (1894–1969) angestellt: »Nichts deutet [allerdings] darauf hin, dass die Nazis es in den zwei Arbeitsjahren in Posen jemals schafften, eine geeignete Waffe herzustellen. Im März 1945 wurde [das Institut] angesichts der herannahenden Roten Armee geräumt, und Blome versuchte, die gesamte Anlage durch einen Stuka-Angriff zerstören zu lassen. Alles, was er retten konnte, waren einige Pestkulturen […]. Die Russen befanden sich bereits auf deutschem Boden, und die Deutschen, von denen keiner geimpft

---

9 UAF, Abt. 4, Nr. 1563, Bl. 4, Anlage zum Lebenslauf von Richard Otto.
10 Gotschlich 1913, S. 208–279.
11 Pschyrembel 1972, S. 1100.
12 Kolle/Hetsch 1942, S. 186.
13 Harrris, R./Paxman, J.: Eine höhere Form des Tötens, Deutscher Taschenbuch Verlag, München 1985, S. 109f.

worden war, wären bei einem Bakterienausbruch genauso in Mitleidenschaft gezogen worden wie die Gegner.«[14]

Das Posener Institut war Teil des Zentralinstituts für Krebsforschung im Warthegau. Kurt Blomes Planung (mit Datum vom 21.2.1944) sah u. a. eine Bakteriologische und Vakzine-Abteilung in Nesselstedt vor unter Leitung von dem bereits oben genannten Karl Joseph Gross. Nesselstedt, ein Kloster in der Nähe der Stadt Posen, wurde von dem Gauleiter des Warthegaus, Arthur Greiser, zur Verfügung gestellt. Die Baracken, die neu zu bauen waren, waren allerdings im Januar 1945 noch nicht bezugsfertig. Die Anlagen in der Baracke des sogenannten Tierstalls hätten darauf hingedeutet, dass in »der Station Menschenversuche durchgeführt werden sollten«.[15] Kurt Blome bekam 1944 vom Robert-Koch-Institut offenbar »eine Gefälligkeitslieferung« mit Pestserum und Pestimpfstoff der Behringwerke.[16]

Blome wurde im Nürnberger Ärzteprozess darauf angesprochen, ob »Pestversuche in Nesselstedt hätten durchgeführt werden können«, was er bejahte. Er habe dabei an Freiwillige gedacht, an Angehörige der Militärärztlichen Akademie, sagte er. Aber mit Datum vom 20. Januar 1945 kam der Befehl zur Evakuierung. Denn die Rote Armee erreichte Posen.

Im Internationalen Militärgerichtsprozess der vier Alliierten Siegermächte gegen die Hauptkriegsverbrecher in Nürnberg wurde Walter Schreiber am 26. August 1946 als Zeuge gehört. Er war bis zuletzt Chef der Abteilung Wissenschaft und Gesundheitsführung der Heeressanitätsinspektion und damit Leiter der Militärärztlichen Akademie. In dieser Eigenschaft unterstanden ihm alle Institute der Militärärztlichen Akademie in Berlin. Er war der Sohn eines Postbeamten, und als er festgenommen wurde, war er Generalarzt, also Generalmajor des ärztlichen Dienstes. Kurz vor Kriegsende versorgte er in einem großen Lazarett im Reichstagsgebäude Verwundete, und er wurde hier von den Sowjets gefangen genommen.

Als Gefangener im »Schmucke seiner Generalsuniform« wurde Schreiber nach Moskau geflogen, »er musste im Triumphzug der erbeuteten Menschen und Waffen über den Kremlplatz marschieren und kam anschließend in eines der berüchtigten Vernehmungsgefängnisse, wo man ihn der Vorbereitung

[14] Ebenda.

[15] Moser, G.: »Forschungen für die Abwehr biologischer Kriegsmethoden« und Krebsforschung im Zweiten Weltkrieg, in: Eckart/Neumann 2006, S. 131–150.

[16] Ebenda, S. 141.

des Bakterienkriegs beschuldigte und mit dem Tode bedrohte.«[17] Man habe es darauf abgesehen – so der Bericht eines mitgefangenen ärztlichen Kollegen, eines Mitglieds der Waffen-SS -, ihn zum Belastungszeugen für den Nürnberger Prozess zu präparieren, »wozu als erster Hebel Bedrohung diente«.

Schreiber wurde nach Krasnogorsk gebracht. Dort verfasste er am 10. April 1946 einen Bericht über die Vorbereitung einer bakteriologischen Kriegsführung auf deutscher Seite. Er wurde nach Nürnberg geflogen und sagte zur Überraschung der deutschen Angeklagten als Zeuge des sowjetischen Anklägers in dem Hauptkriegsverbrecherprozess aus: Er berichtete auf Befragen, dass im Juli 1943 im Heereswaffenamt in der Bendlerstrasse über den bakteriologischen Krieg gesprochen wurde. Er habe anschließend Siegfried Handloser, den Chef des Wehrmachtssanitätswesens, darüber informiert. Im März 1945 sei Kurt Blome mit Pestkulturen aus Posen geflohen.[18]

Siegfried Handloser saß als Hauptkriegsverbrecher auf der Anklagebank. Er musste mitanhören, wie Walter Schreiber als »Kronzeuge« ihn beschuldigte, um sein eigenes Leben zu retten. Nach seiner Zeugenaussage wurde Walter Schreiber nach Moskau zurückgebracht. Handloser wurde zu lebenslanger Haft verurteilt.

Die Sowjets waren ihm »irgendwie zu Dank verpflichtet«, so der weitere Bericht seines Mitgefangenen.[19] »In einer ausgelesenen Gruppe von 40 Mann […] stellte er sozusagen den Doyen dar […] Diese Hervorgehobenen wohnten gesondert mit doppelter Generalsverpflegung und hatten Ausgang nach Moskau.« Die Mitgefangenen nannten das Wohnquartier dieser Gruppe die »Pension Judas Ischariot«. Wenige Wochen später reiste die Gruppe nach Ostdeutschland.

1948 wurde Schreiber das Angebot vonseiten der Sowjets gemacht, in die Sowjetisch Besetzte Zone (SBZ) zu gehen als Chefarzt der neu gegründeten Volkspolizei. Walter Schreiber galt den sowjetischen Militärs als im kommunistischen Sinn ideologisch gefestigt. Schreiber nahm das Angebot an, setzte sich aber schon einen Monat später, nachdem er seine Familie zusammengesucht hatte, aus der Ostzone ab und floh nach Westdeutschland. Er ver-

---

[17] Ebenda, S. 143; dies.: Peststämme aus dem Pariser Pasteur-Institut, in: Hulverscheidt/ Laukötter 2009, S. 206–231.

[18] Der Prozess gegen die Hauptkriegsverbrecher vor dem Internationalen Militärgerichtshof Nürnberg 14. November 1945-1. Oktober 1946, Nürnberg 1949, fotomechanischer Nachdruck: Delphin Verlag, München/Zürich 1984, Band 1, S. 603 ff.; Bruchhäuser, H.-P.: Heimkehr mit Gepäck, in: FAZ vom 8.2.2016; Klee 1997, S. 87–91.

[19] Schenck 1995, S. 38–40.

dingte sich beim Counter Intelligence Corps, dem amerikanischen Geheimdienst.[20] 1950 war er in Camp King in Oberursel im Taunus tätig. Er kam 1951 in die USA. Als seine Biografie dort öffentlich wurde (durch eine Meldung in der New York Times), floh Schreiber mit seiner Familie 1952 nach Argentinien, wo er 1970 starb.

Die Auswirkungen von Schreibers Flucht waren für die Gefangenen im Lager Krasnogorsk nachhaltig unangenehm, schrieb sein Mitgefangener später. Denn die mächtigen Politoffiziere fühlten sich nicht nur »gefoppt«, sondern mussten auch die Folgen ihrer unzureichenden Menschenkenntnis tragen. »Sie erfanden eine Art akademische Sippenhaft.«[21]

Walter Schreiber belastete bei seiner Nürnberger Zeugenaussage auch Kurt Blome schwer. Er warf ihm vor, sowjetische Kriegsgefangene für medizinische Experimente benutzt zu haben. Kurt Blome wurde deshalb bei dem ersten Nachfolgeprozess in Nürnberg, dem Ärzteprozess, der im Oktober 1946 begann, angeklagt.

Kurt Blome war schon seit 1931 Mitglied der NSDAP. Gleichzeitig wurde er SA-Mitglied. Anfang der 1920er-Jahre eröffnete er in Rostock eine Praxis für Haut- und Geschlechtskrankheiten, die er 1933 aufgab, als er in die Dienststelle des Reichsärzteführers eintrat. 1939 wurde er Stellvertreter des Reichsgesundheitsführers Conti.[22]

Die Anklage in Nürnberg warf Blome verschiedene Verbrechen vor. Unter anderem war er angeklagt, an biologischen Kriegsvorbereitungen teilgenommen zu haben. Das Gericht allerdings fand, dass es keine Beweise für den Vorwurf gab, er habe Experimente mit Menschen gemacht. Letztendlich wurde Kurt Blome freigesprochen.[23] Das amerikanische Militärtribunal bewies mit dem Freispruch, dass es von Vorstellungen der Rechtsstaatlichkeit geleitet wurde und nicht von Rache. Zur Untermauerung war es sinnvoll, einige Angeklagte freizusprechen.

Außer dem Forschungsinstitut in Nesselstedt-Posen gab es seit 1943 als Außenstelle des Robert-Koch-Instituts ein Forschungsinstitut für Mikrobiologie auf der Sachsenburg bei Chemnitz, wo ein neuer Pestimpfstoff an-

---

20 Koch, E. R.: Die CIA-Lüge. Folter im Namen der Republik, Aufbau Verlag, Berlin 2008, S. 84–100; 3SAT, Film von E. R. Koch, Folterexperten. Die geheimen Methoden der CIA, ausgestrahlt am 12.5.2011; Wikipedia (16.1.2023).

21 Schenck 1995, S. 38–40.

22 Wikipedia (15.7.2010); Moser 2006, S. 133.

23 Medical Case, Vol. II, S. 228–235.

geblich erfolgreich getestet wurde.[24] Es gibt aber keine belastbaren Hinweise dafür, dass die Nationalsozialisten einen Pestimpfstoff an Menschen – weder hier noch dort – überprüften. Es gibt auch keine wirklich belastbaren Beweise dafür, dass sie über einen wirksamen Impfstoff gegen Pasteurella pestis verfügten. Ohne einen wirksamen Impfstoff gegen die Pest war aber ein Nachdenken über eine biologische Waffe mit Pestbakterien hinfällig. Denn die Pestbazillen hätten die eigene Truppe genauso infiziert wie die feindliche.

Kurt Blome scheiterte daran, im November 1951 in die USA zu emigrieren. Sicher hätte er es vermieden, dort Walter Schreiber zu treffen, der in der School of Aviation Medicine in Randolph Field, Texas, beschäftigt war, bevor seine Nazivergangenheit aufflog. Danach ließen die US-Amerikaner keine alten Nazis mehr ins Land.[25]

---

[24] Moser 2006; dies. 2009; Hinz-Wessels 2021, S. 116; dies. 2022, S. 25f.

[25] Moser 2006, S. 148.

16. Epilog: Zusammenfassung und Nachkriegszeit

Im »Dritten Reich« setzte eine Normalisierung von Immunität ein, schreibt Malte Thießen. Es gab zwar eine Ablehnung gegen die BCG-Impfung (die als nicht sehr wirksam galt), und der Pockenschutzimpfung fehlte mehr und mehr die Akzeptanz. »Alles in allem jedoch wurden Impfungen im Dritten Reich alltäglicher denn je, wofür nicht allein der breite Zuspruch zu Diphtherie-, Scharlach- und Mehrfachimpfungen galt. Es war eine Normalisierung von Immunität, die durch die Ausnahmesituation des Kriegs gefördert wurde.«[1] Vor allem hatte das Individuum in der Nazizeit vor dem »Volksganzen« zurückzustehen.

Der Krieg brachte für die Wehrmachtssoldaten neue, bislang fast unbekannte Infektionsgefährdungen. Mit den osteuropäischen Zwangsarbeitern rückten diese Gefährdungen auch ins Altreich vor. So wurde die Forschung über Impfstoffe angekurbelt. Aber die Ergebnisse dieser Forschung waren nicht erfolgreich und wenig effektiv.[2]

Überhaupt war die medizinische Forschung in der NS-Zeit nicht sehr innovativ. Es gab zwar 1939 einen Nobelpreis für Gerhard Domagk (1895–1964) für seine Sulfonamidforschung.[3] Aber als am Ende des Zweiten Weltkriegs erst Penicillin und dann weitere Antibiotika zur Verfügung standen, geriet die unzureichende antibiotische Behandlung mit Sulfonamiden, die dieser Direktor der Bayer-Werke entdeckt hatte, ins Abseits. Der Nobelpreis führte in eine Sackgasse. Die Medizin der Nazizeit war nicht so produktiv wie die Techniker, Physiker und Ingenieure, die Düsenjäger und Raketen bauten, für die sich das Ausland interessierte und die eine bleibende Verwendung fanden.

Von den Impfanstrengungen der Nazi-Ärzte überdauerten keine Resultate. Obwohl Staat, Wehrmacht, SS und Industrie zusammen arbeiteten: Es gab keine Erfolge beim Impfen, und die NS-Impfstoffe hatten keinen Bestand. Wahrscheinlich lag die Ursache der Erfolglosigkeit darin, dass die NS-Ärzte weitgehend von einer internationalen Kooperation ausgeschlossen waren. Viele jüdische Forscher mussten zudem emigrieren. Ihre Expertise fehlte.

1 Thießen 2017, S. 203.
2 Ebenda, S. 133.
3 Brockhaus Enzyklopädie, 5. Bd., F. A. Brockhaus, Wiesbaden 1968, S. 5.

Wenn den jüdischen Wissenschaftlern nicht die Auswanderung gelang, wurden sie in Ghettos oder KZ gesperrt. Wie die beiden polnischen Wissenschaftler Ludwik Hirszfeld und Ludwik Fleck. Die Arroganz der Deutschen gegenüber diesen beiden auch international bekannten Forschern war grenzenlos.

Kein Impfstoff, an dem während der Nazizeit geforscht wurde, überdauerte das »Dritte Reich«. Die Impfstoffe gegen bakterielle Krankheiten wie das Fleckfieber oder die Ruhr, die sowieso wenig Schutz boten, aber starke Nebenwirkungen hatten, wurden mit der Einführung der Antibiotika nach 1945 obsolet. Das galt insbesondere für einen Impfstoff, der nie wirklich effektiv war, wie den gegen Scharlach. Wirksame Impfstoffe gegen Gelbsucht, Grippe oder Malaria wurden nicht entwickelt. Die meisten effektiven Impfstoffe gab es schon vor der NS-Zeit wie Impfungen gegen die Pocken, gegen Diphtherie, Tetanus, Cholera und Typhus. Louis Pasteur erfand 1885 einen wirksamen Impfschutz gegen die Tollwut. Dabei war die ausländische Impfstoffforschung vor allem in den 1920er- und 1930er-Jahren erfolgreicher als die deutsche. Die Robert-Koch-Schüler wie Behring, Pfeiffer oder Kolle schufen zwar während der Monarchie brauchbare Impfstoffe. Aber abgesehen davon war die Impfstoffherstellung eine Domäne des Auslands.[4]

Für diese ineffektive Forschung von Impfstoffen während des Nationalsozialismus mussten Hunderte oder Tausende von Unfreiwilligen, an denen die Impfstoffe ausprobiert wurden, leiden oder sterben. Geltende Richtlinien aus 1931, die Experimente nur mit Zustimmung der Versuchsperson erlaubten, wurden ignoriert. Offenbar traf die Vorstellung, Medikamente und also auch Impfstoffe an Inhaftierten, Kriegsgefangenen, Behinderten oder zum Tode Verurteilten prüfen zu können, auf eine breite Akzeptanz unter den Ärzten. Das Bewusstsein, eine Körperverletzung zu begehen, war wenig ausgebildet.

Aber: Es war manchmal vorhanden! Denn einige beteiligte Ärzte nahmen sich nach Kriegsende das Leben. Sie hatten offenbar zunächst geglaubt, gottähnlich über dem Gesetz zu stehen.

Doch es gab auch Ärzte, die das Unrechtmäßige ihres Tuns nicht wahrnahmen. Sie machten nach Kriegsende weiter wie zuvor – indem sie weiter an Personen (Kindern), die nicht einwilligen konnten, Medikamentenversuche durchführten. Immer wieder tauchen auch heute noch Hinweise dafür auf, dass derartige Praktiken in Waisenhäusern/Kinderheimen oder Psychiat-

[4] Thießen 2017, S. 133.

rien während der frühen Bundesrepublik vorkamen.[5] Es experimentierten an Unfreiwilligen Ärzte, die dies schon während der Nazizeit gemacht hatten.[6]

Unter den Ärzten, die Impfversuche in der NS-Ära durchführten, waren etliche, die nicht der NSDAP angehörten und auch keiner ihrer Gliederungen. Die Vorstellung, an Unfreiwilligen medizinische Versuche vornehmen zu können, war demnach nicht nur ein Bestandteil einer verbrecherischen Nazimedizin, sondern sie war auch bei Ärzten vorhanden, die keine engagierten Nationalsozialisten waren. Die Überzeugung der Überlegenheit gegenüber sowjetischen und polnischen Kriegsgefangenen oder jüdischen Ghetto-Insassen oder KZ-Häftlingen, an denen Impfversuche vorgenommen wurden, war weit verbreitet und hat das Denken der meisten Ärzte dominiert. Die Absicht, Impfstoffe für die Wehrmacht in Osteuropa herzustellen, um den deutschen Militärs damit zum Sieg über Europa zu verhelfen, ließ das Gewissen schweigen. »National« oder »Kolonial« dachten sie alle.

Nach dem Nürnberger Ärzteprozess, der vor gut 75 Jahren zu Ende ging, hieß es dennoch, dass »gemessen an der Zahl der in Deutschland tätigen Ärzte [nur] eine verschwindend kleine Schar verbrecherisch entgleiste«.[7] Um die organisierte Ärzteschaft habe es sich dabei zweifellos nicht gehandelt, »sondern nur um eine geringe Anzahl von Wissenschaftlern«.[8] Genannt wurde eine Zahl von 350 (300–400) Ärzten, die Medizinverbrechen begangen hätten, von rund 90.000 Ärzten in Deutschland. Das war weniger als ein halbes Prozent.

---

[5] Anonymus: Patienten stimmten Tests nicht zu, in: FAZ vom 16.2.2017; Fegert, J. M.: Diese Skandalisierung nützt niemandem, in: Deutsches Ärzteblatt 115: 2018, S. C 450. Beschuldigt wurde Hans Heinze, seit 1954 Leiter der jugendpsychiatrischen Klinik beim Niedersächsischen Landeskrankenhaus Wunstorf (Klee 1986, S. 137).

[6] Die Normalität von Versuchen mit Arzneimitteln an Kindern, deren Eltern nicht zugestimmt hatten, kommt auch an folgendem Beispiel zutage: Franz Volhard (1872–1950), der als Freimaurer und »Judenfreund« von den Nazis entlassen wurde, wurde von den Alliierten wieder in sein Amt als Ordinarius für Innere Medizin der Goethe-Universität eingesetzt. In dieser Eigenschaft vermittelte er Werner Catel (1894–1981), Leipziger Ordinarius für Kinderheilkunde und Euthanasiearzt, der in den Westen geflohen war, in Mammolshain (Taunus) in einer Kindereinrichtung eine Tätigkeit. Catel testete Tbc-Medikamente an Kindern, es gab Tote. Volhard entlastete Catel, der ungeschoren davon kam (Topp 2013, S. 101). Zum 150. Geburtstag von Volhard erschien ein Artikel, der jegliche Kritik an Volhard (auch hinsichtlich seiner exkulpierenden Zeugenaussage im Nürnberger Ärzteprozess) ausblendete. Riebsamen, H.: Autor der »Nieren-Bibel«, in: FAZ vom 7.5.2022.

[7] Peter, J.: Der Nürnberger Ärzteprozess. Im Spiegel seiner Aufarbeitung anhand der drei Dokumentensammlungen von Alexander Mitscherlich und Fred Mielke, LIT Verlag, Münster/Hamburg 1994, S. 246.

[8] Ebenda, S. 250.

Dieser Prozentsatz ist sicher zu gering veranschlagt.[9] Denn gezählt wurden nur die Ärzte, die Experimente in KZ machten. Nicht mitgezählt wurden all diejenigen, die unerlaubte Versuche durchführten an anderen Versuchsgruppen. Gegenstand in Nürnberg und den alliierten Prozessen in Dachau oder Metz waren lediglich Impfversuche in KZ, nicht aber die an behinderten Kindern, Psychiatriepatienten, Insassen von Gefängnissen, Bewohnern von Ghettos oder die an sowjetischen und polnischen Kriegsgefangenen.

Es waren auch nicht nur »Beratende« Ärzte einzelner Wehrmachtsteile, die die Experimente planten und ausführten, sondern es waren darunter Sanitätsoffiziere, die in den Lazaretten tätig waren, ferner Universitätsangehörige, Professoren und Dozenten, Ärzte außerhalb der Universitäten und Wissenschaftler in den staatlichen Instituten wie dem Robert-Koch-Institut oder dem Paul-Ehrlich-Institut oder dem Hamburger Tropeninstitut. Es waren darunter auch Ärzte, die in der Industrie beschäftigt waren wie in den Behringwerken oder der Fa. Hoechst oder der Fa. Bayer-Leverkusen, die alle drei zur IG Farben gehörten. Es waren Amtsärzte, Hygieniker, Kinderärzte, Tropenmediziner, Psychiater und Internisten. Keiner wurde von einem deutschen Gericht belangt.

Das lag sicherlich auch an den fehlenden Zeugen. Straftatbestände konnten nur aufgedeckt werden, wenn Zeugen aussagten. Meist gab es diese Zeugen nicht. Denn viele Versuchspersonen starben oder wurden anschließend getötet. So wurden Zeugen vernichtet. In den KZ wurde darauf geachtet, dass möglichst keine Häftlingsärzte (also ärztliche Gegner des Naziregimes, die inhaftiert waren) von den Machenschaften erfuhren; z.B. wurde im KZ Buchenwald anfangs kein Häftlingsarzt im Krankenrevier beschäftigt. Nichtmedizinisch ausgebildete Häftlinge, sofern sie als Zeugen angehört wurden, konnten oftmals nicht präzise angeben, welche medizinischen Prozeduren wozu und warum durchgeführt worden waren. So blieben die Dinge oft unaufgeklärt. Es gab keine Beweise. Die Täter bestritten die Taten.

Nachkriegszeit

Infolge des Nürnberger Ärzteprozesses kam es zu einer Vereinbarung, die seitdem für die Ärzte der Welt gilt. Das Genfer Gelöbnis von 1948, das 1964 in einer Deklaration von Helsinki ergänzt und dessen revidierte Fassung aus

[9] Ebenda, S. 253.

2017 der Deutsche Ärztetag 2018 beschloss, wurde in die Satzung aller bundesdeutschen Landesärztekammern aufgenommen. Somit ist das Gelöbnis als Bestandteil der ärztlichen Berufsordnung rechtlich für die Ärzte bindend.

Genfer Gelöbnis des Weltärztebunds von 1948 in der Fassung von 2017 (Beschluss des Deutschen Ärztetags 2018):

- Als Mitglied der ärztlichen Profession gelobe ich feierlich, mein Leben in den Dienst der Menschlichkeit zu stellen.
- Die Gesundheit und das Wohlergehen meiner Patientin oder meines Patienten werden mein oberstes Anliegen sein.
- Ich werde die Autonomie und die Würde meiner Patientin oder meines Patienten respektieren. Ich werde den höchsten Respekt vor menschlichem Leben wahren.
- Ich werde nicht zulassen, dass Erwägungen von Alter, Krankheit oder Behinderung, Glaube, ethnischer Herkunft, Geschlecht, Staatsangehörigkeit, politischer Zugehörigkeit, Rasse, sexueller Orientierung, sozialer Stellung oder jeglicher anderer Faktoren zwischen meine Pflichten und meine Patientin oder meinen Patienten treten [...]

Quellen: Deutsches Ärzteblatt 114:2017, S. C. 1674f.; Hessisches Ärzteblatt Nr. 2: 2018, S. 86.

Doch der Verstoß gegen die Berufsordnung ist eine Ordnungswidrigkeit und wird lediglich mit einem Bußgeld geahndet. Wichtiger ist deshalb das gesetzliche Verbot von Körperverletzung, sodass Impfversuche an Personen, die nicht freiwillig zugestimmt haben, bestraft werden. Gemäß Paragraf 224 Strafgesetzbuch wird die Körperverletzung »mittels einer das Leben gefährdenden Behandlung« mit Freiheitsstrafe von bis zu zehn Jahren geahndet. Gemäß Paragraf 225 wird die »Misshandlung von Schutzbefohlenen« bestraft. Demgemäß erhält eine Freiheitsstrafe von bis zu zehn Jahren, »wer eine Person unter achtzehn Jahren oder eine wegen Gebrechlichkeit oder Krankheit wehrlose Person [...] an der Gesundheit schädigt«. Hat die Körperverletzung zur Folge, dass die verletzte Person »in erheblicher Weise dauernd entstellt wird oder in Siechtum, Lähmung oder geistige Krankheit oder Behinderung verfällt«, so beträgt das Strafmaß gemäß Paragraf 226 ebenfalls eine Freiheitsstrafe von bis zu zehn Jahren.

Das Genfer Gelöbnis wurde in einer Deklaration 2008 in Seoul um Sätze ergänzt, die die Forschung an »Einwilligungsunfähigen« regelt. Dabei zeichnet sich tendenziell eine Aufweichung der Freiwilligkeit ab, wenn fremdnützige Forschung an Nicht-Einwilligungsfähigen zugelassen wird.[10]

Deklaration von Helsinki in der Fassung von Seoul 2008:

- Forschung an Einwilligungsunfähigen ist nur dann zulässig (weil erforderlich), wenn die Forschung nicht mit Einwilligungsfähigen möglich ist.
- Wenn ein minderjähriges Kind fähig ist, seine Zustimmung zu erteilen, so muss neben der Zustimmung des Personenberechtigten auch die Zustimmung des Minderjährigen eingeholt werden.

Quelle: Wiesing, U./Parsa-Parsi, R. W.: Deklaration von Helsinki. Neueste Revision, in: Deutsches Ärzteblatt 106: 2009, S. C 418–421.

Die Geschichte des Impfens ist gut 225 Jahre alt. Sie begann 1796 mit der Pockenschutzimpfung. Die Vorstellung allerdings, Seuchen könnten ausgerottet werden, hielt sich nur ungefähr 35 Jahre: von 1945 bis 1980.

Nach dem Zweiten Weltkrieg begann die Therapie mit Penicillin und weiteren Antibiotika, die bakterielle Krankheiten behandelbar machten. Fleckfieber, Ruhr, Scharlach, Syphilis und Tuberkulose und weitere Infektionskrankheiten verloren ihren Schrecken. Andere Krankheiten wurden durchs Impfen verhütet. Die zweite Hälfte des 20. Jahrhunderts war ebenfalls die erfolgreichste Zeit, was die Entwicklung, Einführung und Anwendung von Impfstoffen betraf.

Besonders wirkungsvoll war die Impfung gegen die Kinderlähmung.[11] Jene wurde im Jahr 1953 von dem Amerikaner Jonas E. Salk (1914–1995) und Mitarbeitern entwickelt, die einen Impfstoff aus abgetöteten Viren herstellten. Im selben Jahr erfand der Amerikaner Albert Bruce Sabin (geb. 1906) die Schluckimpfung. Staatliche US-amerikanische Förderung der Wissenschaft war zielführend, begünstigt wurde sie durch den amerikanischen Präsidenten Roosevelt (1882–1945). Er war an Kinderlähmung erkrankt und ging an

---

[10] Schmuhl, H.-W.: Nürnberger Ärzteprozess und »Euthanasie«-Prozesse, in: Jütte, R. (Hrsg.): Medizin und Nationalsozialismus. Bilanz und Perspektiven der Forschung, Wallstein Verlag, Göttingen 2011, S. 267–282.

[11] Mette/Winter 1968, S. 372.

Krücken, weil beide Beine gelähmt waren.[12] In der Bundesrepublik wurde die Polioschluckimpfung 1962 eingeführt[13] (»Schluckimpfung ist süß, Kinderlähmung ist grausam«), nachdem eine Polio-Epidemie zu massenhaften Erkrankungen geführt hatte. Die Kinderlähmung ist in Deutschland seitdem ausgerottet.

Die nächste Erfolgsgeschichte kam mit der aktiven Impfung gegen Masern. Eine passive Schutzwirkung gegen Masern mit Immunglobulinen aus dem Serum von Rekonvaleszenten gab es seit 1924.[14] Denn die Masern sind, entgegen laienhafter Vorstellungen, keine leichte Kinderkrankheit, sondern es besteht immer die Gefahr, dass eine Gehirnentzündung entsteht mit bleibenden Einschränkungen. Literarisch Interessierte kennen den tödlichen Verlauf einer Masernerkrankung aus Thomas Manns Roman »Doktor Faustus«.[15] Mitte der 1960er-Jahre wurden in den USA Versuche von aktiver Immunisierung mit inaktiviertem Masern-Impfstoff sowie mit abgeschwächtem Lebendimpfstoff angestellt.[16] In England wurde die Masern-Impfung 1968 gebräuchlich,[17] in der Bundesrepublik etwa zur gleichen Zeit. Seitdem waren auch die Masern bei uns ausgerottet.[18]

Aber dann gab es einige Ausbrüche von Masern, weil anthroposophische Mütter ihre Kinder nicht impfen lassen wollten. Zum ersten Mal äußerten sich Impfgegner in der Bundesrepublik. Der Gesetzgeber führte daraufhin eine Masern-Impfpflicht ab dem 1. März 2020 für Kinder und für beruflich Exponierte ein.[19]

---

[12] Jütte 2020 (Geschichte des Impfens).

[13] Feer, E.: Lehrbuch der Kinderheilkunde, Gustav Fischer Verlag, Stuttgart 1966, S. 708.

[14] Rudolf Degkwitz (1889–1973) habilitierte sich 1924 mit einer Arbeit über die Masernschutzwirkung mit Immunglobulinen. Degkwitz war ein früher Gefährte Adolf Hitlers, Angehöriger eines Freikorps zur Zerschlagung der bayerischen Räterepublik, NSDAP-Mitglied, wurde aber 1933 ff zum Widerständler. Bussche, H. van den (Hrsg.): Anfälligkeit und Resistenz, Dietrich Reimer Verlag, Berlin (West) 1990, S. 104–107.

[15] Mann, T.: Doktor Faustus, Fischer Taschenbuch Verlag, Frankfurt am Main 2014, S. 684–694 (Erstveröffentlichung 1947).

[16] Dennig 1964, Erster Band, S. 162.

[17] McKeown 1982, S. 85 u. 152.

[18] Wo Impfstoffe fehlten wie in Afrika, gab es immer viele Masernfälle. Die schwersten Ausbrüche gab es in Europa in der Ukraine, wo es zwischen 2017 und 2019 115.000 Fälle gab, davon starben 41 Kinder. Wegen der Coronaepidemie wurden weltweit weniger Kinder gegen Masern geimpft als vorher, sodass die WHO mit vielen Masernfällen rechnet. Siehe FAZ vom 17.2.2022.

[19] Lenzen-Schulte, M.: Der Zwang zum Kombinationsimpfen wird Folgen haben, in: Deutsches Ärzteblatt 117: 2020, S. B 1439f.; Bornhofen, B.: Masernschutzimpfung: Was kommt ab März auf die hessischen Ärzte zu? In: Hessisches Ärzteblatt Nr. 2: 2020, S. 86f.

Grundsätzlich galten Infektionskrankheiten deshalb als beherrschbar: Bis 1980 Aids auftrat. Das verursachende Virus wurde im Jahr 1983 von dem Franzosen Luc Montagnier (1932–2022) entdeckt, der dafür zusammen mit einer Französin den Nobelpreis bekam.[20] Die Seuche machte deutlich, dass Infektionskrankheiten nicht weg seien, sondern dass neue an die Stelle der überwundenen träten.[21]

Einen Impfstoff gegen Aids gibt es noch immer nicht.[22] 1984 antwortete der US-Amerikaner Robert Gallo, der einen Aids-Test entwickelt hatte und der dafür das Patent bekam, auf die Frage, wann ein Impfstoff bereitstehen würde: »In zwei Jahren.« Inzwischen sind rund 40 Jahre vergangen. Nach Recherchen eines amerikanischen Journalisten fehlten koordinierte Forschungsanstrengungen, stattdessen gäbe es eine »halbherzige Unterstützung durch Politiker, die den Kampf gegen Aids nicht als gesundheitspolitische Priorität einstufen«.[23] Denn Aids betrifft vor allem die Gruppe der homosexuellen Männer.

Und Malaria? Betrifft Massen und Millionen von Menschen, aber die leben in Afrika, weit weg von den westlichen Industrieländern mit ihren Forschungskapazitäten. Jedes Jahr sterben 500.000 Menschen an Malaria, vor allem afrikanische Kinder unter fünf Jahren sind infiziert. Allerdings heißt es nun, es sei ein Impfstoff gegen die Malaria auf dem Markt. Nach 100 Jahren der Forschung hat die WHO jetzt einen ersten Impfstoff gegen Malaria jüngst zugelassen.[24] Er wird seit 2019 im Rahmen eines Pilotprojekts bei Kindern in Ghana eingesetzt. Ob er wirksam ist? Denn allzu oft wurde in der Vergangenheit ein Malaria-Impfstoff angekündigt, der sich dann als nicht brauchbar erwies.

Dann kam es im Mai 2011 in Hamburg zu einem Ausbruch mit Tausenden Infizierten durch toxinbildende Colibakterien (EHEC), gegen deren Toxin kein Antibiotikum wirkt. Es war der weltweit größte Ausbruch mit diesen eher seltenen Keimen, der jemals aufgetreten war; und das in Deutschland, das eines der besten Gesundheitssysteme der Welt hat! Die Keime wurden durch außereuropäische Nahrungsmittel eingeschleppt – Folge der Globalisierung.

---

20 Schmitt, St.: Starforscher und Schwurbler, in: Die Zeit vom 17.2. 2022.

21 Leven, K.-H.: Geschichte der Medizin, Verlag C. H. Beck, München 2008, S. 87.

22 Jütte 2020 (Geschichte des Impfens).

23 Ebenda.

24 Lauterbach, K.: Bevor es zu spät ist, Rowohlt Verlag, Berlin 2022, S. 276; Deutschlandfunk, Forschung aktuell, Menschen gegen Mücke. Der Kampf gegen Malaria geht in die nächste Runde (11.9.2022).

Es entwickelten sich ferner antibiotikaresistente Staphylokokken und andere resistente Keime. Die Vorstellung, bakterielle Krankheiten zu beherrschen, schwand.

Jetztzeit

Nach der Virus-Seuche Aids kam 40 Jahre später Corona. Nun zeigte sich aber, dass weltweite Anstrengungen mit viel staatlichem Geld schnell für einen Impfstoff sorgten. Innerhalb eines Jahrs waren Impfstoffe auf dem Markt.

Denn eins wurde in der Coronaepidemie deutlich: Die Impfstoffproduktion gelingt nur, wenn internationale Wissenschaftler weltweit mit großer Anstrengung und viel Geld und viel politischem Rückhalt zusammen arbeiten und gemeinsam ihre Expertise zur Verfügung stellen.

Allerdings reicht es nicht aus, den Impfstoff herzustellen. Er muss auch unter die Leute gebracht werden. Das »autonome« Individuum will selbst bestimmen, ob es eine Vakzine will oder nicht. Impfgegner sind lauter als früher. Das Individuum ordnet sich nicht mehr leicht einem Ganzen unter. Aber – so das Bundesverfassungsgericht: Das Grundgesetz »ziele nicht auf das selbstherrliche Individuum, sondern auf die in der Gemeinschaft stehende und ihr vielfältig verpflichtete Persönlichkeit ab«.[25] Ohne Solidarität der Bürger untereinander kann ein Staatswesen nicht existieren. Wenn eine Impfpflicht dem Bürger einen letztlich geringen Eingriff in die körperliche Integrität zumutet um eines »wirksamen und effektiven Gesamtschutzkonzepts« willen, dann ist sie auch im »verfassungsrechtlichen Sinne unverzichtbar«.

Was war innerhalb von nur zwei Jahren, von März 2020 bis April 2022, geschehen? Wie konnte sich die Stimmung im Bundestag, was eine Impfpflicht betraf, so schnell und so vehement ändern? Im März 2020 trat die Masernimpfpflicht für Kinder in Kraft.[26] Kaum hörbar hatte das Parlament sie zuvor beschlossen. Es gab anschließend zwar Klagen vor dem Bundesverfassungsgericht (die als unbegründet zurückgewiesen wurden[27]), aber es gab keine lautstarken Demonstrationen auf den Straßen.

Genau zwei Jahre später, im April 2022, entschieden die Politiker im Fall von Corona gegen die pflichtgemäße Schutzimpfung. Sie widersprachen

---

[25] Brocker, L.: Solidarität als Staatsaufgabe, in: FAZ vom 21.4.2022.

[26] Grunert, M.: Kein Kitabesuch ohne Impfnachweis, in: FAZ vom 19.8.2022.

[27] Berner, B.: Impfpflicht und Impfnachweis für Masern verfassungsgemäß, in: Deutsches Ärzteblatt 119: 2022, S. B 1286.

mehrheitlich dem neuen amtierenden SPD-Gesundheitsminister, der für die Impfpflicht geworben hatte. Nur 43% der Bundestagsabgeordneten stimmten am 7. April 2022 für die Pflichtimpfung. 46 Stimmen fehlten für die Annahme des Gesetzes.

Beide Erkrankungen – Masern und Corona – gehen mit tödlichen Risiken einher. Bevor es eine Masernimpfung gab, starben jedes Jahr in der Bundesrepublik zwischen 50 und 470 Menschen an der Krankheit.[28] Die Coronaepidemie raffte im ersten Jahr, 2020, als es noch keinen Impfstoff gab, vor allem ältere und alte Menschen dahin. Laut Statistischem Bundesamt starben im ersten Jahr der Epidemie von März 2020 bis Februar 2021 in Deutschland 69.000 Menschen mehr als in den zwölf Monaten zuvor. Das waren 7,5% Tote mehr. In den Jahren 2020 und 2021 gab es eine Übersterblichkeit.[29] Die Lebenserwartung in Deutschland sank im Verlauf des ersten Coronajahrs um 0,1 (für Mädchen) und um 0,2 Jahre (für Jungen).[30] In den USA sogar um zwei bzw. drei Jahre.

Obwohl während der Coronaepidemie gerade wissenschaftliche Experten besonders benötigt wurden, begannen viele Menschen am Nutzen von Wissenschaft zu zweifeln. Die Transformation des Expertenwissens, die Vermittlung in eine interessierte Öffentlichkeit, gelang nicht. Der damals amtierende CDU-Gesundheitsminister Jens Spahn nutzte eine Institution, die ihm für solche Zwecke zur Verfügung stand, nicht: Die Bundeszentrale für gesundheitliche Aufklärung (BZgA). Statt Aufklärung übers Impfen und statt Propaganda dafür sagte er im Sommer 2021: »Ich gebe Ihnen mein Wort, dass es in dieser Pandemie keine Impfpflicht geben wird.« Die Kanzlerin, die als Physikerin über statistisch-mathematische Kenntnisse verfügt und weiß, was ein Logorhythmus ist, unterstützte ihren Minister in dieser Position.

Angela Merkel, die Kanzlerin, war in der DDR aufgewachsen. Die DDR hatte ein sehr wirksames Impfkonzept.[31] In der DDR war die Kinderlähmung

---

[28] Grunert 2022.

[29] Morfeld, P./Timmermann, B./Lewis, P./Erren, T.C.: Erhöhte Sterblichkeit in Deutschland und seinen Bundesländern während der SARS-CoV-2/COVID-19-Pandemie in den Jahren 2020 und 2021, in: Deutsches Ärzteblatt 119: 2022, S. 560f.

[30] dpa/axt: Lebenserwartung gesunken, in: Cuxhavener Nachrichten vom 18.8.2022; Anonymus: Verlorene Covid-19-Jahre, in: FAZ vom 19.10.2022.

[31] Ich erinnere mich an ein Gespräch im Sommer 1990 mit der Betriebsärztin von Robotron in Frankfurt/Oder. Sie lobte die Impfpolitik der DDR, die Impfstoffe seien alle lange erprobt gewesen, und jeder Arzt kannte die möglichen Nebenwirkungen. Sie äußerte sich skeptisch zur westdeutschen Stiko, die lautstark und medienwirksam für eine bundesweite Impfung gegen die Frühsommer-Meningoenzephalitis (FSME) werbe, ob-

zeitlich früher durch eine Impfung ausgerottet worden als in der Bundesrepublik; als es in der DDR schon keine Poliofälle mehr gab, starben in Westdeutschland immer noch Kinder an dieser Infektionskrankheit.

Dennoch warben die Bundestagsabgeordneten der »Linkspartei«, die teilweise aus der DDR stammten, nicht für eine Impfpflicht gegen Covid-19. Bei den drei durchgeführten Bundestagsdebatten über eine Coronaimpfpflicht plädierten drei von insgesamt vier »linken« Rednern dagegen. Zwei von diesen (Sahra Wagenknecht und Gregor Gysi) waren in der DDR groß geworden. Bei der endgültigen Abstimmung Anfang April stimmte die Linkspartei mehrheitlich genauso gegen die Impfpflicht wie die Mehrheit der liberalen Regierungspartei FDP oder die Mehrheit der Opposition von CDU/CSU. Die AfD war geschlossen gegen einen Zwang zum Impfen. Nur die rot-grünen Kabinettsparteien waren dafür.

Impfgegner gibt es fast so lange, wie es das Impfen gibt. Das erste schriftliche Dokument gegen eine Impfbereitschaft stammte von Goethe, dem Aufklärer, aus dem Jahr 1811. Da gab es die Pockenschutzimpfung gerade mal 15 Jahre. Trotz sichtbarer Erfolge des Impfens – so Goethe – zögerten viele Menschen, ihre Kinder impfen zu lassen.

210 Jahre später gibt es wieder Impfgegner. Im August 2021 waren nur 57 % der deutschen Einwohner gegen Corona geimpft, obwohl genügend Impfstoff zur Verfügung stand. In einer Sendung von »Report aus Mainz« am 24. August 2021 sprachen sich etliche Interviewte für eine mögliche Impfpflicht aus. Sie monierten, dass sich die Regierung so früh darauf festgelegt hätte, keine Impfpflicht einzuführen. Denn es war klar, dass bei dieser schlechten Immunlage ein Anstieg der Coronainfektionen im Herbst/Winter zu erwarten war.

Die Warner trafen auf taube Ohren. Christian Drosten, der Charité-Virologe, sagte, er sei doch kein Papagei und rede immer dasselbe. Der RKI-Präsident, Lothar Wieler, warnte auch. Der SPD-Bundestagsabgeordnete Karl Lauterbach ebenfalls. Aber es kam, wie es kommen musste. Die vierte Welle traf die Bevölkerung unvorbereitet, eine neue Virusvariante, Delta, die ansteckender war als die Urvariante, führte zu dramatischen Situationen auf den Intensivstationen. Schwerkranke Patienten mussten Ende November 2021 in Hubschraubern in Kliniken mit freien Intensivbetten geflogen werden.

---

wohl diese Krankheit damals doch nur im Schwarzwald vorkäme und obwohl der Impfstoff etliche Nebenwirkungen hätte. Sie sah darin einen Einfluss der vakzineherstellenden Industrie auf die Stiko. Zur Kontroverse DDR/Bundesrepublik beim Polioimpfstoff siehe Kreller/Kuschel 2022, S. 119–121.

Am 23. November 2021 verwies ein Aufmacher in der FAZ darauf, dass Winfried Kretschmann, der baden-württembergische grüne Ministerpräsident (ein ehemaliger Biologielehrer), für eine Impfpflicht plädierte. Markus Söder, der bayerische CSU-Ministerpräsident, war nun auch für eine Impfpflicht. Die CDU-Ministerpräsidenten von Sachsen und Sachsen-Anhalt auch. Der SPD-Ministerpräsident von Niedersachsen, Stephan Weil, ebenfalls.

Nur ein Liberaler fehlte noch unter den Befürwortern. Den schaffte Frank Plasberg in seiner Sendung »Hart aber fair« am 22. November 2021 herbei, indem er auf seinen Gesprächspartner, den FDP-Familienminister aus Nordrhein-Westfalen, Joachim Stamp, so eindringlich einredete, bis dieser schließlich unter Druck zugab, dass eine Impfpflicht nötig sei. Es war dem Minister anzumerken, dass er sich nicht traute, einer Mehrheitsmeinung, die sich etablierte, zu widersprechen. Denn auch Olaf Scholz, der designierte Bundeskanzler seit der Bundestagswahl im September 2021, plädierte nun für eine Impfpflicht, obwohl er noch im Sommer 2021 dagegen gewesen war. Er sagte am 2. Dezember, dass er sich hinsichtlich einer allgemeinen Impfpflicht habe »umorientieren« müssen wie viele andere auch. Der künftige Kanzler ließ keinen Zweifel daran, dass die prekäre Seuchenlage, in der sich Deutschland damals befand, Folge einer nicht ausreichenden Impfbereitschaft in der Bevölkerung war. Er kündigte an, ein Gesetz über die allgemeine Impfpflicht schnellstens auf den Weg zu bringen, das ab März 2022 in Kraft treten solle.

Inzwischen war eine neue Coronamutation in Europa angekommen, die Omikron-Variante. Alle Ministerpräsidenten warben nun für eine Impfpflicht. Norbert Röttgen, CDU-Bundestagsabgeordneter, sagte Mitte Dezember, dass viele CDU-Abgeordnete einer Impfpflicht zustimmen würden. Der noch amtierende CDU-Bundesgesundheitsminister Jens Spahn brachte ein Gesetz über die einrichtungsbezogene Impfpflicht in Pflegeanstalten und Kliniken auf den Weg, dem der Bundestag mehrheitlich zustimmte. Das Gesetz wurde als Vorläufergesetz für eine allgemeine Impfpflicht angesehen. Markus Söder meinte, man hätte auch warten können, um beide Gesetze in einem Akt zu verabschieden. Angela Merkel, die seit der Bundestagswahl im September 2021 kein politisches Amt mehr innehatte, sagte am 2. Dezember 2021: »Wäre ich im Bundestag, könnte ich sagen, dass ich *dafür* stimmen würde.«

Nach RKI-Recherchen waren nur 15% der Einwohner gegen eine Impfpflicht. Dabei waren nur 10% entschiedene Gegner, während 5% zweifelnd waren. Seit Beginn der vierten Coronawelle Anfang November 2021 wollte die Bevölkerung eine Impfpflicht. Es war die Macht des Faktischen. Die In-

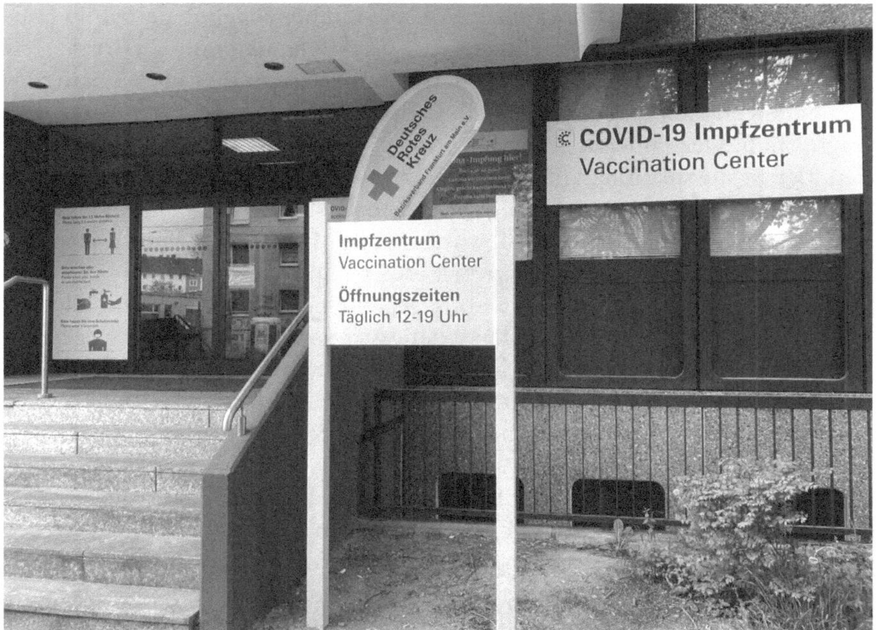

Kommunales Impfzentrum in Frankfurt am Main, Ortsteil Sachsenhausen. (Aufnahme von 2022, Foto: Anne Elsner)

fektionslage war so schlimm, dass der einzige Ausweg in einer Impfpflicht gesehen wurde.

Am 8. Dezember wurde Olaf Scholz zum Bundeskanzler gewählt. Nun musste schnellstens ein neuer Gesundheitsminister her, denn der alte fühlte sich nicht mehr zuständig zur Beherrschung der Epidemie. Olaf Scholz hätte wohl gern die Abgeordnete Sabine Dittmar, eine Ärztin, benannt, aber sie hatte sich während der Coronazeit nicht zu Wort gemeldet – anders als der Abgeordnete Karl Lauterbach. Den wollte Olaf Scholz eigentlich nicht, er galt in der Fraktion als isoliert, er sei kein Teamplayer, etwas kauzig, er war in seinem Kölner Wahlkreis nicht mal von der SPD auf der Landesliste abgesichert worden; seine Herkunft als Stipendiat der Konrad-Adenauer-Stiftung und seine Vergangenheit als Aufsichtsratsmitglied beim Rhönklinikkonzern sprachen auch nicht gerade für ihn. Aber er hatte sich in der Coronaepidemie als so kompetent erwiesen, dass die Bevölkerung den Arzt nun als Minister wollte. Umfragen bestätigten dies. Es gab einen Hashtag(#). Die ARD-Moderatorinnen halfen.

Tina Hassel fragte Olaf Scholz am 24. November 2021, ob denn nun Lauterbach Minister werde, was dieser nicht bestätigte, denn die Ressortverteilung sei noch nicht fertig. Sandra Maischberger fragte den SPD-Vorsitzenden Lars Klingbeil am selben Tag, ob Lauterbach Minister werde. Anne Will fragte am 5. Dezember erneut nach. Es war eine Abstimmung mit den Füßen. Die Moderatorinnen machten sich zum Sprachrohr der Bevölkerung.

Aber schon am 12. Dezember bezweifelte die Chefredakteurin der »Welt« als Teilnehmerin bei Anne Will, ob wirklich alle Mittel ausgeschöpft seien, um eine allgemeine Impfpflicht zu vermeiden. Der Springer-Konzern – vor allen anderen die »Bild«-Zeitung – kämpfte gegen eine Impfpflicht. Der Chefredakteur von »Bild«, Julian Reichelt, war zwar entlassen worden (wegen Sexismus-Vorwürfen), aber die Richtung des Blatts (»Freiheit«) änderte sich dadurch nicht. Die »Bild«-Zeitung nannte die Politiker »die Lockdown-Macher«. Sie hatte immer für Lockerungen der coronabedingten Einschränkungen plädiert.

Ihr wissenschaftlicher Wortführer war der Bonner Virologe Hendrik Streeck. Schon im ersten Jahr der Epidemie waren Kontakte zwischen Streeck und »Bild« öffentlich geworden. Streeck hatte Anfang April 2020 eine Studie über den Corona-Hotspot Heinsberg erarbeitet. Der Karneval in Heinsberg war (neben dem Skiort Ischgl) ein erster Fokus von massenhaften Infektionen. Nun lancierte Streeck die Studie mit Hilfe von Kai Dieckmann (langjähriger früherer »Bild«-Chefredakteur) und dessen Werbeagentur *storymachine* ins Fernsehen, um trotz der großen Anzahl von Infizierten Lockerungen des Lockdowns zu begründen. In der Folge entpuppte sich Streeck als Impfpflichtgegner. Der NRW-Ministerpräsident Armin Laschet stellte die Heinsberg-Studie vor, er fühlte sich »durch die Ergebnisse in seinem Plädoyer für eine schnellere Lockerung der sozialen Beschränkungen bestätigt«.[32]

Der Charité-Virologe Christian Drosten befürwortete eine Impfpflicht und seit Beginn der Pandemie Einschränkungen der sozialen Kontakte. Im Mai 2020 startete die »Bild«-Zeitung eine »Anti-Drosten-Kampagne«. Der damalige »Bild«-Chefredakteur Julian Reichelt forderte Drosten »zum Duell« auf. Das Blatt titelte: »Drosten-Studie über ansteckende Kinder grob falsch«. Das Motto von Reichelt sei: »Erst mal ballern, dann schauen, was passiert.« Die »Bild«-Zeitung trat an, den Regierungsberater Drosten »hart

[32] Feldenkirchen, M., u. a.: Der Sündendoc, in: Der Spiegel Nr. 23: 2020, S. 8–13.

anzupacken«. Sie gefiel sich darin – so »Der Spiegel« -, die »regierungstreue Einheitsfront« zu bekämpfen und »Denkmäler wie Drosten« zu stürzen.[33]

Aber stattdessen stürzte nach Julian Reichelt auch der Springer-Chef Mathias Döpfner. Dieser trat gezwungenermaßen als Präsident des Verlegerverbands BDZV zurück; er war wegen seines langen Festhaltens an dem früheren »Bild«-Chefredakteur Reichelt scharf kritisiert worden.[34] Julian Reichelt einigte sich mit der Frau, die Vorwürde gegen ihn wegen angeblicher sexueller Belästigung erhoben hatte, außergerichtlich.[35]

Ende Januar 2022 begann die Zustimmung zu einer Impfpflicht zu bröckeln. Der »Spiegel« fasste zusammen:[36] Seit Jahrzehnten – so hieß es – werde der Staat als Bedrohung erlebt. Jetzt solle der Staat in der Coronaaffäre plötzlich »gut« sein. Viele Impfgegner wehrten sich gegen die staatliche Verordnung des Impfens; sie seien nicht gegen das Impfen, aber sehr wohl gegen eine Impfpflicht. Sie erinnerten an das Urteil des Bundesverfassungsgerichts aus dem Jahr 1985, durch das das Individuum gegen zu starke staatliche Einflüsse gestärkt wurde. Seitdem ist die »informationelle Selbstbestimmung« ein geflügeltes Wort.

Als ein Verwaltungsgericht in Niedersachsen die 2-G-Regel im Einzelhandel (nur Geimpfte oder Genesene erlaubt) aufhob, wurde das von politischer Seite mit Entsetzen aufgenommen. Alle Ministerpräsidenten waren für diese Regel. Aber die Richter entsprachen dem zunehmenden Wunsch in der Bevölkerung nach Selbstbestimmung. Allerdings waren bei einer Umfrage von ntv immer noch 60% der Befragten für eine Impfpflicht, 32% waren dagegen, und 8% machten keine Angabe. In einer Befragung am 6. Februar meinten 44%, sie seien gegen weitere Lockerungen, fast genauso viele (etwas mehr) waren dafür.

Am 7. Februar 2022 saß Karl Lauterbach, inzwischen Bundesgesundheitsminister, als Gast bei »Bild«-TV. Er war entsprechend einer Umfrage vom 8. Januar der beliebteste Minister im Kabinett. Er plädierte erneut für eine Impfpflicht, nur so kämen wir durch die Pandemie. Ein wirklich impertinenter »Bild«-Redakteur attackierte Lauterbach. Er sagte: Morgen werde mit großen Lettern in der »Bild«-Zeitung stehen:«Lauterbach will keine Öffnung.«

---

33 Hülsen, I./Kühn, A./ Rainer, A.: Der Boss und seine Boys, in: Der Spiegel Nr. 23: 2020, S. 18f.

34 FAZ vom 25.11.2022.

35 FAZ vom 24.11.2022.

36 Rapp, Th.: Der Staat, wer sonst, in: Der Spiegel Nr. 4: 2022, S. 52f.

Zehn Monate später machte »Bild« seinen Fernsehableger »Bild TV« so gut wie dicht.[37] Die Liveberichterstattung wird eingestellt. »Bild TV« war erst im August 2021 auf Sendung gegangen; der Kanal war ein Steckenpferd des Chefredakteurs Julian Reichelt, »der sich dort in der Rolle des Volkstribuns inszenierte«.

Am 16. Februar 2022 war Stefan Aust beim Nachrichtensender »Welt« zu sehen. Er ist Herausgeber der Springerzeitung »Die Welt« und hält Anteile an deren Fernsehsender. Er kritisierte Lauterbach in fast unflätiger Weise. Er kritisierte auch die ganzen Corona-Einschränkungen. Er wählte wirklich diffamierende Worte. Als Lauterbach am selben Abend bei Anne Will war, sagte er, die Springer-Presse tituliere ihn als »Panikmacher«.

Bei der Tageszeitung »Die Welt« gibt es seit einiger Zeit ein Ressort namens Freiheit.[38] Die »Welt« zähle zu ihren Pflichten – so die FAZ - , ihren Lesern die Allmacht des Staats vorzuführen. Sie versorge die Bevölkerung mit einem weltanschaulichen Angebot »aus der Sphäre des Widerstands gegen den sogenannten Kollektivismus«. Denn seit der Pandemie sei die »Freiheit« besonders hoch im Kurs. Die FDP habe sich unmöglich gemacht, als sie (zumindest Teile von ihr) die Impfpflicht auf ihre Agenda nahm.

Das Gebaren der »Springer«-Presse und insbesondere von »Bild« würden Richard David Precht und Harald Welzer wohl als Mediokratie bezeichnen: Jenseits der Mehrheiten machten sie Politik. »Bild« und die übrigen Springer-Medien sind nicht mehr Kontrolleure der Politik, sondern sie sind die Akteure.[39] Die Dauerpräsenz von Robin Alexander, dem stellvertretenden Chefredakteur der »Welt«, bei Markus Lanz untermauert dieses Statement.

Ende Januar 2022 wurde Friedrich Merz im dritten Anlauf CDU-Vorsitzender. Er will seiner Partei einen Ruck nach »rechts« geben. Dazu gehört: auf keinen Fall mit Rot-Grün stimmen. In jedem Fall Opposition sein: also keine Impfpflicht. Er verdonnerte seine Fraktion schriftlich dazu, einer Impfpflicht im Parlament am 7. April 2022 nicht zuzustimmen (»lehnen Sie die Vorlagen ab!«).[40] Nur 25 CDU-Abgeordnete folgten ihm *nicht*.

Am 10. Januar 2022 demonstrierten Tausende von Menschen gegen die Coronaaktivitäten der Regierung. Die Impfgegner hatten mit Demonstrationen im Südwesten aus dem Kreis der altgewordenen Hippies, Atomkraftgeg-

---

37 FAZ vom 3.12.2022.

38 Witzeck, E.: Gestrandet mit Anna Schneider, in: FAZ vom 29.11.2022.

39 Precht, R. D./Welzer, H.: Die vierte Gewalt, S. Fischer Verlag, Frankfurt am Main 2022, S. 114 u. 118.

40 FAZ vom 7.4.2022.

nern, Esoterikern und Anthroposophen begonnen, also aus der politischen Mitte, der eher Gebildeten.[41] Sie hatten dann die AfD erreicht, und es kam zu verstörenden Demonstrationen der »Querdenker« im Osten Deutschlands. Lauterbach sagte am 10. Januar 2022 in der Sendung bei Frank Plasberg, er lasse sich nicht durch die »Straße« erpressen. Lauterbachs Abgeordnetenbüro war beschädigt, die Scheibe eingeschlagen worden. Lauterbach stand schon zu diesem Zeitpunkt unter »erheblichem Polizeischutz«.

Nichts ist erfolgreicher als Erfolg. Nachdem die Impfpflicht im Parlament abgelehnt wurde, verlor Lauterbach seinen Status als beliebtestes Kabinettsmitglied. The winner takes it all. Der Verlierer verliert alles. Schon am 11. April, vier Tage nach der Abstimmung, demontierte Theo Koll im ZDF den Verlierer. Dieser sei ein Versager wegen der Impfpflicht, der Kanzler habe ihn nicht unterstützt. Eine Polizei-Razzia deckte am 14. April eine Gruppe von »Reichsbürgern, Querdenkern und Coronakritikern« auf, die Karl Lauterbach entführen, die Stromversorgung lahmlegen und einen Umbruch in der Gesellschaft herbeiführen wollte. Die *Frankfurter Rundschau*, früher sozialdemokratisches Flaggschiff, inzwischen herabgestuft zum Provinzblatt, nennt die Politik von Lauterbach »Murks« und seine Coronaaktivitäten bestimmt von alarmistischen »Kassandrarufen«. Die *FAZ* titelt: »Der gefallene Professor«.

Und die Mehrheitsbevölkerung? Wollte sie die Impfpflicht? Wahrscheinlich eher ja. Eine Repräsentativbefragung zum Zeitpunkt der Bundestagsabstimmung (»ZDF-Barometer«) ergab, dass 46% der Befragten für eine Pflichtimpfung ab 18 Jahren waren, 13% für eine Impfpflicht ab 50 Jahren. Zusammengezählt war also die Mehrheit der Bevölkerung (59%) für eine Impfpflicht gegen Covid-19.

Jedenfalls hat die Bevölkerung die FDP, die im Bundestag mehrheitlich gegen eine Impfpflicht stimmte, in der NRW-Landtagswahl abgestraft.[42] Die FDP ist nicht mehr im Landtag vertreten. Die Linkspartei auch nicht – obwohl Sahra Wagenknecht ihren Bundestagswahlkreis in Nordrhein-Westfalen hat. Sie – die stramme ungeimpfte Impfpflichtgegnerin – nannte Karl Lauterbach bei der Parlamentsdebatte einen »kopflosen Gesundheitsminister«.

Der macht tapfer weiter. Er nutzt nun zum ersten Mal die Bundeszentrale für gesundheitliche Aufklärung (BZgA) zur Öffentlichkeitsarbeit, was sein

[41] Amlinger, C./Nachtwey, O.: Gekränkte Freiheit. Aspekte des libertären Autoritarismus, Suhrkamp Verlag, Berlin 2022, S. 247–297.

[42] Precht/Welzer 2022, S. 130.

Vorgänger versäumt hatte.[43] Denn viel zu wenige Menschen, nur zwölf Millionen (15%), haben eine vierte Corona-Impfung, die weitgehend vor einem schweren Verlauf der Krankheit schützt.[44] Am 17. Oktober 2022 sah ich, nach zweieinhalb Jahren Pandemie, zum ersten Mal im Fernsehen einen Werbespot, der fürs Impfen warb: Eine Floristin sagt darin, dass sie sich schütze, um ihren Geruchssinn nicht durch Corona zu verlieren. Am 22. Oktober brachte die Tagespresse zum ersten Mal eine Anzeige für mehr Impfen: Ein älteres Ehepaar war darauf abgebildet. Einer/eine sagt: »Ich schütze mich, damit meine Enkel noch was von mir haben.«

Ein bisschen witziger hätte es schon sein dürfen! Nicht so ein Zungenbrecher. Ein bisschen mit mehr Pepp und nicht so spießig. Wie seinerzeit die Aids-Kampagne von Rita Süssmuth, die diese gegen ihre CDU-Kollegen durchsetzte: Bunte Kondom-Ringe und darunter der Spruch »Gib Aids keine Chance!« Das klang ein bisschen nach John Lennon: »Give peace a chance.«

Ein anderes Problem ist die Dominanz der industriellen Produzenten des Impfstoffs. Sie steht einer gleichmäßigen Verteilung von Impfstoff weltweit entgegen.[45] Patente schützen die Pharma-Firmen. Diese haben das Know-how, sie haben das Geld[46] (das sie zunächst vom Staat bekamen), sie stellen die Vakzine her, sie testen sie — an wem? Niemand interessiert sich dafür, an welcher Population die Impfstoffe getestet werden.

---

[43] Kurz, Ch.: Höhere Impfquote ist das Ziel, in: Deutsches Ärzteblatt 119: 2022, S. B 1485.

[44] FAZ vom 11.1.2023.

[45] Heeg, Th./Lindner, R.: Moderna macht Kehrtwende mit Patenten, in: FAZ vom 9.3.2022.

[46] Am 26.1.2023 berichtete die ARD in der Tagesschau, dass die impfstoffherstellende Pharma-Industrie, auch die deutsche Firma Biontech, die Preise für die Impfstoffe während der Pandemie deutlich erhöhte.

Anhang

Abkürzungen

Abt.	Abteilung
AIDS	Acquired Immunodeficiency Syndrome
a. o.	außerordentlicher (Professor)
apl.	außerplanmäßiger (Professor)
ARD	Arbeitsgemeinschaft der öffentlich-rechtlichen Rundfunkanstalten der Bundesrepublik Deutschland
AStA	Allgemeiner Studentenausschuss
BA-MA	Bundesarchiv-Militärarchiv, Freiburg
BCG	Bacillus Calmette-Guérin = Tbc-Impfstoff
BGA	Bundesgesundheitsamt
Bl.	Blatt bzw. Block
ccm	Kubikzentimeter
DDR	Deutsche Demokratische Republik
DDT	Insektenmittel
ders.	derselbe
dies.	dieselbe(n)
DNVP	Deutschnationale Volkspartei
Dulag	Durchgangslager (für Kriegsgefangene)
dvz	Deutsche Volkszeitung
EHEC	Entero-Hämorrhagische Escherichia-Colibakterien
f.	folgende (Seite)
FAS	Frankfurter Allgemeine Sonntagszeitung
FAZ	Frankfurter Allgemeine Zeitung
FBI	Fritz Bauer Institut
ff.	fortfolgende (Seiten bzw. Jahre)
Ffm.	Frankfurt am Main
FR	Frankfurter Rundschau
FU	Freie Universität (West-Berlin)
HHStA	Hessisches Hauptstaatsarchiv Wiesbaden
HIV	Human Immunodeficiency Virus
HMF	Historisches Museum Frankfurt am Main

IfG	Senckenbergisches Institut für Geschichte und Ethik des Fachbereichs Humanmedizin der Goehe-Universität, Frankfurt am Main
IG	Interessengemeinschaft
ISG	Institut für Stadtgeschichte, Frankfurt am Main
LÄKH	Landesärztekammer Hessen
LMU	Ludwig-Maximilians-Universität, München
Med. Fak.	Medizinische Fakultät
ml	Milliliter
MRT	Magnetresonanztomografie
NS	Nationalsozialismus; nationalsozialistisch
NSDAP	Nationalsozialistische Deutsche Arbeiterpartei
NSFK	Nationalsozialistisches Fliegerkorps
NSV	Nationalsozialistische Volkswohlfahrt
ntv	Nachrichtensender der RTL-group
o. J.	ohne Jahr
o. O.	ohne Ort
OKH	Oberkommando des Heeres
PA	Personalakten
PEI	Paul-Ehrlich-Institut
Pg.	Parteigenosse
rbb	Radio Berlin Brandenburg
REM	Reichserziehungsminister/Reichserziehungsministerium
RKI	Robert-Koch-Institut
RM	Reichsmark
SA	Saalschutz
Sign.	Signatur
SS	Schutzstaffel
StA	Staatsanwaltschaft
Stalag	Stammlager (für Kriegsgefangene)
StAN	Staatsarchiv Nürnberg
Stiko	Ständige Impfkommission
Stuka	Sturzkampfflugzeug
taz	Die Tageszeitung
Tbc	Tuberkulose
TU	Technische Universität
TV	Television
UAF	Universitätsarchiv Frankfurt am Main
u.k.	unabkömmlich (vom Zivilberuf)

Glossar: Medizinische Begriffe

Ätiologie	Krankheitsursache
Alzheimer-Krankheit	Demenzerkrankung durch Einlagerungen in die Nervenzellen
Amöbe	tierischer Einzeller
anaphylaktische Reaktion	schwere allergische Reaktion durch artfremdes Eiweiß
Atebrin	Anti-Malaria-Medikament
Atoxyl	arsenhaltiges Mittel gegen die Schlafkrankheit
Autopsie	Leichenöffnung
Bakterium	Einzeller (gehört zu den Pflanzen)
Bazillus	stäbchenförmiges Bakterium
Chinin	Anti-Malaria-Mittel
Cholera	Erkrankung mit Durchfällen durch »kommaförmige« Bakterien
Colibakterien	Darmbakterien, zum Teil krankhaft
Dysenterie	Durchfallerkrankung
Delir	wahnhafte Wahrnehmungen (Halluzinationen) bei Entzug von Drogen
Demenz	Einbuße an intellektuellen Fähigkeiten
Duodenalsaft	Flüssigkeit aus dem Zwölffingerdarm (= Duodenum)
endemisch	Adjektiv von Endemie = Seuche, die innerhalb einer Bevölkerungsgruppe grassiert
Fleckfieber	Synonym: Flecktyphus; Infektionskrankheit durch Rickettsien
Fokus	Krankheitsherd
Gelbfieber	virusbedingte Tropenkrankheit; Übertragung durch eine Stechmücke
Gelbsucht	Gelbfärbung der Haut durch Bilirubin (= Abbauprodukt des Blutfarbstoffs) bei z. B. Lebererkrankungen

Granulom	chronischer Entzündungsherd, z. B. an der Zahnwurzel
Grippe	Synonym: Influenza; virusbedingt
hämorrhagisch	blutend
Hepatitis	Leberentzündung
Hepatitis epidemica	virusbedingte Leberkrankheit
Hirnatrophie	Abnahme der Hirnsubstanz
Ikterus	Gelbsucht
Internist	Facharzt für Innere Krankheiten
Kresol	Desinfektionsmittel
Letalität	Sterblichkeit
Malaria	Infektionskrankheit durch Einzeller, die durch die Anophelesmücke übertragen werden
Masern	virusbedingte Infektionskrankheit mit Hautausschlägen
Mikroben	kleinste, nur mit dem Mikroskop sichtbare tierische oder pflanzliche Lebewesen = Mikroorganismen
Morbidität	Krankheitsrate
Mortalität	Todesrate
Neosalvarsan	arsenhaltiges Arzneimittel gegen Syphilis, weniger schädlich als Salvarsan (obsolet)
oral	den Mund betreffend; os, lat. = der Mund
Parasit	»Mitesser«, der nur durch einen anderen Organismus existieren kann
Paralyse	Spätform der Syphilis mit Wahnvorstellungen
Paratyphus	ähnlich wie Typhus, aber weniger schwer
parenteral	Aufnahme »neben« (para) dem Magen-Darm-Trakt, also übers Gefäßsystem
pathogen	krankhaft
Pathologe	Facharzt, der an Leichen oder Gewebeteilen Krankheiten diagnostiziert
peroral	durch den Mund
Pest	bakterielle Infektionskrankheit durch Yersinien, z. B. »Beulenpest«
Plasmochinon	Anti-Malaria-Mittel

Pocken	virusbedingte Infektionskrankheit mit entstellenden Hautnarben (»Pockennarben«)
Poliomyelitis	Kinderlähmung; virusbedingt
polyvalent	[Impfstoff gegen] mehrere Varianten eines Keims
Pyramidon	fieber- und schmerzsenkendes Arzneimittel
Rekonvaleszenten-serum	antikörperhaltiges Serum von Genesenen
Ruhr	bakterielle Durchfallerkrankung
Salvarsan	arsenhaltiges Arzneimittel gegen Syphilis (obsolet)
Serum	Blutflüssigkeit ohne Blutkörperchen
Spirochäten	bakterielle Erreger der Syphilis
Staphylokokken	Bakterien, die hauptsächlich auf der Haut sitzen
Streptokokken	Bakterien, z. B. Erreger von Scharlach oder Zahnwurzeleiterungen
Syphilis	Geschlechtskrankheit
Tetanus	Wundstarrkrampf; Erreger: spindelförmiges Bakterium (=Clostridium)
Toxin	Gift, bakteriell oder chemisch
Trypanosomen	Erreger der Schlafkrankheit
Tsetsekrankheit	Schlafkrankheit
Tuberkulose	Infektionskrankheit durch Tuberkelbazillen
Typhus	Unterleibskrankheit mit Durchfällen; Erreger: Salmonellen
Vakzine (Vaccine)	Impfstoff
Venüle	Röhrchen mit eingeschweißter Kanüle zur sterilen Blutentnahme und anschließendem Versand
viral	virusbedingt
Virus	krankhafter Keim in Gestalt eines Eiweißmoleküls
virulent	ansteckend, krankmachend

Danksagung

Ich danke Ilona Meurer-Wurzer für Internetrecherchen, Textbearbeitung und Fotografien. Ihre Computerkenntnisse sind unverzichtbar; ohne sie wäre ich aufgeschmissen.

Ich danke Anne Elsner, meiner Tochter; sie hilft immer, meist per Zoom, wenn meine Computerkenntnisse zu Ende sind. Auch sie hat einige Fotos für das Buch beigesteuert.

Hartmut Reiners fotografiert in Berlin, wenn ich ihn darum bitte. Dafür danke ich ihm.

Ohne Archive geht gar nichts. Ich danke Katja Röntgen, die Unterlagen im Senckenbergischen Institut für Geschichte und Ethik der Medizin (Fachbereich Humanmedizin der Goethe-Universität) zur Verfügung gestellt hat. Ich danke abermals Dr. Michael Maaser, dem Leiter des Universitätsarchivs der Goethe-Universität, für reichlich Materialien. Im Institut für Stadtgeschichte (Frankfurt am Main) hat Christian König Archivalien herausgesucht. Ganz herzlich danke ich Johannes Beermann-Schön vom Fritz-Bauer-Institut; im Archiv des Fritz-Bauer-Instituts (an der Goethe-Universität) lagen Prozessakten, die ich dort überhaupt nicht erwartet hatte. Und ich danke Mario Schäfer im Hessischen Hauptstaatsarchiv in Wiesbaden für umfangreiches Aktenmaterial.

Dem VSA-Team danke ich, dass es auch nach 50 Jahren Verlagsarbeit nicht müde wird, Bücher zu verlegen. Ohne das Engagement von Gerd Siebecke wäre das 50. Verlagsjubiläum sicher nicht möglich gewesen.

Literaturverzeichnis

Abendroth, W.: Ein Leben in der Arbeiterbewegung, edition suhrkamp, Frankfurt am Main 1977.

Albrecht, J.: Die Passion des Ludwik Fleck, in: FAS vom 5.6.2011.

Alexijewitsch, S.: Der Krieg hat kein weibliches Gesicht, Verlag am Galgenberg, Hamburg 1989.

Amlinger, C./Nachtwey, O.: Gekränkte Freiheit. Aspekte des libertären Autaritarismus, Suhrkamp Verlag, Berlin 2022.

Angrick, A.: Besatzungspolitik und Massenmord. Die Einsatzgruppe D in der Südlichen Sowjetunion 1941–1943, Hamburger Edition, Hamburg 2003.

Anonymus: Die Welt gedenkt des »Retters der Kinder«, in: Von Werk zu Werk 32: 1941, H. 1.

Anonymus: Tödliche Experimente, in: dvz/die tat vom 20.2.1987.

Anonymus: Staatsanwalt ermittelt gegen ehemaligen KZ-Arzt, in: FR vom 15.10.1998.

Anonymus: SS-Arzt Münch muss sich nicht verantworten, in: FR vom 13.3.2000.

Anonymus: Freispruch für Ex-KZ-Arzt, in: FR vom 21.6.2000.

Anonymus: Die Frau des Nobelpreisträgers, in: FAZ vom 12.2.2014.

Anonymus: Patienten stimmten Tests nicht zu, in: FAZ vom 16.2.2017.

Anonymus: Ursprung der Pest in Kirgistan, in: FAZ vom 17.6.2022.

Anonymus: Verlorene Covid-19-Jahre, in: FAZ vom 19.10.2022.

Arbeitsgruppe der ehemaligen Häftlinge des KZ Auschwitz … in der DDR (Hrsg.): Auszüge aus dem Protokoll des Prozesses gegen den KZ-Arzt Fischer. Schuldig im Sinne des Rechts und des Völkerrechts, Berlin (DDR) 1966.

Aschmann, B.: Als die Cholera nach Europa kam, in: FAZ vom 14.9.2020.

Baader, G.: Versuch – Tierversuch – Menschenversuch, in: Osnowski, R. (Hrsg.), Menschenversuche: Wahnsinn und Wirklichkeit, Kölner Volksblatt Verlag, Köln 1988, S. 14–45.

Bamm, P.: Die unsichtbare Flagge, Kösel-Verlag, München 2007, 17. Aufl.

Bansi, H. W.:Programmgestaltung, in: Adam, C. (Hrsg.), Beurteilung der Leistungsfähigkeit des Gesunden und Kranken, Johann Ambrosius Barth Verlag, Leipzig 1939, S. 1–3.

Bar-on, D.: Die Last des Schweigens, Rowohlt Taschenbuch Verlag, Reinbek bei Hamburg 1996.

Bartel, W./Trostorff, K. (Hrsg.): Buchenwald. Mahnung und Verpflichtung. Dokumente und Berichte, VEB Deutscher Verlag der Wissenschaften, Berlin (DDR) 1983.

Baumann, T.: Die Deutsche Gesellschaft für Kreislaufforschung im Nationalsozialismus, in: Krischel u. a. 2016.

Bäumler, E.: Die Rotfabriker, Piper, München 1988.

Beddies, Th.: Zur Rolle des Robert-Koch-Instituts bei der Einführung einer ob-

ligatorischen Tuberkuloseschutzimpfung im Dritten Reich, in: Hulverscheidt/Laukötter 2009, S. 89–105.
Beddies, Th.: Besetzung pädiatrischer Lehrstühle … nach dem Zweiten Weltkrieg, in: Monatsschrift Kinderheilkunde 2016, S. 21–26.
Bender, N.: Kooperation mit KZ, in: FAZ vom 23.6.2022.
Bendikowski, T.: Hitlerwetter, C. Bertelsmann Verlag, München 2022.
Berger, S.: Abschied vom Krieg? In: Hulverscheidt, M./Laukötter, A. (Hrsg.), Infektion und Institution, Wallstein Verlag, Göttingen 2009, S. 17–41.
Berner, B.: Impfpflicht und Impfnachweis für Masern verfassungsgemäß, in: Deutsches Ärzteblatt 119: 2022, S. B 1286.
Bethke, S.: Tanz auf Messers Schneide, Kriminalität und Recht in den Ghettos Warschau, Litzmannstadt und Wilna, Verlag des Hamburger Instituts für Sozialforschung, Hamburg 2015.
Bopp, L.: Wie auch wir vergeben, in: Die Welt vom 14.1.2012.
Borkin, J.: Die unheilige Allianz der I.G. Farben, Campus Verlag, Frankfurt am Main 1986.
Bornhofen, B.: Masernschutzimpfung: Was kommt ab März auf die hessischen Ärzte zu? In: Hessisches Ärzteblatt Nr. 2: 2020, S. 86f.
Bracher, J.: Konzentrationslager Neuengamme 1938–1945, Heft 16, Museum für Hamburgische Geschichte, Hamburg o. J.
Bredow, R. von: »Pandemiegeschichte ist auch eine Erfolgsgeschichte«, Interview mit Bernd Ingmar Gutberlet, in: Der Spiegel Nr. 43: 2021, S. 114f.
Brocker, L.: Solidarität als Staatsaufgabe, in: FAZ vom 21.4.2022.
Brockhaus Enzyklopädie, F. A. Brockhaus, Wiesbaden 1968 bis 1973.
Bromberger, B./Mausbach, H.: Die Tätigkeit von Ärzten in der SS und in Konzentrationslagern, in: Bromberger, B./Mausbach, H./Thomann, K.-D., Medizin, Faschismus und Widerstand, Pahl-Rugenstein Verlag, Köln 1985, S. 186–262.
Broszat, M. (Hrsg.): Kommandant in Auschwitz. Autobiographische Aufzeichnungen des Rudolf Höss, Deutscher Taschenbuch Verlag, München 1987.
Browning, Chr.: Genozid und Gesundheitswesen, in: Ärztekammer Berlin (Hrsg.), Der Wert des Menschen, Edition Hentrich, Berlin (West) 1989, S. 316–328.
Bruchhäuser, H.-P.: Heimkehr mit Gepäck, in: FAZ vom 8.2.2016.
Buch, E.: Die Ruhr in Litzmannstadt im Jahre 1940, in: Medizinische Klinik 37: 1941, S. 217.
Bussche, H. van den (Hrsg.): Anfälligkeit und Resistenz, Dietrich Reimer Verlag, Berlin (West) 1990.
Camus, A.: Die Pest, Rowohlt Verlag, Reinbek bei Hamburg 1950.
Chroust, P.: Friedrich Mennecke. Innenansichten eines medizinischen Täters im Nationalsozialismus, in: Beiträge zur Nationalsozialistischen Gesundheits- und Sozialpolitik Nr. 4, Rotbuch Verlag, Berlin (West) 1987, S. 67–122.
Cottebrune, A.: Vom Ideal der serologischen Rassendifferenzierung zum Humanexperiment im Zweiten Weltkrieg, in: Eckart, W. U./Neumann, A. (Hrsg.), Medizin im Zweiten Weltkrieg, Ferdinand Schöningh, Paderborn u. a. 2006, S. 43–67.

Dennig, H.: Lehrbuch der Inneren Medizin, Erster Band, Georg Thieme Verlag, Stuttgart 1964.
Dokumentation: Der Fall Gerhard Rose. Ein Nürnberger Urteil wird widerlegt, MUT-Verlag, Asendorf 1988.
Dörhöfer, P.: Was Epidemien über die Gesellschaft aussagen [Rezension], in: FR vom 14.9.2020.
dpa/axt: Lebenserwartung gesunken, in: Cuxhavener Nachrichten vom 18.8.2022.
Dreßen, W./Rieß, V.: Ausbeutung und Vernichtung. Gesundheitspolitik im Generalgouvernement, in: Frei, N. (Hrsg.), Medizin und Gesundheitspolitik in der NS-Zeit, Oldenbourg Verlag, München 1991, S. 157–171.
Ebbinghaus, A./Kaupen-Hass, H./Roth, K.H.: Heilen und Vernichten im Mustergau Hamburg, Konkret Literatur Verlag, Hamburg 1984.
Echenoz, J.: 14, Berlin Verlag Taschenbuch, Berlin 2015.
Eckart, W. U.: Tropenmedizin und Kolonialrevisionismus, 1933–1945, in: Thom,A./Rapoport,S.M. (Hrsg.), Das Schicksal der Medizin im Faschismus, Jungjohann Verlagsgesellschaft, Neckarsulm/München 1989, S. 172–175.
Eckart, W. U.: Medizinische Probleme der deutschen Wehrmacht während der Kampfhandlungen in Polen (September/Oktober 1939), in: Guth, E. (Hrsg.), Sanitätswesen im Zweiten Weltkrieg, Verlag E. S. Mittler & Sohn, Herford/Bonn 1990, S. 101–108.
Eckart, W. U.: Tropenhygiene und Militarismus, in: Fahrenbach, S./Thom, A. (Hrsg.), Der Arzt als »Gesundheitsführer«, Mabuse-Verlag, Frankfurt am Main 1991, S. 25–38.
Eckart, W. U.: Medizin und kolonialer Krieg: Die Niederschlagung der Herero-Nama-Erhebung im Schutzgebiet Deutsch-Südwest-Afrika, 1904–1907, in: Wienau, R./Müller-Dietz, H. (Hrsg.), »Medizin für den Staat – Medizin für den Krieg«. Aspekte zwischen 1914 und 1945, Matthiesen Verlag, Husum 1994, S. 3–17.
Eckart, W. U.: Medizin in der NS-Diktatur, Böhlau Verlag, Wien u. a. 2012.
Eckart, W. U.: Kranke, Krüppel, Hungertote. Deutschland im November 1918, in: Hessisches Ärzteblatt Nr. 4: 2019, S. 244–246.
Eckart, W.U./Neumann, A. (Hrsg.): Medizin im Zweiten Weltkrieg, Verlag Ferdinand Schöningh, Paderborn 2006.
Eickhoff, M./Pagels, W./Reschl, W.: Der unvergessene Krieg, Verlagsgesellschaft Schulfernsehen, Köln 1981.
Elsner, G.: Die Betriebsärzte der IG Farben-Werke, in: Beck, W./Elsner, G./Mausbach, H. (Hrsg.), Pax Medica, VSA: Verlag, Hamburg 1986, 242–262.
Elsner, G.: Heilkräuter, »Volksernährung«, Menschenversuche. Ernst Günther Schenck (1904–1998): Eine deutsche Arztkarriere, VSA: Verlag, Hamburg 2010.
Elsner, G.: Vom Abseits in die Mitte, VSA: Verlag, Hamburg 2022.
Elsner, G./Stuby, G.: Wehrmachtsmedizin und Militärjustiz, VSA: Verlag, Hamburg 2012.
Enke, U.: »Das Behring'sche Gold«, in: Deutsches Ärzteblatt 112: 2015, S. C 1667–1669.

Enke, U.: »Ich habe mir vorgenommen, die Infektionskrankheit zu heilen, und ich werde es durchsetzen«, in: Hessisches Ärzteblatt Nr. 5: 2017, S. 294f.
Essen, K.: Der Mann der Stunde? In: FR vom 9.7.2020.
Eyer, H.: Nachruf Hugo Braun, in: Zentralblatt für Bakteriologie 192: 1964 (Wiederabdruck in Chronik der LMU 1963/1964, S. 14–17).
Feer, E.: Lehrbuch der Kinderheilkunde, Gustav Fischer Verlag, Stuttgart 1966.
Fegert, J. M.: Diese Skandalisierung nützt niemandem, in: Deutsches Ärzteblatt 115: 2018, S. C 450.
Feldenkirchen, M., u.a.: Der Sündendoc, in: Der Spiegel Nr.23: 2020, S. 8–19.
Feuck, J.: Die Rolle der Behring-Werke bei Versuchen mit KZ-Häftlingen, in: FR vom 17.2.1987.
Forsbach, R./Hofer, H.-G.: Die Deutsche Gesellschaft für Innere Medizin in der NS-Zeit, Katalog, o. O. [2015].
Forsbach, R./Hofer, H.-G.: Internisten in Diktatur und junger Demokratie, Medizinisch Wissenschaftliche Verlagsgesellschaft, Berlin 2018.
Forth, W./Gericke, D./Schenck, E. G.: Von Menschen und Pilzen, W. Zuckschwerdt Verlag, München u. a. 1997.
Fraenken, C.: Tuberkulose, in: Rubner u. a. 1913, S. 59–91.
Fraenken, C.: Diphtherie, in: Rubner u. a. 1913, S. 92–108.
Fraenken, C.: Typhus abdominalis, in: Rubner u. a. 1913, S. 108–123.
Fraenken, C.: Die Ruhr, in: Rubner u. a. 1913, S. 128–134.
Fraenken, C.: Pocken, in: Rubner u. a. 1913, S. 455–469.
Franzen, R.: Kissing a Nazi, in: FR vom 6.11.1999.
Französisches Büro des Informationsdienstes über Kriegsverbrecher (Hrsg.): Konzentrationslager. Dokument F 321 für den Internationalen Militärgerichtshof Nürnberg, Zweitausendeins, Frankfurt am Main 1988 [Erstveröffentlichung 1945].
Friedberger, E./Ungermann, E.: Milzbrand, in: Rubner, M./Gruber, M. v./Ficker, M. (Hrsg.), Handbuch der Hygiene, III. Band, 2. Teil, Verlag von S. Hirzel, Leipzig 1913, S. 137–155.
Friedberger, E./Ungermann, E.: Tetanus, in: Rubner u. a. 1913, S. 174–186.
Friedler, E./Siebert, B./Kilian, A.: Zeugen aus der Todeszone, zu Klampen Verlag, Lüneburg 2002.
Gerst, Th.: Himmlers Heiler. Fingierter Lebenslauf, in: Deutsches Ärzteblatt 109: 2012, S. C 372.
Goethe, J. W. von: Aus meinem Leben. Dichtung und Wahrheit. Erster Teil, Goethes Werke. Fünfter Band, Albrecht Seemann Verlag, Leipzig o. J.
Gotschlich, E.: Pest, in: Rubner u. a. 1913, S. 208–279.
Gotschlich, E.: Cholera asiatica, in: Rubner u. a. 1913, S. 300–392.
Gotschlich, E.: Flecktyphus (Fleckfieber), in: Rubner u. a. 1913, S. 498–510.
Graffmann-Weschke, K./Kuntz, B.: Lydia Rabinowitsch-Kempner, Hentrich & Hentrich, Berlin/Leipzig 2022.
Greffrath, M.: Wanze, Schabe, Floh und Laus, in: Die Zeit vom 10.7.1987.
Grill, B.: Herrenmenschen, Pantheon/Random House, München 2021.

Grolle, J.: Menschenversuche im Paradies, in: Schnurr, E.-H./Patalong, F. (Hrsg.), »Deutschland, deine Kolonien«, Deutsche Verlags-Anstalt, München 2022, S. 158–167.
Gross, G.: Sorge vor neuen Varianten, in: Cuxhavener Nachrichten vom 2.8.2022.
Grunert, M.: Kein Kitabesuch ohne Impfnachweis, in: FAZ vom 19.8.2022.
Gumbrecht: Zur Frage der peroralen Diphtherieimmunisierung, in: Zeitschrift für Medizinalbeamte 40: 1927, S. 505f.
Hagen, W.: Auftrag und Wirklichkeit. Sozialarzt im 20. Jahrhundert, Verlag Dr. Edmund Banaschewski, München-Gräfelfing 1978.
Hahn, J.: Grawitz, Genzken, Gebhardt. Drei Karrieren im Sanitätsdienst der SS, Klemm & Oelschläger, Münster 2008.
Harrris, R./Paxman, J.: Eine höhere Form des Tötens, Deutscher Taschenbuch Verlag, München 1985.
Heeg, Th./Lindner, R.: Moderna macht Kehrtwende mit Patenten, in: FAZ vom 9.3.2022.
Heilmann, H. D.: Aus dem Kriegstagebuch des Diplomaten Otto Bräutigam, in: Beiträge zur Nationalsozialistischen Gesundheits- und Sozialpolitik Nr. 4, Rotbuch Verlag, Berlin (West) 1987, S.123–187.
Hein, B.: Elite für Volk und Führer? Oldenbourg Verlag, München 2012.
Hervé, F. (Hrsg.): Natzweiler-Struthof. Ein deutsches KZ in Frankreich, Papy-Rossa Verlag, Köln 2015.
Herzlich, Ch./Pierret, J.: Kranke gestern, Kranke heute, C.H. Beck'sche Verlagsbuchhandlung, München 1991.
Hessel, St.: Tanz mit dem Jahrhundert. Erinnerungen, Arche Literatur Verlag, Zürich/Hamburg 2011.
Hessel, St.: Wie ich Buchenwald und andere Lager überlebte, in: FAZ vom 21.1.2011.
Hiddemann, H.: Aloys Pollender – ein Wegbereiter Robert Kochs, in: Deutsches Ärzteblatt 80: 1983, S. 66f. (Ausgabe B).
Hilberg, R.: Die Vernichtung der europäischen Juden, Fischer Taschenbuch Verlag, Frankfurt am Main 1999.
Hinz-Wessels, A.: Das RKI unter der NS-Diktatur, in: Hulverscheidt/Lauenkötter 2009, S. 67–88.
Hinz-Wessels, A.: Das Robert-Koch-Institut im Nationalsozialismus, Kulturverlag Kadmos, Berlin 2021, 3. Aufl.
Hirszfeld, L.: Geschichte eines Lebens, Ferdinand Schöningh, Paderborn 2018.
Historisches Museum Frankfurt (HMF): Arsen und Spitzenforschung, Ausstellung 2015/2016, Broschüre.
Hoff, F.: Erlebnis und Besinnung, Verlag Ullstein, Frankfurt am Main/Berlin(West) 1971.
Hoffmann, Chr./Jessen, H./Boesecke, Chr.: Affenpocken in Deutschland, in: Deutsches Ärzteblatt 119:2022, S. 551–557.
Hommel, A./Thom, A.: Verbrecherische Experimente in den Konzentrationslagern – Ausdruck des antihumanen Charakters einer der faschistischen Macht-

politik untergeordneten medizinischen Forschung, in: Thom, A./Caregorodcev, G. I. (Hrsg.), Medizin unterm Hakenkreuz, Berlin (DDR) 1989, S. 383–400.
Honigsbaum, M.: Das Jahrhundert der Pandemie, Piper Verlag, München 2022.
Hülsen, I./Kühn, A./Rainer, A.: Der Boss und seine Boys, in: Der Spiegel Nr. 23: 2020, S. 18f.
Hulverscheidt, M.: Fiebrige Auseinandersetzungen – Malariaforschung in der deutschen Armee während des Zweiten Weltkrieges, in: Eckart/Neumann 2006, S. 93–111.
Hulverscheidt, M.: Die Beteiligung von Mitarbeitern des Robert-Koch-Instituts an Verbrechen gegen die Menschlichkeit – tropenmedizinische Menschenversuche im Nationalsozialismus, in: Hulverscheidt/Laukötter 2009.
Hulverscheidt, M.: Die Deutsche Gesellschaft für Tropenmedizin und ihr schwieriges Erbe: Zum Umgang mit Claus Schilling und Gerhard Rose, in: Krischel, M./Schmidt, M./Groß, D. (Hrsg.), Medizinische Fachgesellschaften im Nationalsozialismus, LIT Verlag, Berlin 2016, S. 71–84.
Hulverscheidt, M./Laukötter, A.: Infektion und Institution, Wallstein Verlag, Göttingen 2009.
Hüntelmann, A. C.: Biopolitische Netzwerke, in: Hulverscheidt/Laukötter 2009, S. 42–66.
Hurth, P. (Hrsg.): Die letzten Zeugen. Der Auschwitz.Prozess von Lüneburg 2015, Reclam, Stuttgart 2015.
Iken, K.: Wohin mit den Speeren von Uropa Willy? In: Der Spiegel Nr.3: 2023, S. 36–38.
Igersheimer, J./Schloßberger, H.: Tuberkulose-Studien. VII Über Reinfektionsversuche mit säurefesten Bakterien (nach Untersuchungen am Auge), in: Deutsche Medizinische Wochenschrift Nr. 30: 1922, S. 1001 f.
Jütte, R.: Homöopathie und Nationalsozialismus. Letztendlich keine Aufwertung der Homöopathie, in: Deutsches Ärzteblatt 111:2014, S. 89–91.
Jütte, R.: Eine kurze Geschichte des lmpfens, in: FAZ vom 29.6.2020.
Kater, M. H.: Ärzte als Hitlers Helfer, Europa Verlag, Hamburg/Wien 2000.
Kempner, R. M. W.: SS im Kreuzverhör, Franz Greno, Nördlingen 1987.
Kertész, I.: Galeerentagebuch, Rowohlt Taschenbuch Verlag, Reinbek bei Hamburg 2016, 3. Aufl.
Keßler, M.: Erinnerungen an Menschheitsverbrechen – geteilt und doch gemeinsam, in: Sozialismus.de Nr. 11: 2022, S. 57–60.
Kieta, M.: Das Hygiene-Institut der Waffen-SS und Polizei in Auschwitz, in: Hamburger Institut für Sozialforschung (Hrsg.), Die Auschwitz-Hefte Band 1, Beltz Verlag, Weinheim/Basel 1987, S. 213–225.
Killian, H.: Im Schattten der Siege. Chirurg am Ilmensee 1941–1942–1943, Ehrenwirth Verlag, München 1964.
Klee, E.: Was sie taten – Was sie wurden, Fischer Taschenbauch Verlag, Frankfurt am Main 1986.
Klee, E.: Auschwitz, die NS-Medizin und ihre Opfer, S. Fischer Verlag, Frankfurt am Main 1997.

Klee, E.: Deutsche Medizin im Dritten Reich. Karrieren vor und nach 1945, S. Fischer Verlag, Frankfurt am Main 2001.
Klee, E.: Das Personenlexikon zum Dritten Reich. Wer war was vor und nach 1945? S. Fischer Verlag, Frankfurt am Main 2003.
Kleinhubbert, G.: Das Monster vom Yssykköl, in: Der Spiegel Nr. 25: 2022, S. 100–102.
Knaurs Lexikon, Th. Knaur Nachf. Verlag, Berlin 1939.
Koch, E. R.: Die CIA-Lüge. Folter im Namen der Republik, Aufbau Verlag, Berlin 2008.
Kogon, E.: Der SS-Staat, Wilhelm Heyne Verlag, München 1999 [Erstveröffentlichung 1945].
Kogon, E./Langbein, H./Rückert, A., u.a. (Hrsg.): Nationalsozialistische Massentötungen durch Giftgas, Fischer Taschenbuch Verlag, Frankfurt am Main 1986.
Kohl, P.: »Ich wundere mich, dass ich noch lebe«, Gütersloher Verlagshaus, Gütersloh 1990.
Kohl, P.: Schöne Grüße aus Minsk, Droemer Verlagsanstalt, München 2001.
Kolle, W./Hetsch, H: Experimentelle Bakteriologie, Urban & Schwarzenberg, Berlin/Wien 1942.
Konsalik, H. G.: Der Arzt von Stalingrad, Hestia Verlag, Bayreuth 1984 [Erstveröffentlichung 1956].
Kreller, L./Kuschel, F.: Vom »Volkskörper« zum Individuum, Wallstein Verlag, Göttingen 2022.
Kudlien, F.: Begingen Wehrmachtsärzte im Russlandkrieg Verbrechen gegen die Menschlichkeit? In: Ärztekammer Berlin (Hrsg.), Der Wert des Menschen, Edition Hentrich, Berlin (West) 1989, S. 333–356.
Kurz, Ch.: Höhere Impfquote ist das Ziel, in: Deutsches Ärzteblatt 119: 2022, S. B 1485.
Krumme, H.: Wohldosierter Zwang, in: FAZ vom 30.3.2022.
Lang, H.-J.: Häftlingsärzte und Block 10 in Auschwitz, in: Krischel, M./Schmidt, M,/Groß, D. (Hrsg.), Medizinische Fachgesellschaften im Nationalsozialismus, LIT Verlag, Berlin 2016, S. 321–331.
Laukötter, A.: Wie aus Pocken Karies wurde – Die Forschung von Heinrich A. Gins am Robert-Koch-Institut, in: Hulverscheidt/Laukötter 2009, S. 128–146.
Lauterbach, K.: Bevor es zu spät ist, Rowohlt Verlag, Berlin 2022.
Leidinger, F.: Vom Krankenmord zum Holocaust. Die Ermordung der polnischen Psychiatriepatientinnen und -patienten unter deutscher Besatzung im Zweiten Weltkrieg, in: Beiträge zur Geschichte der nationalsozialistischen Verfolgung in Norddeutschland, Heft 17, Edition Temmen, Bremen 2016, S. 56–66.
Lenzen-Schulte, M.: Der Zwang zum Kombinationsimpfen wird Folgen haben, in: Deutsches Ärzteblatt 117: 2020, S. B 1439.
Lettow, F.: Arzt in den Höllen, Wilhelm Heyne Verlag, München 2001.
Leven, K.-H.: Fleckfieber beim deutschen Heer während des Krieges gegen die Sowjetunion (1941–1945), in: Guth, E. (Hrsg.), Sanitätswesen im Zweiten Welt-

krieg, Verlag E. S. Mittler & Sohn, Herford/Bonn 1990, S. 127–165.
Leven, K.-H.: Quellen zur Geschichte des Sanitätswesens der deutschen Wehrmacht im Bundesarchiv-Militärarchiv Freiburg, in: Guth 1990, S. 25–33.
Leven, K.-H.: Die bakterielle Ruhr im deutschen Heer während des Krieges gegen die Sowjetunion, 1941–1945, in: Wienau/Müller-Dietz 1994, S. 82–97.
Leven, K.-H.: Geschichte der Medizin, Verlag C. H. Beck, München 2008.
Leyendecker, B./Klapp, B.: Deutsche Hepatitisforschung im Zweiten Weltkrieg, in: Ärztekammer Berlin (Hrsg.), Der Wert des Menschen, Edition Hentrich, Berlin (West) 1989, S. 261–293.
Lichtwarck-Aschoff, M.: Robert Kochs Affe. Der grandiose Irrtum des berühmten Seuchenarztes, Hirzel Verlag, Stuttgart 2021.
Lifton, R. J.: Ärzte im Dritten Reich, Klett-Cotta, Stuttgart 1988.
Longerich, P.: Heinrich Himmler. Biographie, Random House, München 2010.
Mann, Th.: Doktor Faustus, Fischer Taschenbuch Verlag, Frankfurt am Main 2014.
Mann, Th.: Der Tod in Venedig, Fischer Taschenbuch, Frankfurt am Main 2021.
Maršálek, H.: Die Geschichte des Konzentrationslagers Mauthausen, edition Mauthausen, Wien 2006, 4. Aufl.
McKeown, Th.: Die Bedeutung der Medizin, edition Suhrkamp, Frankfurt am Main 1982.
Meder: Aus der Zeit der Einführung der Schutzpockenimpfung in Preußen, in: Zeitschrift für Medizinalbeamte 40: 1927, S. 255–258.
Mette, A./Winter, I.: Geschichte der Medizin, VEB Verlag Volk und Gesundheit, Berlin (DDR) 1968.
Meyer-Jungcurt, R.: Zwischen Seine und Don – Ein Arzt erlebt den zweiten Weltkrieg, Verlag H. M. Hauschild, Bremen 1985.
Mitscherlich, A./Mielke, F.: Das Diktat der Menschenverachtung, Verlag Lambert Schneider, Heidelberg 1947.
Mitscherlich, A./Mielke, F.: Medizin ohne Menschlichkeit, Fischer Taschenbuch Verlag, Frankfurt am Main 1978, 6. Aufl.
Möhrle, K.: Von Behring zu Biontech, in: Hessisches Ärzteblatt Nr. 3: 2021, S. 166f.
Morfeld, P./Timmermann, B./Lewis, P./Erren, T.C.: Erhöhte Sterblichkeit in Deutschland und seinen Bundesländern während der SARS-CoV-2/COVID-19-Pandemie in den Jahren 2020 und 2021, in: Deutsches Ärzteblatt 119: 2022, S. 560f.
Moser, G.: »Forschungen für die Abwehr biologischer Kriegsmethoden« und Krebsforschung im Zweiten Weltkrieg, in: Eckart/Neumann 2006, S. 131–150.
Moser, G.: Peststämme aus dem Pariser Pasteur-Institut, in: Hulverscheidt/Laukötter 2009, S. 206–231.
Münz, J.: Die Medizin in den Konzentrationslagern, in: Thom/Rapoport 1989, S. 66–71.
Natonek, H.: Der Fall Roßbach, in: Die Weltbühne 19:1923, II. Halbband, S. 416.
Naumann, B.: Auschwitz. Bericht über die Strafsache gegen Mulka u.a. vor dem Schwurgericht Frankfurt, Fischer Bücherei, Frankfurt am Main 1968.

Neumann, A.: »Arzttum ist immer Kämpfertum«, Droste Verlag, Düsseldorf 2005.
Neumann, A.: Das Robert Koch-Institut und die Militärärztliche Akademie – Eine Skizze, in: Hulverscheidt, M./Laukötter, A. (Hrsg.), Infektion und Institution, Wallstein Verlag, Göttingen 2009, S. 169–187.
Neuroth, W.: Rückkehr der Malaria durch Vernässung der Moore? In: Cuxhavener Nachrichten vom 2.7.2022.
Niemann, H.: Ärzte als willige Vollstrecker des nationalsozialistischen Rassenwahns [Rezension: Dissertation von Matthias Dahl], in: FR vom 7.6.1997.
Nyiszli, H.: Auschwitz. A Doctor's Eyewitnes Account, Penguin Books, London 2012.
Ohnhäuser, T.: Invictus – Unbesiegt …? In: Deutsches Ärzteblatt 110: 2013, S. C 248f.
Orth, K.: Geschichte und Struktur des nationalsozialistischen KZ-Systems, in: Brechtken, M. (Hrsg.), Aufarbeitung des Nationalsozialismus, Wallstein Verlag, Göttingen 2021.
Ostermann, A.: Blutgruppen des Menschen, in: Frankfurter Zeitung vom 13.3.1936.
Otto, M.: Kampagne in Sachsen, in: FAZ vom 23.2.2022.
Paul, E.: Ein Sprechzimmer der Roten Kapelle, Militärverlag der Deutschen Demokratischen Republik, Berlin (DDR) 1987.
Percival, R.: Lebendfrisches aus Auschwitz, in: Die Zeit vom 14.4.1989.
Peter, J.: Der Nürnberger Ärzteprozess. Im Spiegel seiner Aufarbeitung anhand der drei Dokumentensammlungen von Alexander Mitscherlich und Fred Mielke, LIT Verlag, Münster/Hamburg 1994.
Peteuil, M.-F.: Helen Hessel. Die Frau, die Jules und Jim liebte. Eine Biographie, Schöffling & Co., Frankfurt am Main 2013.
Piper, E.: 7650 Überlebende, in: FR vom 27.1.2005.
Popp, W.: Hygiene und Stigmatisierung. Von der Lepra bis EHEC, in: Ingensiep, H./Popp, W.(Hrsg.), Hygiene und Kultur, Oldip-Verlag, Essen 2012, S. 10–43.
Posner, G. L./Ware, J.: Mengele. The complete story, McGraw-Hill Book Company, New York u.a. 1986.
Precht, R.D./Welzer, H.: Die vierte Gewalt, S. Fischer Verlag, Frankfurt am Main 2022.
Pschyrembel, W.: Klinisches Wörterbuch, Walter de Gruyter, Berlin (West)/New York 1972.
Ranaitė-Čarnienė, Ž.: Eine unglaubliche Geschichte, VSA: Verlag, Hamburg 2022.
Rapp, Th.: Der Staat, wer sonst, in: Der Spiegel Nr. 4: 2022, S. 52f.
Reich-Ranicki, M.: Mein Leben, Deutscher Taschenbuch Verlag, München 2000.
Reinhart, K./Welte, T.: Abgehängtes Deutschland, in: Deutsches Ärzteblatt 119: 2022, S. B 582f.
Remarque, E. M.: Im Westen nichts Neues, Kiepenheuer & Witsch, Köln 2009.
Richter, M.: Von Seilschaften und Netzwerken: Die Abteilung Gesundheitswesen und Gesundheitspolitik, in: Bösch, F./Wirsching, A. (Hrsg.), Hinter der Ordnung. Die Innenministerien in Bonn und Ost-Berlin nach dem Nationalsozialismus, Wallstein Verlag, Göttingen 2018, S. 536–579.

Riebsamen, H.: Autor der »Nieren-Bibel«, in: FAZ vom 7.5.2022.
Riedesser, P./Verderber, A.: »Maschinengewehre hinter der Front«, Mabuse-Verlag, Frankfurt am Main 2011.
Riffi, A./Weiß, E.: »Million of Germs will Die«. Hygiene in Film und Fernsehen, in: Ingensiep/Popp 2012, S. 189–208.
Ritte, J.: Und vergiss nicht die Vater-Sohn-Beziehung, in: Die Zeit vom 8.7.2021.
Romey, St.: Ein KZ in Wandsbek, VSA: Verlag, Hamburg 2016, S. 82.
Rosoliński-Liebe, G.: Polnische Bürgermeister und der Holocaust im Generalgouvernement, in: Einsicht 2021. Bulletin des Fritz Bauer Instituts, 13. Jg., Ausgabe 22, November 2021, S. 26–35.
Rost, N.: Goethe in Dachau, Fischer Taschenbuch Verlag, Frankfurt am Main 1983.
Roth, K. H.: Großhungern und Gehorchen, in: Ebbinghaus, A./Kaupen-Haas, H./Roth, K. H. (Hrsg.), Heilen und Vernichten im Mustergau Hamburg, Konkret Literatur Verlag, Hamburg 1984, S.109–135.
Sands, Ph.: Rückkehr nach Lemberg, Fischer Taschenbuch Verlag, Frankfurt am Main 2021, 4. Aufl.
Sands, Ph.: Die Rattenlinie. Ein Nazi auf der Flucht, Fischer Taschenbuch Verlag, Frankfurt am Main 2022.
Schellen, P.: Die Täter von nebenan, in: taz vom 9.3.2016.
Schenck, E. G.: Das Notlazarett unter der Reichskanzlei, ars una Verlagsgesellschaft, Neuried 1995.
Scherfig, L.: Wer zählt die Gräber auf dem Impf-Friedhof? In: FAZ vom 22.11.2021.
Schirra, B.: Die Erinnerung der Täter, in: Der Spiegel Nr. 40: 1998, S. 90–92.
Schleidt, D.: Biontech verdient zehn Milliarden, in: FAZ vom 31.3.2022.
Schloßberger, H.: Kriegsseuchen, Verlag von Gustav Fischer, Jena 1945.
Schmidt, U.: Hitlers Arzt Karl Brandt, Aufbau Verlag, Berlin 2009.
Schmitt, St.: Starforscher und Schwurbler, in: Die Zeit vom 17.2.2022.
Schmuhl, H.-W.: Nürnberger Ärzteprozess und »Euthanasie«-Prozesse, in: Jütte, R. (Hrsg.), Medizin und Nationalsozialismus. Bilanz und Perspektiven der Forschung, Wallstein Verlag, Göttingen 2011, S 267–282..
Schneider, G.: Verdrehte Logik [Rezension], in: FAZ vom 29.6.2015.
Schneider, U./Stein, H.: I.G.-Farben, Abt. Behringwerke Marburg-KZ Buchenwald-Menschenversuche, Brüder-Grimm-Verlag, Kassel 1986.
Schneider-Janssen, K.: Arzt im Krieg, Lichtenwys Verlag, Frankfurt am Main 1993
Schult, J.: Lebenserinnerungen, unveröffentlichtes Manuskript, Hamburg 1964.
Schulte, L.: Leserbrief, in: Hessisches Ärzteblatt Nr. 4: 2011, S. 245.
Schumann, G.: Kaiserstraße. Der deutsche Kolonialismus und seine Geschichte, PapyRossa Verlag, Köln 2021.
Schütz, M.: Vier Ermittlungen und ein Verdienstkreuz. Der Hygieniker Hermann Eyer, der nationalsozialistische Fleckfieberkomplex und die Grenzen der Aufarbeitung, in: Medizin, Gesellschaft und Geschichte Nr. 38, Franz Steiner Verlag, Stuttgart 2020, S. 145–179.

Schwarberg, G.: Der SS-Arzt und die Kinder. Bericht über den Mord vom Bullenhuser Damm, Verlag Gruner + Jahr, Hamburg 1979.
Schwarberg, G.: Die Mörderwaschmaschine, Steidl Verlag, Göttingen 1990.
Schwarz, E.: Ein Platz für Viren, in: FAZ vom 29.11.2018.
Schweizer-Martinscheck, P.: »Nicht gerade körperlich besonders wertvolle Kinder«, in: Deutsches Ärzteblatt 105: 2008, S. A 1445f.
Schwoch, R. (Hrsg.): Berliner jüdische Kassenärzte und ihr Schicksal im Nationalsozialismus. Ein Gedenkbuch, Hentrich & Hentrich, Berlin/Teetz 2009.
Segev, T.: Simon Wiesenthal. Die Biographie, Siedler Verlag, München 2010.
Selg, P.: Heilpädagogik oder »Kindereuthanasie«? Verlag des Ida Wegmann Instituts, Tübingen 2021.
Semprún, J.: Was für ein schöner Sonntag! Suhrkamp Verlag, Frankfurt am Main 1991.
Sereny, G.: Das Ringen mit der Wahrheit. Albert Speer und das deutsche Trauma, Droemer/Knaur Nachf., München 1997.
Siedek, H.: Zeitschriftenschau, in: Wiener Klinische Wochenschrift 54: 1941, S. 576.
Simonow, K.: Die Lebenden und die Toten, Band 1, Verlag Volk und Welt, Berlin (DDR) 1981.
Smoltczyk, A.: Der Doktor und sein Opfer, in: Der Spiegel Nr. 14: 1999.
Snow, J.: Über die Verbreitungsweise der Cholera, London 1855, 2. Aufl. [Übersetzt aus dem Englischen von D. Aßmann, Quedlinburg 1857].
Solbrig, O.: Scharlachschutzimpfungen mit Streptococcus haemolyticus, in: Zeitschrift für Medizinalbeamte 40: 1927, S. 22.
Solbrig, O.: Pocken und Impfung. Über die Einführung einer Gewissensklausel in das Reichsimpfgesetz, in: Zeitschrift für Medizinalbeamte 40: 1927, S. 687.
Solbrig, O.: Über Erfahrungen bei der Prophylaxe der Diphtherie mit dem Ramonschen Anatoxin, in: Zeitschrift für Medizinalbeamte 40: 1927, S. 687.
Solbrig, O.: Über gehäuftes Auftreten ungewöhnlich bösartiger Diphtherie, in: Zeitschrift für Medizinalbeamte 40: 1927, S. 687.
Später, J.: Kontrastierende Soziologien in Kooperation [Rezension], in: FAZ vom 8.7.2022.
Spiegel, H.: Die Insel, die den Rest der Welt aussperrte [Rezension Orhan Pamuk: Die Nächte der Pest], in: FAZ vom 23.2.2022.
Spinney, L.: 1918. Die Welt im Fieber, Piper Verlag, München 2022.
Steuer, E.: Die kombinierte Diphtherie-Scharlach-Schutzimpfung im Landkreis Kattowitz O/S, in: Der öffentliche Gesundheitsdienst 9: 1943, S. A 277 ff.
Steger, B./Wald, P.: Hinter der grünen Pappe, VSA:Verlag, Hamburg 2008.
Stiko: Impfempfehlungen, Börm Bruckmeier Verlag, Berlin 2022.
Stock, J.: Der Auftrag des Lebens, in: Der Spiegel Nr. 16: 2015, S. 52–57.
Strothmann, D.: Der Mörder mit dem Lächeln, in: Die Zeit vom 15.2.1985.
Süss, D.: Führungspersonal wurde persönlich geprüft. Eine Edition des Dienstkalenders Heinrich Himmlers aus den letzten Kriegsjahren, in: FAZ vom 7.8.2020.
Süss, W.: Der »Volkskörper« im Krieg, Oldenbourg Verlag, München 2003.

Thadeusz, F.: Der Blutwahn, in: Der Spiegel Nr. 22: 2012, S. 132–134.
Thießen, M.: Immunisierte Gesellschaft, Impfen in Deutschland im 19. und 20. Jahrhundert, Vandenhoek & Ruprecht, Göttingen 2017.
Thom, A./Spaar, H.:Symposium über das Schicksal der Medizin in der Zeit des Faschismus in Deutschland 1933–1945, Protokoll, Akademie für ärztliche Fortbildung der Deutschen Demokratischen Republik, Berlin (DDR) 1983.
Thomann, K.-D.: Die trügerische Sicherheit der »harten« Daten, in: Deutsches Ärzteblatt 104: 2007, S. C 2382–2385.
Tieschky, C.: Nicht sein Bild, in: Süddeutsche Zeitung vom 8.1.2023.
Tjörnelund, H.: The Copenhagen Vaccine – The collaboration of the State Serum Institut and the Robert Koch Institute 1941–44, in: Hulverscheidt/Laukötter 2009.
Topp, S.: Geschichte als Argument in der Nachkriegsmedizin, V & R unipress, Göttingen 2013.
Trials of War Criminals before the Nuernberg Military Tribunals, Vol. I/II, The Medical Case, U. S. Government Printing Office, Washington, D. C. [o.J.].
Trials of War Criminals before the Nuernberg Military Tribunals, Vol. VIII, The Farben Case, U.S. Government Printing Office, Washington, D.C. 1953.
Truscheit, K.: Das Wasser muss raus aus der Stadt, in: FAZ vom 3.12.2018.
Tutzke, D.: Entwicklungstrends in der Geschichte des vorbeugenden Gesundheitsschutzes, in: Zeitschrift für die gesamte Hygiene (DDR) 17: 1971, S. 410–415.
Urteil des Obersten Gerichts [der DDR] vom 25. März 1966: Gerechte Strafe für Verbrechen gegen die Menschlichkeit, in: Neue Justiz [DDR] 20: 1966, S. 193–206.
Veltri, G.: Der Lockdown im Ghetto, in: FAZ vom 25.11.2020.
Verzeichnis der Ärzte und Krankenanstalten [...] im Generalgouvernement u. a., Nachtrag 8 zum Ärzteverzeichnis 1937, Georg Thieme Verlag, Leipzig 1942.
Verzeichnis der Deutschen Ärzte und Heilanstalten, Reichs-Medizinal-Kalender 1937, Georg Thieme Verlag, Leipzig 1937.
Verzeichnis der Ärzte in [...] Ost-Oberschlesien, Nachtrag 5 zum Ärzteverzeichnis 1937, Georg Thieme Verlag, Leipzig 1941.
Völklein, U.: Josef Mengele – Der Arzt von Auschwitz, Steidl Verlag, Göttingen 1999.
Vondra, H.: Malariaexperimente im KZ Dachau, in: Thom, A./Rapoport, S. M. (Hrsg.), Das Schicksal der Medizin im Faschismus, Jungjohann Verlagsgesellschaft, Neckarsulm/München 1989, S. 80–83.
Vondra, H.: Die Malaria – ihre Probleme und Erforschung in Heer und Luftwaffe, in: Guth, E. (Hrsg.), Sanitätswesen im Zweiten Weltkrieg, Verlag E. S. Mittler & Sohn, Herford/Bonn 1990, S. 109–126.
Weindling, P. J.: Virologist and National Socialist. The Extraordinary Career of Eugen Haagen, in: Hulverscheidt/Laukötter 2009, S. 232–249.
Werther, Th.: Menschenversuche in der Fleckfieberforschung, in: Ebbinghaus/Dörner 2001, S. 152–173.

Werther, Th.: Fleckfieberforschung im Deutschen Reich 1914–1945. Untersuchungen zur Beziehung zwischen Wissenschaft, Industrie und Politik unter besonderer Berücksichtigung der IG Farben, Philosophische Dissertation, Philipps-Universität, Marburg 2004.
Widmann, A.: »Die Arbeit macht mir große Freude«. Varianten des Schreckens in einer umfangreichen Dokumentation zum Konzentrationslager Auschwitz, in: FR [Datum unbekannt].
Wiegrefe, K.: Die Schande nach Auschwitz, in: Der Spiegel Nr. 35: 2014, S. 28–35.
Wiegrefe, K.: »Ich bin mit Auschwitz aufgewachsen«, in: Der Spiegel Nr. 33: 2022, S. 48–50.
Wieland, G.: Der Beitrag der DDR zur völkerrechtsmäßigen Ahndung der in der Nazizeit unter dem Deckmantel der Medizin verübten Kriegsverbrechen und Verbrechen gegen die Menschlichkeit, in: Thom/Spaar 1983, S. 308–319.
Wienau, R.: Der Menschenversuch in der Medizin, in: Ebbinghaus, A./Dörner, K. (Hrsg.), Vernichten und Heilen. Der Nürnberger Prozeß und seine Folgen, Aufbau-Verlag, Berlin 2001, S. 93–109.
Wienau, R./Müller-Dietz, H. (Hrsg.): »Medizin für den Staat – Medizin für den Krieg«. Aspekte zwischen 1914 und 1945. Matthiesen Verlag, Husum 1994.
Witzeck, E.: Gestrandet mit Anna Schneider, in: FAZ vom 29.11.2022.
Wojak, J. (Hrsg.): Auschwitz-Prozess 4 Ks 2/63 Frankfurt am Main, Snoeck Verlagsgesellschaft, Köln 2004.
Wolters, Chr.: Tuberkulose und Menschenversuche im Nationalsozialismus, Franz Steiner Verlag, Stuttgart 2011.
Wulf, St.: Geschichte ohne Unterleib [Rezension], in: FAZ vom 27.11.1999.
Würger, T.: »Es war so. Ich war dabei«, in: Der Spiegel Nr. 8: 2021, S. 118f.
Zetkin, M./Schaldach, H.: Wörterbuch der Medizin, Deutscher Taschenbuch Verlag, München 1974.
Ziegler, J.: Mitten unter uns. Natzweiler-Struthof: Spuren eines Konzentrationslagers, VSA: Verlag, Hamburg 1986.
Zimmermann, S.: Die Medizinische Fakultät der Universität Jena während der Zeit des Nationalsozialismus, VWB-Verlag für Wissenschaft und Bildung, Berlin 2000.

Namensregister